Neue Schutzimpfungen –
Impfempfehlungen,
Aufklärung, Widerstände

D1746161

Neue Schutzimpfungen – Impfempfehlungen, Aufklärung, Widerstände

Bericht von der Münchner Tagung
des Deutschen Grünen Kreuzes
mit der Deutschen Vereinigung zur Bekämpfung
der Viruskrankheiten e.V.,
der Deutschen Gesellschaft für Kinderheilkunde
und der Bayerischen Landesärztekammer –
Akademie für ärztliche Fortbildung

Herausgegeben von
H. Spiess, München und G. Maass, Münster

Die Deutsche Bibliothek – CIP-Einheitsaufnahme

Neue Schutzimpfungen – Impfempfehlungen : Aufklärung, Widerstände ; Bericht von der Münchner Tagung des Deutschen Grünen Kreuzes mit der Deutschen Vereinigung zur Bekämpfung der Viruskrankheiten e.V., der Deutschen Gesellschaft für Kinderheilkunde und der Bayerischen Landesärztekammer, Akademie für Ärztliche Fortbildung / [Hrsg. Deutsches Grünes Kreuz]. Hrsg. von H. Spiess und G. Maass. – Marburg : Dt. Grünes Kreuz, 1992
ISBN 3-88809-255-8
NE: Spiess, Heinz [Hrsg.]; Deutsches Grünes Kreuz

Herausgeber und ©:
DEUTSCHES GRÜNES KREUZ E. V.

Verlag:
DEUTSCHES GRÜNES KREUZ Förderergesellschaft mbH
D-3550 Marburg

ISBN 3-88809-255-8
Herstellung: Kempkes, Offset- und Buchdruck GmbH, 3554 Gladenbach

Inhaltsverzeichnis

Referenten und Vorsitzende 9

Einführung in die Tagung 15
H. SPIESS, München

Neue Wege der Impfstoffentwicklung 17
R. KURTH, I. RIHS, J. DENNER, Langen-Frankfurt/Main

Hepatitis A-Vakzine-Entwicklung 39
B. FLEHMIG, Tübingen

Zur Entwicklung eines HIV-Impfstoffes 43
M. A. KOCH, G. PAULI, Berlin

Impfungen gegen bakterielle Krankheiten 51
A. C. RODLOFF, M. SCHWANIG, Langen-Frankfurt/Main

Impfungen gegen enterale Infektionen 61
H. WERCHAU, F. MEHNERT, Bochum

Immunreaktionen bei Pertussiserkrankung und nach Schutzimpfung 85
C. H. WIRSING von KÖNIG, Krefeld

Wirkung und Nebenwirkungen azellulärer Pertussis-Impfstoffe 101
K. STEHR, Erlangen

Die Entwicklung anti-parasitärer Vakzinen – Chancen und Risiken 113
B. ENDERS, Marburg

Die Varizellenimpfung – kritische Stellungnahme 123
H. W. KRETH, Würzburg

Impfung gegen Haemophilus influenzae b (Hib):
Notwendigkeit, Nutzen und Kostenanalyse 131
H. ISENBERG, Darmstadt

Haemophilus influenzae b-Impfung bei Kindern mit
partieller Immunschwäche 151
S. ZIELEN, W. SOLDAN, P. AHRENS, Frankfurt/Main

Klinische Erfahrungen mit einem neuen Hib-Konjugatimpfstoff 159
E. MEYER, K. STEHR, Erlangen-Nürnberg

Ursachen des Versagens konventioneller Schutzimpfungen:
Ansätze zur Induktion von Immunantworten bei Nonrespondern 165
S. MEUER, Heidelberg

Impfschutzdauer und notwendige Auffrischimpfungen – Virusimpfungen 171
G. MAASS, Münster

Auffrischimpfungen gegen Diphtherie und Tetanus 179
C. E. PILARS DE PILAR, H. SPIESS, München

Schutzimpfungen als Aufgabe des öffentlichen Gesundheitsdienstes 189
J. F. HALLAUER, Bonn

Rundtischgespräch über gegenwärtige und zukünftige Impfpolitik

Impfstrategie in Österreich 197
E. G. HUBER, Salzburg

Die schweizerische Impfpolitik 199
M. JUST, Basel

Ständige Impfkommission (STIKO) BGA 201
M. A. KOCH, Berlin

Erfahrungen in der ehemaligen DDR; derzeitige Situation
in den neuen Bundesländern 213
W. THILO, Berlin

Infektionskrankheiten und deren Beeinflussung durch Schutzimpfungen 215
K. DIETZ, M. EICHNER, Tübingen

Diskussionsbeitrag 245
Ch. KUNZ, Wien

Impfungen bei geplantem Tropenaufenthalt 247
U. MIKULICZ, Eschborn

Reisen von Familien mit Kleinkindern in die Tropen; Risiken,
Präventions- und Impfempfehlungen 255
H. WOLF, M. LEICHSENRING, Gießen

Referenten und Vorsitzende

Prof. Dr. med. HORST BICKEL
Deutsche Gesellschaft für Kinderheilkunde
Universitätskinderklinik
Im Neuenheimer Feld 150
W-6900 Heidelberg 1

Prof. Dr. med. FRITZ DEINHARDT
Direktor des Max-von-Pettenkofer-Instituts
Pettenkoferstraße 9a
W-8000 München 2

Prof. Dr. rer. nat. KLAUS DIETZ
Direktor des Instituts für Medizinische Biometrie der Universität Tübingen
Westbahnhofstraße 55
W-7400 Tübingen

Prof. Dr. med. SIEGHART DITTMANN
Robert-Koch-Institut des Bundesgesundheitsamtes
Bereich Berlin-Schönweide
Britzer Straße 1–3
O-1190 Berlin-Schönweide

Dr. med. vet. BURKHARD ENDERS
Behring-Werke AG
Postfach 1140
W-3550 Marburg/Lahn 1

Prof. Dr. med. BERTRAM FLEHMING
Abt. f. Medizinische Virologie und Epidemiologie
der Viruskrankheiten der Universität Tübingen
Silcherstraße 7
W-7400 Tübingen

Min. Rat. Dr. med. JOHANNES F. HALLAUER
Referatsleiter Hygiene und Seuchenhygiene
Bundesministerium für Gesundheit
Postfach 22 01 29
W-5300 Bonn 2

Priv. Doz. Dr. Dr. FRIEDRICH HOFMANN
Arbeitsmedizin-Personalärztliche Untersuchungsstelle des Universitätsklinikums Freiburg
Breisacher Straße 60
W-7800 Freiburg

Univ. Prof. Dr. med. ERNST G. HUBER
Vorstand der Kinderklinik Salzburg
Müllner Hauptstraße 48
A-5020 Salzburg

Dr. med. HANNES ISENBERG
Universitätskinderklinik
Heidelberger Landstraße 379
W-6100 Darmstadt-Eberstadt

Dr. med. ANNEMARIE VON JUNGENFELD
Versorgungsamt Mainz
Rheinstraße 5
W-6500 Mainz

Prof. Dr. med. MAX JUST
Kinderspital Basel
Römergasse 8
CH-4005 Basel

Prof. Dr. med.MEINRAD A. KOCH
AIDS-Zentrum des Bundesgesundheitsamtes Berlin
Reichpietschufer 74–76
W-1000 Berlin 30

Prof. Dr. med. HANS W. KRETH
Universitätskinderklinik
Josef-Schneider-Straße 2
W-8700 Würzburg

Prof. Dr. CHRISTIAN KUNZ
Vorstand des Instituts für Virologie der Universität Wien
Kinderspitalgasse 15
A-1095 Wien

Prof. Dr. med. REINHARD KURTH
Präsident des Paul-Ehrlich-Instituts
Paul-Ehrlich-Straße 51–59
W-6070 Langen 1

Dr. med. HANS-JOACHIM LANDZETTEL
Vorsitzender des Landesverbandes Hessen des Berufsverbandes der Kinderärzte Deutschlands
Schloßgartenstraße 63
W-6100 Darmstadt

Prof. Dr. med. GÜNTHER MAASS
Direktor des Hygienisch-bakteriologischen Landesuntersuchungsamtes »Westfalen«
Von-Stauffenberg-Straße 36
W-4400 Münster

Prof. Dr. med. STEFAN MEUER
Leiter d. Abt. Angewandte Immunologie
Deutsches Krebsforschungszentrum
Institut 08
Im Neuenheimer Feld 280
W-6900 Heidelberg 1

Dr. med. ELISABETH MEYER
Universitätskinderklinik
Loschgestraße 15
W-8250 Erlangen

Dr. med. URSULA MIKULICZ
Leiterin der Tropenmedizinischen Untersuchungsstelle der GTZ
Dag-Hammarsköld-Weg 1
W-6236 Eschborn/Taunus

Prof. Dr. med. CARL E. PILARS DE PILAR
Kinderpoliklinik der Universität München
Pettenkoferstraße 8a
W-8000 München 2

Dr. med. ELISABETH POTT
Direktorin der Bundeszentrale für gesundheitliche Aufklärung der GTZ
Ostmerheimer Straße 200
W-5000 Köln 91 (Merheim)

Prof. Dr. med. DIETRICH REINHARDT
Direktor der Kinderpoliklinik der Universität München
Pettenkoferstraße 8a
W-8000 München 2

Prof. Dr. med. habil. ARNE C. RODLOFF
Direktor des Paul-Ehrlich-Instituts
Paul-Ehrlich-Straße 51–59
W-6070 Langen 1

Prof. Dr. ERICH SAMSON
Direktor des Instituts für Umweltschutz-, Wirtschafts- und Steuerstrafrecht
der Universität Kiel
Düsternbrooker Weg 2
W-2300 Kiel

Prof. Dr. med. HEINZ SPIESS
Kinderpoliklinik der Universität München
Pettenkoferstraße 8a
W-8000 München 2

Prof. Dr. med. KLEMENS STEHR
Direktor der Kinderklinik der Universität Erlangen
Loschgestraße 15
W-8250 Erlangen

Prof. Dr. med. BURGHARD STÜCK
Kinderklinik im Universitätsklinikum
Rudolf Virchow Berlin
Reinickendorfer Straße 61
W-1000 Berlin 65

Prof. Dr. med. WALTRAUD THILO
Robert-Koch-Institut des Bundesgesundheitsamtes Berlin,
Bereich Berlin-Pankow
Wollankstraße 16–17
O-1100 Berlin

Prof. Dr. med. HERMANN WERCHAU
Abt. f. Medizinische Mikrobiologie und Virologie der
Ruhr-Universität Bochum
Universitätsstraße 150, Gebäude MA 3/146
W-4630 Bochum 1

Dr. med. CARL H. M. WIRSING VON KÖNIG
Institut für Hygiene u. Laboratoriumsmedizin
der Städtischen Krankenanstalten Krefeld
Lutherplatz 40
W- 4150 Krefeld 1

Prof. Dr. med. HELMUT WOLF
Leiter der Kinderklinik der Universität Gießen
Feulgenstraße 12
W-6300 Gießen

Prof. Dr. med. STEFAN ZIELEN
Klinikum der Universtität, Zentrum Kinderheilkunde
Cilienfunktionslabor, Haus 32, Raum KU 35
Theodor-Stern-Kai 7
W-6000 Frankfurt/Main 70

Dr. med. HARALD VON ZIMMERMANN
Kinderarzt
Richard-Wagner-Straße 16
W-5000 Köln 50 (Rodenkirchen)

H. SPIESS

Einführung in die Tagung

Neue Schutzimpfungen – Impfempfehlungen, Aufklärung, Widerstände

---

Ich begrüße Sie zur Tagung über »Neue Schutzimpfungen – Impfempfehlungen, Aufklärung, Widerstände«, die das Deutsche Grüne Kreuz heuer mit der Deutschen Vereinigung zur Bekämpfung der Viruskrankheiten, der Deutschen Gesellschaft für Kinderheilkunde und der Akademie für ärztliche Fortbildung der Bayerischen Landesärztekammer durchführt. Diese Organisationen messen den Schutzimpfungen im Rahmen der präventiven Medizin, mit dem Ziel der Vorbeugung von Krankheit und Leiden, besondere Bedeutung zu. Eine Zielsetzung, die auch in der Schulmedizin – zunehmend Anerkennung gefunden hat. Stimuliert wurde dies durch die Kostenübernahme für präventivmedizinische Leistungen durch die Krankenkassen, wie die Vorsorgeuntersuchungen für Kinder und Erwachsene und die Übernahme der Kosten der Schutzimpfungen, wofür wir jahrzehntelang geworben haben.

Die Kosten-Nutzen-Analyse hat eindeutig belegt, daß die präventivmedizinischen Maßnahmen nützlich sind. Das gilt besonders für die allgemein empfohlenen Impfungen gegen Diphtherie, Tetanus, Pertussis und Haemophilus influenzae, Poliomyelitis, Masern, Mumps und Röteln, die ein mehrfaches billiger sind als die durch die Krankheiten entstehenden Kosten. So zu denken ist ökonomisch. Neben dem zu berechnenden cost-benefit-Profit muß jedoch das nicht kalkulierbare Leid bedacht werden, das durch die Prophylaxe zu verhindern ist. Das gilt auch für die alten wie die neuen Schutzimpfungen, die wir in unserer Tagung besprechen wollen.

Ich halte es für eine Verletzung der Sorgepflicht der Eltern bzw. der Sorgeberechtigten, wenn einem von ihrem Schutz abhängigen Kinde öffentlich empfohlene Schutzimpfungen, wie sie im Impfplan der Ständigen Impfkommission des Bundesgesundheitsamtes empfohlen sind, vorenthalten werden.

Heute werden wir mit einer Übersicht über neue Impfstoffe und neue Schutzimpfungen beginnen und danach über neue Impfmaßnahmen diskutieren.

Moderne Technologien haben zu wesentlichen Fortschritten in der Impfstoffproduktion geführt. Ihre Konzentration und Kombination wird in der Zukunft die Durchimpfung auch in den Entwicklungsländern verbessern helfen.

Welche und warum Auffrischimpfungen notwendig sind, wird aufgrund neuer Erkenntnisse diskutiert, ebenso über Ursachen des Impfversagens, über Nebenwirkungen von Schutzimpfungen, wie über deren Aufklärungspflicht. Impfungen bei Allergie, Schutzimpfungen vor Auslandsreisen und beim medizinischen Personal sind aktuelle Themen, auch welche Aufgaben diesbezüglich dem öffentlichen Gesundheitsdienst hierzu auch weiterhin obliegen.

Das Rundtischgespräch über gegenwärtige und zukünftige Impfpolitik gewinnt durch die Erweiterung der Bundesrepublik um die neuen Bundesländer mit bisher unterschiedlichen Impfempfehlungen ebenso an Interesse wie die Empfehlungen im europäischen und internationalen Bereich.

Wie die Epidemiologie der Infektionskrankheiten durch Schutzimpfungen beeinflußt wurde und beeinflußbar ist, wird am Beginn des zweiten Tages dargestellt, an dem auch die Akzeptanz von Schutzimpfungen und die Möglichkeiten zu deren Verbesserung sowie die Begründungen der Impfgegner zur Sprache kommen.

Ich hoffe, daß unser Ziel, wie in den vorangegangenen 18 Tagungen angestrebt, erreicht wird, den an der praktischen Front tätigen Ärzten durch hochqualifizierte Wissenschaftler die neuesten Ergebnisse aus ihrem Fachgebiet zu vermitteln, um den Fortschritten auf dem Gebiet der Schutzimpfungen zu praktischer Wirkung zu verhelfen, zum Nutzen der uns anvertrauten Menschen.

R. KURTH, I. RIHS, J. DENNER

Neue Wege der Impfstoffentwicklung

Impfstoffe heute

Das Prinzip der modernen Immunisierung beruht auf Erfahrungen, die erstmals Inder und Chinesen im 10. Jahrhundert durch Verwendung getrockneter Eiterbeulen Pockenkranker zum Infektionsschutz gegen Pocken erzielten. Erst im 18. Jahrhundert wurde diese Methode in Europa und Amerika übernommen. Im Jahre 1798 verifizierte Edward JENNER empirische Beobachtungen, daß auch eine Impfung mit Kuhpocken beim Menschen Schutz vor einer Pockenvirusinfektion induziert. Durch weitere Verbesserung der Impfstoffe und durch ein komplexes Impfprogramm der WHO können seit 1977 die Pocken als weltweit ausgerottet gelten (1).

Jahr(e)	Vakzine	Typ des Impfstoffes
10. Jh	Pocken	inaktiviert
1798	Pocken	attenuiert
1885	Tollwut	attenuiert
1888	Diphtherie	Toxoid
1896	Typhus	inaktiviert
1896	Cholera	inaktiviert
1936	Gelbfieber	attenuiert
40er	Influenza	inaktiviert
1955	Poliomyelitis	inaktiviert
1960	Poliomyelitis	attenuiert
60er	Masern	attenuiert
	Mumps	attenuiert
	Röteln	attenuiert
70er	Japanische Enzephalitis	inaktiviert
80er	Japanische Enzephalitis	attenuiert
	Zecken-Enzephalitis	inaktiviert
	Varizellen	attenuiert
1982	Hepatitis B	Antigen aus Patientenserum
1986	Hepatitis B	Antigen, rekombinant, aus Hefe

Tab. 1 Geschichtliche Entwicklung der Vakzinierung gegen Viren

Mit dem Namen Louis Pasteur ist die Entwicklung verschiedener Methoden zur Attenuierung bakterieller und viraler Erreger verbunden, die in diesem Jahrhundert zu einer Vielzahl von Impfstoffen geführt haben (Tab. 1). Inzwischen werden die meisten davon angewandt (Tab. 2), andere sind noch in der Entwicklung begriffen. Dabei unterscheidet man zwischen Impfstoffen, mit denen jeder immunisiert werden sollte und solchen, die nur unter bestimmten Bedingungen appliziert werden (Reisende, medizinisches Personal, Militär u. a.).

	Immunisierung aller empfohlen	
Erkrankung	Ursprung der Vakzine	Form der Vakzine
Poliomyelitis	menschliche diploide Zellen	attenuiert
Poliomyelitis	Affennieren-Zellen	inaktiviert
Masern	Hühnerembryo-Zellen	attenuiert
Mumps	Hühnerembryo-Zellen	attenuiert
Röteln	menschliche diploide Zellen	attenuiert
	Immunisierung nur unter bestimmten Bedingungen empfohlen	
Erkrankung	Ursprung der Vakzine	Form der Vakzine
Gelbfieber	Gewebekultur und Hühnereier	attenuiert
Hepatitis B	Gereinigtes Antigen HBsAg aus Serum	Untereinheit
	Rekombinantes Antigen HBsAg aus Hefe	Untereinheit
Influenza	Gereinigtes Hämagglutinin (Hühnerembryo)	Untereinheit
Tollwut	menschliche diploide Zellen	inaktiviert
	Hühnerembryo-Zellen	inaktiviert
Zecken-Enzephalitis	Hühnerembryo-Zellen	inaktiviert
Varizellen	menschliche, diploide Zellen	attenuiert

Tab. 2 Zugelassene konventionelle virale Virusakzinen

Die meisten der heute gebräuchlichen, zum Beispiel viralen Impfstoffe sind entweder attenuierte Lebendvakzinen oder inaktivierte, den gesamten Erreger enthaltende Totimpfstoffe (Tab. 3). Für die inaktivierten Impfstoffe wird das Bak-

1. nicht-infektiös
2. kein Ausscheiden eines infektiösen Erregers
3. keine Interferenz mit anderen Erregern
4. kann hochgereinigt hergestellt werden
5. ist hitzestabil
6. kann während der Schwangerschaft appliziert werden
7. kann immunsupprimierten Individuen appliziert werden
8. kaum Nebenwirkungen

Tab. 3 Totimpfstoff – Vorteile

terium oder das Virus in großen Mengen produziert und dann unter Bedingungen, die die immunogene Aktivität des schützenden Antigens erhalten, inaktiviert, meistens mit Formalin. Für die Präparation von attenuierten Impfstoffen wird der virulente Organismus, den man vom infizierten Wirt gewonnen hat, durch Wachstum in einem unnatürlichen Wirt bzw. in Zellkulturen passagiert, bis man einen Erreger erhält, der sich im natürlichen Wirt noch vermehrt, aber keine Krankheit mehr hervorruft.

Die Vorteile der inaktivierten Impfstoffe bestehen u. a. darin, daß sie nicht infektiös sind, es damit auch nicht zur Ausscheidung infektiöser Erreger oder zur Interferenz mit anderen Erregern beim Geimpften kommen kann. Die Impfstoffe können in hochgereinigter und hitzestabiler Form angeboten und gewöhnlich auch im immundefizienten Patienten angewendet werden (Tab. 3). Die Vorteile der attenuierten Impfstoffe bestehen darin, daß die abgeschwächten Erreger sich selbst replizieren und damit die natürliche Infektion weitgehend imitieren, eine humorale und zellvermittelte Immunität hervorrufen, keine zusätzlichen Adjuvantien benötigen und auch ohne zwingende Auffrischimpfung eine schnelle und langanhaltende Immunität erzeugen (Tab. 4).

1. imitiert natürliche Infektion
2. repliziert
3. stark immunogen
4. stimuliert auch zellvermittelte Immunität (CMI)
5. induziert humorale IgG und lokale IgA
6. keine Adjuvantien notwendig
7. schnelle und lang andauernde Immunität
8. keine Auffrischimmunisierung notwendig

Tab. 4 Lebendimpfstoff – Vorteile

Beide Herstellungsverfahren haben jedoch auch ihre Probleme und Grenzen. Bei den inaktivierten Impfstoffen besteht ständig die Notwendigkeit sicherzustellen, daß das Produkt keinerlei lebende Erreger mehr enthält. Außerdem stellt der Umgang mit großen Mengen infektiöser Einheiten immer eine potentielle Gefahr für das betroffene Personal und die nähere Umwelt dar. Darüber hinaus sind die inaktivierten Erreger nicht mehr vermehrungsfähig und induzieren vorwiegend nur eine humorale Immunantwort von relativ kurzer Dauer, so daß Auffrischimpfungen notwendig sind. Aufgrund der geringeren Immunogenität ist außerdem der Einsatz von Adjuvantien erforderlich (Tab. 5).

Bei den attenuierten Impfstoffen umfassen die Nachteile die mögliche Anwesenheit von unerwünschten Kontaminationen in den Zellkulturen oder in den Gewebemedien, die zur Produktion eingesetzt werden, die Gefahr der Rück-

1. repliziert nicht
2. geringe Immunogenität
3. Adjuvantien notwendig
4. induziert vorrangig humorale Immunität
5. induziert kaum zellvermittelte Immunität
6. nur kurze Perioden protektiver Immunität
7. Auffrischimmunisierungen notwendig
8. Hypersensitivitäts-Reaktionen möglich

Tab. 5 Totimpfstoff – Nachteile

kehr zur vollen Virulenz des Erregers, die mögliche Ausscheidung und Verbreitung des Erregers durch den Impfling, die mögliche Interferenz mit anderen infektiösen Erregern im Impfling, die beschränkte Anwendbarkeit bei immundefizienten Patienten, die Auslösung von Impfstoff-bedingten Erkrankungen (z. B. Impfmasern) und außerdem die begrenzte Haltbarkeit und Notwendigkeit der Lagerung in der Kühlkette (Tab. 6).

1. beschränkte Haltbarkeit
2. Kühlkette bei Lagerung und Transport
3. potentielle Gefahren (z. B. Onkogenität von SV40)
4. Ausscheiden und Verbreitung des Erregers
5. Reversion zu pathogenem Wildtyp möglich
6. ungenügende Attenuierung möglich
7. Interferenz mit anderen Impfstoffen möglich
8. nicht anwendbar während der Schwangerschaft
9. nicht anwendbar in immunsupprimierten Individuen
10. Nebenwirkungen (z. B. Masern, Röteln, Mumps)

Tab. 6 Lebendimpfstoff – Nachteile

Das Ziel muß daher sein, Impfstoffe zu produzieren, die eine noch größere Kontrolle der pathogenen Eigenschaften des Erregers bei möglichst noch weniger Nebenwirkungen und mit weiter verbesserter Immunogenität erlauben. Unser vertieftes Verständnis über die Genomstruktur vieler verschiedener Erreger und unser zunehmendes Wissen über die Struktur und Funktion schützender Epitope sollte uns diesen Zielen näherbringen.

Eine erste Ausnahme gegenüber den Attenuierungs- bzw. Inaktivierungsansätzen ist der aus Plasma gereinigte Hepatitis B-Impfstoff. Dieser wurde entwikkelt, nachdem man beobachtet hatte, daß das Oberflächenantigen des Hepatitis B-Virus ausreicht, um einen Impfschutz zu erreichen. Zunächst wurde HBsAg aus dem Plasma von Infizierten gewonnen (2). Die Plasma-gereinigten

Hepatitis B-Impfstoffe wurden mittlerweile von rekombinanten Impfstoffen weitgehend ersetzt, bei denen die HBsAg-Produktion in genetisch veränderten Hefezellen stattfindet (3). Dieser Impfstoff war der erste einer ganzen Generation von Impfstoffen zur Anwendung am Menschen, die auf dem besseren Verständnis aufbauen, welche Bestandteile und welche Eigenschaften des Virus benötigt werden, um eine volle Immunität zu erzeugen. Zur Zeit befinden sich die verschiedensten Strategien bei der Impfstoffentwicklung in der Erprobung (Tab. 7 und 8). Neben den konventionellen Ansätzen zur Herstellung von inaktivierten Impfstoffen (abgetötete ganze Erreger, Toxoide aus den pathogenen Erregern) werden ebenfalls Versuche mit gereinigten Hüllproteinen oder konjugierten Hüllproteinen unternommen. Prominentestes Beispiel ist der Haemophilus influenzae b (HIB)-Impfstoff, bei dem das gereinigte Kapselpolysaccharid von Haemophilus influenzae Typ b an das gereinigte Diphtherie-Toxoid gekoppelt wurde (4). Dieses Vorgehen hat den Vorteil, daß die relativ geringe immunogene Wirkung des Polysaccharids durch das Diphtherie-Toxoid ver-

Klassische Strategien

1. Inaktivierter Erreger
2. Toxoide des Erregers
3. Gereinigte Hüllproteine
4. Konjugierte Hüllproteine

Molekulare Strategien

1. Proteine hergestellt durch rekombinante Mikroorganismen
2. Synthetische Peptide
3. Anti-Idiotyp Antikörper

Tab. 7 Strategien zur Entwicklung von Totimpfstoffen

Klassische Strategien

1. Attenuiert durch wiederholte Passagen in Zellkultur
2. Verwandte Viren von anderen Spezies
3. Temperatur-sensitive Mutanten
4. Erreger mit reassortierten Genomen
5. Intranasal applizierte Aerosol-Vakzine für Erreger von Erkältungskrankheiten (lokale Immunität)
6. Umgehung des natürlichen Infektionsortes

Molekulare Strategien

1. Attenunierung durch gezielte Modifikation des Genoms
2. Verwendung nicht-pathogener Virusvektoren
   (z. B. HBsAg im Vakzinia-Vektor oder chimäre Poliovirus-Impfstoffe, in denen das Typ 1 Virus als Vektor für das VP1 des Typ 3 Virus fungiert)

Tab. 8 Strategien zur Entwicklung von viralen Lebendimpfstoffen stärkt wird und so ein ausreichender Schutz vor einer HIB-Infektion induziert wird. Darüber hinaus sind durch den Einsatz rekombinanter Proteine und synthetischer Peptide weitere molekulare Ansätze in der Erprobung bzw. Anwendung.

Selbstverständlich werden auch bei der Entwicklung zukünftiger Lebendimpfstoffe neue Strategien angewendet. Neben den konventionellen Methoden der Attenuierung durch Zellpassagierung bzw. des Einsatzes von verwandten Viren anderer Spezies werden auch Versuche mit Temperatur-sensitiven Mutanten und reassortiertem Genom unternommen. Außerdem experimentiert man mit verschiedenen Applikationsarten, da die bisher üblichen selten der natürlichen Eintrittspforte des Erregers entsprechen (Tab. 9). Man erhofft sich davon eine bessere lokale Immunantwort. Über diese klassischen Ansätze hinaus werden in verstärktem Maß die molekularen Methoden Einzug in die Impfstoffentwicklung halten. So ist man bestrebt, die Attenuierung durch direkte Modifikation des Genoms gezielter vornehmen zu können. Außerdem werden in Zukunft vermehrt lebende virale und bakterielle Vektoren zum Einsatz kommen.

Impfstoff	Applikation	Natürliche Eintrittspforte
Masern	intramuskulär	Atmungswege
Röteln	intramuskulär	Atmungswege
Influenza	intramuskulär	Atmungswege
Poliovirus (Sabin)	oral	Gastrointestinaltrakt
Poliovirus (Salk)	intramuskulär	Gastrointestinaltrakt
Pocken	intradermal	Atmungswege
Tollwut	intramuskulär	Haut
Gelbfieber	intramuskulär	Haut

Tab. 9 Applikation von Impfstoffen

Virale Vektoren als Impfviren

Pockenviren

Die jüngsten Erfolge der rekombinanten DNA-Technologie haben es ermöglicht, rekombinante Vaccinia-Viruspartikel zu konstruieren, die in der Lage sind, eine oder mehrere Gene anderer Mikroorganismen zu exprimieren, ohne ihre Infektiosität zu verlieren (5). Die vielfältigen Vorteile dieses Systems umfassen eine Ähnlichkeit mit der Wildvirusinfektion, eine Stimulation der humoralen und zellulären Immunität, Wirtschaftlichkeit der Produktion, Hitzestabilität und einfache Applikation. Bisher wurden etwa einhundert verschiedene virale, bakterielle und parasitäre Antigene in rekombinanten Vaccinia-Vektoren exprimiert.

Eine große Anzahl von ihnen wurde im Tierexperiment getestet. Einige induzierten einen zufriedenstellenden Schutz (Tab. 10).

Fremdgen	Tiermodell	Challenge		Protektion
		Virus	Applikation	
Influenza Virus (HA)	Hamster	Influenza	Atemweg	> 95%
Herpes simplex (gD)	Maus	HSV 1	Intraperitoneal	> 95%
		HSV 2	intraperitoneal	> 95%
		HSV 1	intradermal	66%
Hepatitis B (HBsAg)	Schimpanse	HBV	intradermal	> 95%
Epstein-Barr Virus (gp340)	Marmoset	EBV	intramuskulär	75%
Tollwut (Glykoprotein)	Maus	Tollwut	intrakutan	> 95%
	Fuchs	Tollwut	intravenös	> 95%
	Waschbär	Tollwut	intravenös	> 95%
Paramyxovirus SV5, (F, HN)	Hamster	SV5	intranasal	> 95%
Respiratory synctial Virus (Fusionsprotein)	Maus	RSV	Atemweg	> 95%
Vesicular Stomatitis	Maus	VSV	intravenös	> 95%
Virus (Glykoprotein)	Kuh	VSV	intradermal	> 95%
HIV-1 (env)	Schimpanse	HIV-1	intravenös	gering

Tab. 10 Immunisierungen mit rekombinanten Vaccinia-Viren (Auswahl)

Die Konstruktion der rekombinanten Vaccinia-Viren findet in vivo, in einer infizierten Zelle statt, das Fremdgen wird dabei in das Thymidinkinase (TK)-Gen des Virus eingeführt (Abb. 1). Dazu wird in Zellen, die mit dem Wildtyp des Vaccinia-Virus infiziert sind, ein Plasmidvektor transfiziert, der folgende Sequenzen enthält: a) einen Vaccinia-Virus-Promotor, b) die in eine singuläre Restriktionsstelle integrierte Fremdgensequenz und c) neben der Integrationsstelle flankierende virale TK-DNA. Wenige Stunden später kommt es zu einer genetischen Rekombination zwischen dem TK-Gen im Vaccinia-Virus und der entsprechenden Sequenz im Plasmid, die zur Inaktivierung der wichtigen, aber nicht essentiellen Kinase führt. In der Zellkultur kann dann durch Zugabe von 5-Bromdeoxyuridin (BdU) auf rekombinante Vaccinia-Viren selektioniert werden, da die Wildtyp-Viren durch ihre Thymidinkinase BdU einbauen und blokkiert sind, während die TK-negativen, aber das Fremdgen enthaltenden Viren gut replizieren (7, 8).

Der Einfluß früher und später Promotoren auf die Expression des Fremdgens wurde untersucht. Eine Punktmutation in einem frühen Promotor steigerte die Expressionsrate noch um ein Vielfaches (5). Im allgemeinen wird der stärkste Promoter am spätesten während der Infektion exprimiert. Es gibt jedoch Hinweise, daß die Induktion zytotoxischer T-Zellen mit späten Promotoren weniger effizient ist, möglicherweise durch gestörte Präsentation der Antigene auf der Zelloberfläche.

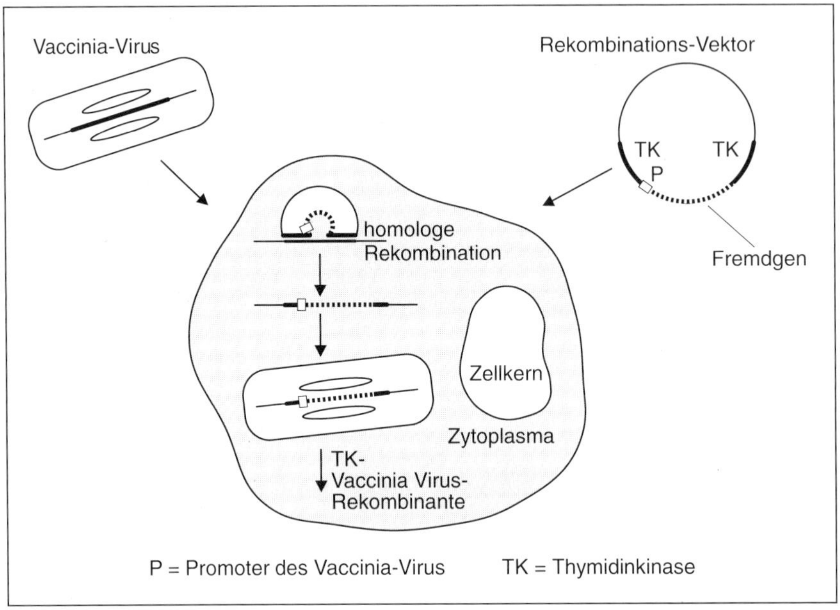

Abb. 1 Vaccinia-Virus als Vektor: Insertion eines Fremdgens (nach Moss et al., 1984)

Obwohl es keinen allgemeingültigen besten Weg der Antigenpräsentation gibt, erscheint die Immunantwort besser zu sein, wenn die Antigene auf der Zelloberfläche präsentiert werden und nicht zytoplasmatisch lokalisiert sind oder sezerniert werden. Es konnte in einzelnen Fällen gezeigt werden, daß die Verankerung der Antigene in der Plasmamembran höhere Antikörpertiter induziert. So ist zum Beispiel das Plasmodium falciparum CS-Antigen, wenn es von der Wirtszelle sezerniert wird, nur wenig immunogen, fügt man jedoch die kodierenden Sequenzen für die Transmembranverankerung des IgG-Gens zum Plasmodium-Gen hinzu, steigt die Immunogenität deutlich an.

Die Größe des Vaccinia-Virus erlaubt die Einfügung mehrerer DNA-Stücke, so daß eine Koexpression von z. B. Lymphokinen und Antigenen möglich ist. Es wurden auch schon Vaccinia-Viren mit multiplen Rekombinationen konstruiert, die Gene aus verschiedenen Organismen enthielten, z. B. Influenza und Herpes simplex Virusgene, oder ein »Supergen«, daß für fünf verschiedene Epitope von vier verschiedenen Malariaantigenen kodierte (9).

Die Verwendung von Vaccinia-Virusstämmen mit reduzierter Virulenz ist wünschenswert. Charakteristische Stämme mit geringer Virulenz sind bereits verfügbar und die Gentechnik kann auch dazu verwendet werden, sichere Stämme zu entwickeln. So führt die Inaktivierung des TK-Gens zu einer Verringerung der Letalität um 5 log-Stufen in getesteten Mäusen. Die Deletion des Wachstumfaktorgens reduziert ebenfalls die Pathogenität. Darüber hinaus gibt es Hinweise, daß rekombinante Vacciniaviren, die fremde Gene tragen, weniger virulent sind als die Elternstämme. Trotzdem ist eine Überattenuierung nicht wünschenswert, da sie zu einer starken Abnahme der Virusreplikation und damit zur Immunantwort führen kann.

Attenuierung kann auch durch die Einführung von Lymphokin-Genen erreicht werden. So führt das IL-2-Gen im Vaccinia-Virus zu einer Verminderung der Schwere von Hautläsionen bei Patasaffen und zur Verkürzung der Heilungszeit der Hautläsionen bei Rhesusaffen ohne Abnahme der Immunogenität des rekombinanten Virus (10).

Adenoviren

Die derzeit verfügbaren Adenovirusimpfstoffe schützten 97% der amerikanischen Soldaten vor akuten respiratorischen Erkrankungen, und 10 Millionen US-Soldaten vertrugen den Impfstoff ohne nennenswerte Komplikationen (11). Der Impfstoff enthielt zwei in der Zellkultur attenuierte Stämme, Typ 4 und 7, und wurde oral verabreicht. Er bestand aus Gelatinekapseln, aus denen das Virus erst nach der Magenpassage freigesetzt wurde, um sich dann in den Darmzellen zu vermehren. Diese Strategie (Umgehung der natürlichen Eintrittspforte, lokale Immunisierung) führte zu einer effektiven Immunität, ohne den Impfling krank zu machen. Die Verwendung von Adenoviren als Vektor für virale Fremdgene hat eine Reihe von Vorteilen: Die entsprechenden Impfstoffe sind preiswert herzustellen und wirken nicht pyrogen. Adenoviren replizieren in vitro mit einer hohen Zahl von Virusgenomen in jeder Zelle. Die Viren können oral verabreicht werden, sie induzieren eine Immunantwort auf der Mucosaoberfläche und haben einen spezifischen und akzeptablen Wirtsbereich. Das Virusgenom enthält starke Promotoren, im Unterschied zum Vaccinia-Virus haben diese Viren jedoch nur ein kleines DNA-Genom, so daß lediglich eine begrenzte Menge an Fremd-DNA (bis zu 7 kbp) inseriert werden kann und diese Viren für die Herstellung polyvalenter Impfstoffe wenig geeignet sind. Dennoch konnte bereits eine Anzahl verschiedener Fremdgene in Adenoviren eingeschleust und exprimiert werden, einschließlich des Hepatitis B-Oberflächenantigens (HBsAg). Das für das HBsAg kodierende Gen wurde in die E3-Region des Adenovirus Typ 4 und Typ 7 Genoms inseriert (12). Diese Region scheint für das Wachstum der

Adenoviren sowohl in vitro als auch in vivo nicht notwendig zu sein. Die Sekretion des HBsAg findet in der Form von sphärischen Partikeln statt, ähnlich denen, die man im Plasma von Hepatitis B-Virusträgern nachweisen kann. Dieser Impfstoff wurde bereits in Schimpansen getestet. Das Virus konnte sieben Wochen lang im Stuhl nachgewiesen werden. Außerdem konnten ausreichende Titer neutralisierender Antikörper gegen das Adenovirus nach fünf Wochen nachgewiesen werden. Obwohl die Affen nach der Belastung keine Hepatitis entwickelten, konnte eine leichte Antikörperbildung gegen das HBV-Kernantigen nachgewiesen werden, was auf eine transiente, subklinische Infektion durch das Hepatitis B-Virus hinweist. Mikrokapseln zur klinischen Prüfung bei Kindern befinden sich in Vorbereitung.

Poliovirus

Attenuierte Polioviren sind RNA-Viren, die ebenfalls als Impfstoffvektoren verwendet werden können. Obwohl sie selbst sehr effektive Impfstoffe darstellen, kommt es gelegentlich zu impfbedingten Poliomyelitiden, die meistens auf die wieder aufgetretene Neurovirulenz der Sabin-Stämme Typ 2 oder 3 zurückzuführen sind (13, 14). Bei Typ 1 wird dieses nicht beobachtet, so daß man vermuten kann, daß man einen stabileren Impfstoff erhalten würde, wenn man die Epitope der Typen 2 und 3 in den Typ 1 inkorporieren könnte.

Die Aufklärung der dreidimensionalen Struktur des Poliovirus, immunologische Analysen mit monoklonalen Antikörpern und Studien mit synthetischen Peptiden führten zur Identifizierung der antigenen Determinanten des Virions, die neutralisierende Antikörper induzieren.

Die Strategie, Polioviren als Vektoren für Fremdantigene zu nutzen, konzentriert sich auf den Einsatz infektiöser komplementärer DNA (cDNA) für die virale RNA. Dieser Ansatz verhindert eine größere Mutationsrate der zunächst als Plasmid zu vermehrenden cDNA und erlaubt die Entwicklung eines geeigneten Kassettensystems für die Insertion der Fremdgene. Es wurden Chimäre mit der klonierten cDNA vom Typ 1 produziert, um die genetische Stabilität dieses Serotyps auszunutzen. Die ersten Chimären enthielten in den Poliovirus Typ 1-Partikeln die Epitope der Typen 2 oder 3 (15, 16). Antikörper gegen ein Typ 1/Typ 3-Konstrukt neutralisierten sowohl den Typ 1- als auch den Typ 3-Sabin-Stamm. Die kreuzreaktive Immunantwort war gegen das eingebaute Epitop, das in Oberflächenprojektionen des Virions exprimiert wurde, gerichtet. Das Ergebnis zeigt die grundsätzliche Eignung des Sabin Typ 1-Impfstamms als ein Vehikel für fremde Epitope.

Zusätzlich zu den antigenen Determinanten der Polioviren Typ 2 und 3 wurden auch Sequenzen vom Maul-und-Klauen-Seuche-Virus, Coxsackie-Virus, humanen Papilloma-Virus Typ 16, Hepatitis A-Virus, Herpes simplex-Virus, Respiratory Syncytial-Virus, Influenza-Virus und HIV in die Hauptinsertionsstelle 1 eingefügt. Das längste Insert umfaßte bisher 22 Aminosäuren. Ein Problem bei diesem Ansatz ist die Tatsache, daß nicht alle Chimären Antikörper induzieren, die auch die nativen Antigene des Typ 1-Impfstamms erkennen.

Ein alternatives Vorgehen benutzt attenuierte Polioviren, die man durch Rekombinationen erhielt. Dazu wurden unter Verwendung infektiöser cDNA-Klone eine Reihe von Rekombinanten zwischen dem virulenten Mahoney- und dem attenuierten Sabin-Stamm Typ 1 konstruiert. Biologische Tests einschließlich des Neurovirulenztests im Affen, die mit diesen Rekombinanten durchgeführt wurden, zeigten, daß nur eine geringe Korrelation zwischen der Genomregion, die für die viralen Kapsidproteine kodiert und der Neurovirulenz bzw. Attenuierung des Typ 1-Poliovirus besteht. Hingegen besteht ein ausgeprägter Zusammenhang zwischen der Neurovirulenz und den 5'nicht-kodierenden Sequenzen des Virusgenoms (besonders die Mutation im Nukleotid 472) (17). Es sollte daher möglich sein, Polioviren zu entwickeln, die sowohl sicher attenuiert sind als auch Fremdantigene enthalten. Dies erreicht man durch die Einführung von Deletionsmutanten in der 5'nicht-kodierenden Sequenz und durch die Insertion der Fremdgene in die kodierende Region der viralen Kapsidproteine (18).

Bakterielle Vektoren als Impfstoffe

Pathogene Bakterien können durch Mutationen attenuiert werden, die die Virulenz herabsetzen, aber die Invasivität belassen, so daß sie weiterhin in der Lage sind, eine schützende Immunantwort zu induzieren. Seit es möglich ist, Bakterien so zu programmieren, daß sie Fremdantigene exprimieren, besteht die Möglichkeit, verschiedene multivalente bakterielle Lebendimpfstoffe zu entwickeln.

Ein wesentlicher Vorteil gegenüber den viralen Vektorimpfstoffen besteht darin, daß Bakterien mit einer Reihe von Antibiotika kontrolliert werden können. Damit ist das Problem der ungewollten Ausbreitung oder der Nebenwirkungen in immunsupprimierten Personen besser in den Griff zu bekommen. Allerdings sind in den Bakterien viele Antigene enthalten, die ihrerseits zu möglichen Nebenwirkungen führen können.

Bakterielle Lebendimpfstoffe umfassen drei Hauptkomponenten:

— die molekular klonierten Fremdgene, die für die antigenen Determinanten kodieren, gegen die immunisiert werden soll;
— ein bakterielles Vehikel, bestehend aus dem attenuierten Stamm, der die Fremdantigene exprimiert;
— ein Expressionssystem (Plasmidvektor), das die genetischen Elemente enthält, die eine hohe Expressionsrate der Fremdgene garantieren.

Zur Zeit sind Escherichia coli und Salmonella typhi murium die Bakterien, in denen am häufigsten Fremdantigene exprimiert werden (19–21). In verschiedenen Fällen konnten vollständige Fremdproteine bakteriell synthetisiert werden. So wurden Fremdproteine bereits in attenuierten Salmonellen synthetisiert, z. B. das E. coli Hitze-labile Toxin (Untereinheit B (LT-B)), E. coli CFA/1 und das Hitze-stabile Toxin (ST-Toxin), Plasmodium berghei Zirkumsporozoit-Protein (CS-Protein) oder das Streptococcus sobrinus SpaA-Oberflächenantigen. Dennoch gibt es einige Probleme bei der Expression von Fremdantigenen in E. coli oder S. typhi murium. Häufig ist das Fremdprotein instabil oder toxisch für das Bakterium, oder die Fremdproteine induzieren eine Autoimmunität beim Wirt. Außerdem ist die Menge des zu produzierenden Fremdproteins begrenzt. Ein Weg, dieses Problem zu lösen, besteht darin, die relevanten Epitope innerhalb der immunogenen Proteine zu identifizieren. Handelt es sich dabei um lineare Epitope, ist es möglich, diese als Peptide in den Bakterien zu exprimieren. Zwar werden Peptide meistens schneller proteolytisch abgebaut, jedoch hat dieser Ansatz den Vorteil, daß man eine Reihe von verschiedenen Epitopen zur gleichen Zeit in denselben Stämmen exprimieren kann, eine Situation, wie man sie insbesondere für multivalente Impfstoffe anstrebt.

Eine gängige Methode ist die Expression dieser Epitope durch Insertion ihrer Nukleotidsequenz in ein bakterielles Protein, wodurch rekombinante Hybridproteine entstehen. Die Wahl des bakteriellen Proteins, in das das neue Epitop inseriert werden soll, kann entscheidend für die Triggerung der Immunantwort gegen das Fremdepitop sein. Es ist oft hilfreich, vorteilhafte Eigenschaften des Bakterienproteins, in das das Fremdprotein eingebaut werden soll, zu berücksichtigen, wie zum Beispiel die Expression an der Zelloberfläche, die leichte Reinigungsmöglichkeit, die Sekretion und/oder die Fusion mit einem Toxin.

Es ist natürlich erstrebenswert, die Einfügung der Fremdsequenzen in das bakterielle Protein an den Stellen vorzunehmen, an denen die Funktion und die allgemeine Struktur des bakteriellen Proteins nicht beeinträchtigt wird.

Diese geeigneten Stellen nennt man »permissive sites«. Gute Kandidaten für »permissive sites« sind hydrophile Aminosäureschleifen, variable Regionen und die N- oder C-terminalen Enden der Proteine.

Bacterium Calmette-Guérin (BCG)

BCG ist ein avirulentes Derivat des Mycobacterium bovis und ist die am häufigsten angewendete humane attenuierte Lebendvakzine (22). BCG besitzt viele Vorteile als Lebendimpfstoffvektor: es wurde seit 1948 bereits über 1,5 Milliarden Menschen appliziert und weist eine nur sehr geringe Rate an schwerwiegenden Nebenwirkungen auf, es induziert einen langanhaltenden Schutz, es hat starke Adjuvantseigenschaften, das Bakteriengenom ist in der Lage, ausreichend große DNA-Stücke aufzunehmen, es eröffnet Möglichkeiten der Immunprophylaxe und der Immuntherapie, es kann bereits kurz nach der Geburt verabreicht werden und ist verhältnismäßig preiswert.

Die Möglichkeit, das Mycobacteriumgenom zu manipulieren, ist die essentielle Voraussetzung für die Entwicklung eines Impfstoffvehikels. Es können verschiedene Ansätze für die Transformation der Mycobakterien wie BCG oder Mycobacterium smegmatis genutzt werden:

1. Plasmide, die sich selbständig sowohl in E. coli als auch in Mycobakterien replizieren. Diese Plasmide enthalten einen Replikationsorigin, einen Selektionsmarker und die kodierende DNA für das Fremdantigen. Sie werden häufig in E. coli vermehrt und dann zur Infektion von Mycobakterien verwendet.
2. Shuttle-Vektoren, die sich in E. coli, aber nicht in Mycobakterien vermehren (23). Solch ein Shuttle-Vektor konnte erfolgreich dafür genutzt werden, das Gen des 65 kDa heat-shock-Proteins (HSP) des Mycobacterium leprae im M. smegmatis oder im BCG Impfstoff-Stamm zu exprimieren. Es wurde eine stabile Expression erreicht und das produzierte Antigen konnte einen monoklonalen anti-M. leprae HSP-Antikörper binden.
3. Die Einfügung von Fremd-DNA in das Genom der Mycobakterien kann auch durch Rekombination in das Wirts-Chromosom erreicht werden, und zwar durch Gen-Replacement, Insertion in nicht-kodierende Regionen oder Integration in Genen für Phagen-Anheftungsstellen.
4. Es werden Anstrengungen unternommen, die genetischen Elemente auszunutzen, die die Transkription und Translation in den Mycobakterien regulieren. Dazu wurde z. B. ein Fremdgen unter die Kontrolle des BCG HSP70-Promoters gebracht. Streß aktiviert den Promoter und führt zu einer Antigenexpression nach Phagozytose der Bakterien durch Makrophagen.

Die Art der Expression der Fremdgene bietet ebenfalls verschiedene Möglichkeiten. So kann das Fremdprotein im Zytoplasma erscheinen, an die Bakterienwand gekoppelt sein oder aus der Zelle freigesetzt werden; neue Sequenzen können dazu genutzt werden, den Expressionstyp zu verändern. Die Stabilität der Expression der Fremd-DNA in rekombinanten BCG bedarf allerdings noch der Verbesserung.

Salmonellen

Es gibt eine sehr große Anzahl verschiedener Salmonellen-Spezies, die alle eine Infektion beim Menschen hervorrufen können. Orale Salmonellenimpfstoffe sind von besonderem Interesse, da sie sowohl lokale (Mucosa), humorale als auch zellvermittelte Immunantworten induzieren können. Die virulenten Determinanten der Salmonellen sind sehr vielfältig und bedürfen noch der genaueren Charakterisierung. Es gibt auch einige wenige avirulente Salmonellenstämme. Virulente Stämme können durch gezielte Mutationen attenuiert werden (24) und sind damit möglicherweise als Impfstoffkandidaten geeignet. Frühe Studien konzentrierten sich auf Mutationen der Oberflächenkomponenten oder auf lebenswichtige Enzyme, z. B. Deletionsmutanten im aro A- und/ oder aro C-Gen, die für Schlüsselenzyme der Aromatbiosynthese der Bakterien kodieren (25). Purinabhängige Salmonellen-Mutanten (pur) sind ebenfalls attenuiert, aber als orale Impfstoffe nicht so potent wie die aro A-Mutanten.

Aro A- und aro C-Mutanten sowie Deletionsmutanten in den Genen für die Adenylatcyklase (cya) und das zyklische AMP-Rezeptor-Protein (crp) wurden bereits als Träger für heterologe Antigene verwendet.

Salmonellen sind als Vektoren aufgrund ihrer Infektionsweise besonders geeignet. Sie sind

— Magensäure-resistent,
— penetrieren die intestinale Mucosa,
— lagern sich an das intestinale Epithelium an,
— werden durch M-Zellen (oder Enterozyten) aufgenommen. (Dieser Schritt ist essentiell für die Induktion der zellulären Immunität. Die genetischen Loci, die hierbei involviert sind, müssen noch identifiziert werden. Die Invasionsgene von S. typhi und S. typhi murium wurden bereits kloniert. Der klonierte Locus von S. typhi, welcher vier Gene enthält, überträgt den invasiven Phänotyp auf einen E. coli-Empfänger),
— in Makrophagen überlebensfähig und
— sie besiedeln Leber und Milz. (Letztere Eigenschaft sollte für Impfbakterien eliminiert werden. Mutationen im cya- und crp-Gen führen zur Attenuierung der Salmonellen in der Maus. Die Mutanten persistieren im Darm-assoziierten lymphatischen Gewebe (GALT) der Maus, aber sie besiedeln nicht mehr Leber und Milz).

Die gentechnische Strategie für die Herstellung von geeigneten Salmonellenvektoren besteht darin, die Gene, die für die Pathogenese oder das langfristige Überleben wichtig sind, zu deletieren, anschließend Fremdgene in das Chromosom zu inserieren oder durch Plasmide im Zytoplasma zu exprimieren. Zusätzlich sollen neue Techniken bei der Konstruktion von Hybridproteinen zu einer verbesserten Antigenpräsentation führen. Zwei verschiedene Strategien führten zu einer stabilen Expression der Fremdgene: Plasmidstabilisierung durch genetische Komplementation essentieller bakterieller Funktionen und Integration klonierter Gene in spezifische stabile Loci der Salmonellachromosomen.

Potentielle Risiken und Einschränkungen
Vacciniavirus

Beim weltweiten Programm der Ausrottung von Pocken konnten umfangreiche Erfahrungen mit dem Vaccinia-Virus gesammelt werden. Zwei Hauptrisiken der Impfung wurden identifiziert: Komplikationen beim Impfling und die Weiterverbreitung durch den Impfling (7). Daher sollten für die Herstellung von Lebendvirusvektoren möglichst Stämme verwendet werden, die weniger virulent sind als die bisherigen Impfstämme.

Impfreaktionen und Komplikationen

Die primäre Impfung verursachte im allgemeinen ausgeprägte lokale Reaktionen. Es bestand außerdem die Gefahr der Übertragung von der Impfstelle aus auf andere, nicht geimpfte Personen, die engen Kontakt zum Impfling hatten.

Folgende Impfkomplikationen konnten beobachtet werden:

1. Die schwerwiegendste Impfkomplikation, die progressive disseminierte Vaccinia, war zuweilen tödlich. Sie trat jedoch nur bei Personen mit schwerem T-Zelldefekt oder mit kombinierter Immundefizienz auf. Diese Personen hätten nicht geimpft werden dürfen. Spezifisches Immunglobulin wurde mit geringem Erfolg eingesetzt.
2. Impfekzeme traten in Drittweltländern wesentlich häufiger auf als in den Industrieländern, und zwar meistens bei Personen, die zum Zeitpunkt der Impfung unter Ekzemen litten oder bei Ekzem-belasteten ungeimpften Personen, die engen Kontakt zu frisch Geimpften hatten. Unbehandelt entwickelte sich daraus eine ernst zu nehmende Erkrankung, die Behandlung mit Immunglobulin war jedoch sehr hilfreich. Wenn eine Impfung eines ekzematösen Kindes notwendig war, konnte sie unter gleichzeitiger Gabe des Immunglobulins durchgeführt werden.
3. Unbeabsichtigte Infektionen der Konjunktiven oder anderer Körperpartien konnten auf Kratzen an der Impfstelle zurückgeführt werden.
4. Generalisierte Vaccinia konnte auch nach einer hämatogenen Streuung beobachtet werden.

5. Postvaccinale Enzephalopathien (bei Kindern unter 2 Jahren) oder Enzephalitiden (bei Personen über 2 Jahren) waren unvorhersehbar und gegenüber koinzidierenden Enzephalopathien/Enzephalitiden schwierig abzugrenzen.

Wenn man die höchsten Inzidenzen dieser Komplikationen zugrunde legt, trat die progressive Vaccinia dreimal pro 1 Million, Enzephalopathien/Enzephalitiden ca. 60 mal pro 1 Million und das Eczema vaccinatum ca. 120 mal pro 1 Million Erstimpfungen auf. Bei Auffrischimpfungen wurden nur sehr selten Komplikationen beobachtet.

Zur Behandlung der Komplikationen gab es zwei Möglichkeiten: das Vaccinia-Immunglobulin oder N-Methylisatin Thiosemicarbazon (Marboran). Das Immunglobulin verminderte besonders den Schweregrad des Eczema vaccinatum. Es war aber bei der postvaccinalen Enzephalitis oder der Vaccinia necrosum nicht wirksam. Kontrollierte Studien zur Effektivität des Marboran bei der Vaccinia necrosum wurden nicht durchgeführt.

Zur Zeit sind adäquate Immunglobuline mit einem ausreichenden Vaccinia-Antikörper-Titer nicht mehr vorhanden, so daß es bei einem Einsatz von Vacciniavektor-Impfstoffen notwendig werden wird, den Vaccinia-Impfstoff oder spezifische Immunglobuline wieder zur Verfügung zu haben.

Adenoviren

Es sind keine antiviralen Chemotherapeutika bekannt, die effektiv gegen eine Adenovirusinfektion eingesetzt werden können. Die bisherigen Daten über die Adenovirusimpfstoffe geben nur Auskunft über die Verträglichkeit bei gesunden Erwachsenen. Es existieren aber keinerlei Erfahrungen über die Verträglichkeit bei gesunden Kindern oder in immunsupprimierten Personen. Außerdem gibt es Bedenken bezüglich der Anwendung eines Adenovirusimpfstoffes, da einige Adenovirusstämme die Fähigkeit besitzen, Kulturzellen zu transformieren und in lymphatischem Gewebe zu persistieren. Aus den bisherigen Anwendungen bei Erwachsenen haben sich jedoch keinerlei Hinweise ergeben, daß diese Phänomene im Impfling zu beobachten sind.

Polioviren

Obwohl die attenuierten Polioimpfstoffe in vielen Ländern der Erde sehr erfolgreich eingesetzt wurden, gibt es in vielen Entwicklungsländern Probleme. Dort produziert ein beträchtlicher Anteil der Impflinge keine ausreichenden Titer neutralisierender Antikörper gegen den Typ 3, wahrscheinlich wegen der Interferenz durch andere Enteroviren, die die Primärreplikation des Poliovirus verhindern. In den Entwicklungsländern kann ein großer Teil der Poliomyelitisfälle auf die Reversion des Typ 3 zurückgeführt werden. Es gibt keine antivirale Chemotherapie. Persistierende Darminfektionen können bei Personen mit Hypogammaglobulinämie beobachtet werden, die mit oralen Gammaglobulinen behandelt werden.

Bacterium Calmette-Guérin

BCG hat eine geringe Rate von schwerwiegenden Komplikationen, aber eine hohe Frequenz an leichten Reaktionen. Die Komplikationen umfassen lokale Abszesse, Lymphadenitiden und generalisierte Infektionen des reticuloendothelialen Systems. Komplikationen können mit Antituberkulostatika, wie z. B. Isoniazid oder Rifampicin behandelt werden. Lokale Abszesse werden mit Erythromycin behandelt.

Attenuierte Salmonella typhi

Bisher ist erst ein attenuierter S. typhi-Stamm, der Typ 21a, intensiv in klinischen Studien getestet worden. Mehr als 1.400.000 Dosen wurden an mehr als 600.000 Kindern und Erwachsenen getestet. Innerhalb dieser klinischen Studien konnten keine nennenswerten Nebenwirkungen beobachtet werden. Akute Typhusinfektionen können mit oralen Gaben von Amoxicillin, Trimethroprim Sulphamethoxazat, Chloramphenicol oder parenteralen Gaben von Ampicillin behandelt werden. Chronisch Infizierte mit Salmonellen in der Gallenblase werden mit oralem Ciproflaxacin oder Norflaxacin therapiert. Auf diesen Erfahrungen aufbauend könnte es möglich sein, Nebenwirkungen, die in immunsupprimierten Patienten nach Anwendung von attenuiertem S. typhi auftreten, ebenfalls mit diesen Antibiotika zu behandeln. Es gibt aber auch Hinweise darauf, daß aro A-Mutanten von S. typhi nicht virulent in immunsupprimierten Patienten sind.

Synthetische Peptide

Mit Hilfe automatischer Systeme für die multiple Peptidsynthese ist es derzeit möglich, Peptide ausreichender Länge und in großer Stückzahl zu produzieren, um diese als Peptid-Vakzine einzusetzen. Die in Frage kommenden Epitope können auf der Basis einer Computer-gestützten Analyse der Aminosäuresequenz mit einer gewissen Wahrscheinlichkeit vorausgesetzt werden. Erstmals wurden synthetische Peptide bei der Vakzinierung gegen das Maul-und-Klauenseuche-Virus eingesetzt (26). Das vorausgesagte Peptid 141-160 war immunogen in Nagern und Rindern, es induzierte neutralisierende Antikörper. Auch für andere Viren, zum Beispiel das Hepatitis B-Virus, das Influenza-Virus, das Tollwut-Virus, das Poliomyelitis-Virus, das Epstein-Barr-Virus, Herpesvirus 1 und 2 sowie HIV-1 wurden Peptide, die in Versuchstieren neutralisierende Antikörper induzieren, synthetisiert. Peptid-Vakzine bestehen nur aus dem gewünschten immunogenen Epitop oder einem Cocktail von Epitopen. Suppressorzellen-induzierende oder immunsuppressive Aminosäuresequenzen von Erregern, die den Vakzinierungserfolg beeinträchtigten könnten, fehlen. Bei Verwendung von Peptid-Vakzinen kann es nicht zum Kontakt des zu Immunisierenden mit der genetischen Information des Erregers kommen; eine Reversion zur pathogenen Form wie bei attenuierten Viren und eine Kontamination mit zellulären Proteinen oder anderen Erregern sind unmöglich.

Allerdings sind Peptid-Vakzine gewöhnlich schwache Antigene, meist ist ein potentes und sicheres Adjuvans notwendig, um eine entsprechende Immunantwort zu induzieren. Auch hier wurden inzwischen Fortschritte erzielt.

N-acetylmuramyl-L-alanyl-D-isoglutamin (MDP), die minimale Struktur des Freund'schen Adjuvans, oder dessen Analoga, können direkt an das Antigen oder Peptid gebunden werden und somit eine stärkere humorale Immunantwort oder gar eine zellvermittelte Immunantwort hervorrufen (27). Einige Peptide sind selbst nicht in der Lage, neutralisierende Antikörper hervorzurufen, aber prägen (»priming«) das Immunsystem so, daß eine spätere subimmune Dosis des Virus eine neutralisierende Antwort ergeben (28).

Ein weiteres, ausgesprochen wichtiges Problem ergibt sich aus der Tatsache, daß viele, besonders B-Zell-Epitope Konformationsepitope darstellen, während synthetische Peptide nur als lineare Epitope wirken können. Deshalb werden Peptid-Vakzinen nicht in der Lage sein, eine Immunantwort gegen wichtige Konformationsepitope zu induzieren. Teillösungen könnten durch polymere Peptidstrukturen, durch Peptid-Trägerprotein-Konjugate, die dem Peptid eine bestimmte Konfiguration auferlegen, sowie durch zirkuläre Peptide (z. B. Aminosäuresequenzen mit Disulfid-Bindung) erreicht werden.

Chancen für eine HIV-Vakzine

Die Impfung ist eine spezifische Form der Immunprävention von Infektionserkrankungen. In Anbetracht der Unspezifität und Toxizität der meisten, vor allem der antiviralen Chemotherapeutika, scheint eine Vakzinierung am besten zur Prävention von Virusinfektionen geeignet. Erfolgreiche Impfkampagnen, wie die anfangs besprochene weltweite Ausrottung der Pocken, und verschiedene andere erfolgreiche Impfstoffe (Poliomyelitis, Masern, Mumps, Tollwut und Hepatitis B) beweisen dies, zeigen aber auch, daß derzeit die meisten Impfstoffe immer noch auf konventionelle Art und Weise hergestellt werden.

Die Problematik der HIV-Infektionen und AIDS belegt, wie wichtig neue und vor allem schnelle Entwicklungen auf dem Gebiet der Vakzineforschung sein können, vor allem wenn man bedenkt, daß HIV sicher nicht der letzte neuartige virale Erreger ist, der die menschliche Population heimsuchen wird. Die Versuche zur Entwicklung einer Vakzine gegen HIV zeigen auch, wie kompliziert dieser Prozeß sein kann. Zu Beginn der Forschung verzichtete man vor allem aufgrund von Sicherheitsüberlegungen auf konventionelle Methoden, die die Verwendung des attenuierten Virus oder inaktivierter Viruspartikel beinhalten. Die Entwicklung einer Anti-HIV-Vakzine wurde weiterhin durch das Fehlen eines adäquaten Tiermodells und durch geringe Kenntnisse der genetischen und biologischen Besonderheiten von HIV und anderen Lentiviren im Vergleich zu den bereits besser charakterisierten onkogenen Retroviren gehemmt. Für die Leukämie-induzierenden Retroviren verschiedener Spezies war schon frühzeitig gezeigt worden, daß inaktivierte Viruspartikel oder inaktivierte virusproduzierende Zellen einen effektiven Schutz hervorrufen (29). Auch die passive Immunisierung nach bereits erfolgter Infektion mit Antikörpern gegen das gesamte Virus, oder allein gegen die Hüllproteine gp70 und p15E der Katzen- und Mausleukämie waren überaus erfolgreich (30).

Versuche, bei HIV einen anderen Weg zu gehen, zeigten bislang noch keinen Erfolg: Sowohl Subunit-Vakzine aus den gentechnisch hergestellten Hüllproteinen gp120 und gp160 als auch Vaccinia-Virus-Vektoren mit genetischem Material der HIV-Hüllproteine erzielten nicht den erhofften Schutz im Schimpansen (31, 32). Befürchtungen, die hohe Variabilität der Hüllproteine des HIV könnte sich negativ auf die Entwicklung des Impfstoffes auswirken, sind offensichtlich doch nicht so relevant wie zu Beginn angenommen. Immerhin befinden sich 3 von 4 Hauptepitopen des HIV in konstanten Regionen. Schützende Immunisierungen wurden, ähnlich wie bei den onkogenen Retroviren und den nicht mit HIV verwandten SAIDS-Viren vom Typ D (33), mit Formalin- oder anderweitig inaktiviertem Immundefizienzvirus der Affen (SIV) erzielt (34, 35). Diese Befunde lassen darauf schließen, daß auch bei HIV eine inaktivierte Vakzine erfolgreich sein könnte, vorausgesetzt, es gelänge, das RNA-Genom des Virus mit hoher Sicherheit unschädlich zu machen. Auch andere Strategien, wie zum Beispiel Peptid-Vakzine, HIV-Hepatitis B-Antikörperpartikel, virusähnliche Partikel, die keine virale RNA, sondern nur das Core-Protein enthalten, sowie Polioviren als Vektor werden derzeit erprobt.

Hand in Hand mit der Entwicklung neuer Strategien für effektive Vakzinen muß die Entwicklung neuer Adjuvantien gehen. Während derzeit Aluminiumhydroxid und -phosphat die einzigen zur Anwendung am Menschen zugelassenen Adjuvantien sind (bereits 1926 entwickelt!), wurden im Tierexperiment andere Adjuvantien getestet, die bei weitem die Effektivität von Aluminium übertreffen (36). Deren Anwendung nach toxikologischer Prüfung als Bestandteil neuer Vakzinen könnte sehr wahrscheinlich zu guten Immunisierungsergebnissen führen.

Zusammenfassung

Neue gentechnische und proteinchemische Methoden in der Biologie und Medizin bilden die Grundlage für neuartige Therapieformen verschiedenster Erkrankungen. Während zukünftige Therapien für viele Krankheitsbilder auf eine Interaktion mit dem genetischen Material oder den molekularen Regulationsmechanismen des erkrankten Organs oder Gewebes abzielen, scheint die hauptsächliche Intervention im Falle der Infektionskrankheit auch weiterhin vorwiegend durch Antibiotika sowie über das Immunsystem möglich. Letzteres umfaßt sowohl die aktive Immunisierung zur Prävention der Erkrankung, als auch die passive Immunisierung oder gar eine Immuntherapie nach bereits erfolgter Infektion und Erkrankung.

Die klassischen Formen der Impfung beruhen entweder auf Totimpfstoff aus inaktivierten Erregern oder auf Lebendimpfstoffen aus attenuierten Erregern, die zwar immer noch zur Infektion des Organismus und zur begrenzten Vermehrung befähigt sind, jedoch keine Erkrankung mehr auslösen. Nach verschiedenen, aber limitierten Verbesserungen in den letzten Jahren, ergeben sich nunmehr durch Gentechnik und Proteindesign vielfältige Perspektiven für beide Vakzinierungsstrategien. Für Totimpfstoffe kommen vor allem Proteine, die im großen Maßstab unter Verwendung von rekombinanten Mikroorganismen produziert werden, als auch synthetische Peptide verschiedenster Konstruktion (zirkuläre Polymere, gekoppelte B- und T-Zellepitope, konjugiert mit einem Adjuvans) in Betracht. Für die Lebendimpfstoffe lassen sich die Entwicklungen vor allem unter den Begriffen gezielte gentechnische Attenuierung und Verwendung von apathogenen Fremdvektoren zusammenfassen. Für beide Impfstoffe besteht der Trend zur polyvalenten Vakzine, das heißt einer Sammelpackung von Epitopen im Fall der Totimpfstoffe bzw. genetischer Informationen im Fall der Lebendimpfstoffe, die von verschiedenen Erregern stammen und deren einmalige Applikation zur langfristigen Immunität gegen alle in der Vakzine vertretenen Erreger führen soll. Ungeachtet dieser Zukunftsaussichten wird auch weiterhin, schon aus ökonomischen und Dringlichkeitsgründen, die Entwicklung und Verbesserung konventioneller Impfstoffe angestrebt.

Die Zeitabschnitte zwischen dem Auftreten einer neuen Infektionskrankheit, dem Nachweis ihres Erregers, der Analyse seines Genoms und der kodierten Proteinstrukturen sowie der Entwicklung einer Vakzine gegen diesen Erreger mit einer der hier vorgestellten Strategien wird immer kürzer werden.

Literatur

1) MELNICK, J. L.: Virus vaccines: principles and prospects. Bull. World Health Organisation, 67, 105 – 112 (1989).
2) KRUGMAN, S.: Hepatitis B vaccine: In: PLOTKIN; S: A:, MORTIMER, E: A. (Hrsg.): Vaccines, W. B. Saunders Company, 458 – 473 (1988).
3) McALEER, W. J., E. B. BUYNAK, R. Z. MAIGETTER et al.: Human hepatitis B vaccine from recombinant yeast. Nature, 307, 178 – 180 (1984).
4) ESKOLA, J., H. KAYHTY, H. PELTOLA et al.: Antibody levels achieved in infants by a course of Haemophilus influenzae type b polysaccharide – diphtheria toxoid conjugate vaccine. Lancet I, 1184 – 1186 (1985).
5) MOSS, B., T. R. FUERST, C. FLEXNER, A. HUGIN: Roles of vaccinia virus in the development of new vaccines. Vaccine, 6, 161 – 163 (1988).
6) MACKETT, M.: Recombinant live virus vaccines. Immunol. letters, 16, 243 – 248 (1987).
7) FENNER, F.: Vaccination: Its birth, death and resurrection. Austr. J. Exp. Biol. Med. Sci., 63, 607 – 622 (1985).
8) MOSS, B., G. L. SMITH, J. L. GERIN, R. H. PURCELL: Use of vaccinia virus as a vector for the construction of live recombinant hepatitis B virus vaccines. In: VYAS, G. N., J. L. DIENSTAG, J. H. HOOFNAGLE (Hrsg.): Viral hepatitis and liver disease. Grune and Stratton, 293 – 305 (1988).
9) MOSS, B., C. FLEXNER: Vaccinia virus expression vectors. Annu. Rev. Immunol., 5, 305 – 324 (1987).
10) RAMSHAW, I. A., M. E. ANDREW, S. M. PHILLIPSS, D. B. BOOYLE, B. E. H. COUPAR: Recovery of immunodeficient mice from a vaccinia virus/IL-2 recombinant infection. Nature 329, 545–546 (1987).
11) DUDDING, B. A., R. H. TOP, P. WINTER: Acute respiratory disease in military trainees. The adenovirus surveillance program 1966–1971. Am. J. Epidemiol., 97, 187–198 (1973).
12) DAVIS, A. R., B. KOSTEK, B. B. MASON et al.: Expression of hepatitis B surface antigen with a recombinant adenovirus: In: BROWN, F., R. M. CHANOCK, R. A. LERNER (Hrsg.): Vaccines '86, Cold Spring Harbor Laboratories, 283–287 (1986).
13) NKOWANE, B. M., S. G. F. WASSILAK, W. A. ORENSTEIN, K. J. BART, L. B. SCHONBERGER, A. R. HINMAN, O. M. KEW: Vaccine-associated paralytic poliomyelitis. JAMA, 257, 1335 (1987).
14) MACADAM, A. J., C. ARNOLD, J. HOWLETT, A. JOHN, S. MARSEN, F. TAFFS, P. REEVE, N. HAMODA, K. WAREHAM, J. ALMOND, N. CAMMACK, P. D. MINOR: Reversion of the attenuated and temperature-sensitive phenotypes of the Sabin type 3 strain of poliovirus in vaccinees. Virology, 172, 408–414 (1989).
15) MURRAY, M. G., R. J. KUHN, M. ARITA, N. KAWAMURA, A. NOMOTO, E. WIMMER: Poliovirus type 1/type 3 antigenic hybrid virus constructed in vitro elicits type 1 and type 3 neutralising antibodies in rabbits and monkeys. Proc. Nat. Acad. Sci., 85, 3203–3207 (1988).
16) MARTIN, A., C. WYCHOWSKI, T. COUDERC, R. CRAINIC, J. HOGLE, M. GIRARD: Engineering a poliovirus type 2 antigenic site on a type 1 capsid results in a chimaeric virus which is neurovirulent for mice. EMBO J., 7, 2839–2847 (1988).
17) EVANS, D. M. A., G. DUNN, P. D. MINOR, G. C. SCHILD, A. J. CANN, G. STANWAY, J. W. ALMOND, K. CURRY, I. V. MAIZEL: Increased neurovirulence associated with a single nucleotide change in a non-coding region of the Sabin type 3 polio vaccine genome. Nature, 314, 548–550 (1985).

18) MINOR, P. D., A. MACADAM, N. CAMMACK, G. DUNN, J. W. ALMOND: Molecular biology and the control of viral vaccines. FEMS Microbiol. Immunol. 645, 207–214 (1990).
19) FORMAL, S. B., T. HALE: Immunization against shigellosis and the concept of vector strains to carry antigen. In: BELL, R., G. TORRIGAIANI (Hrsg.): New approaches to vaccine development, Schwabe, Basel, 178–186 (1984).
20) REISER, J., R. GERMANIER: Expression in Escherichia coli of a Bordetella pertussis toxin-coding region. In: BROWN, F., R. M. CHANOCK, R. A. LERNER (Hrsg.): Vaccines '86, Cold Spring Habor Laboratories, 235–238 (1986).
21) MANNING, P. A., M. W. HEUZENROEDER, J. YYEADON, D. I. LEAVESLEY, P. R. REEVES, D. ROWLEY: Molecular cloning and expression in Escherichia coli K12 of the O antigens of the Inaba and Ogawa serotypes of the Vibrio cholerae 01 lipopolysaccharides and their potential for vaccine development. Infect. Immun. 53, 272–277 (1986).
22) EICKHOFF, T. C.: Bacille Calmette-Guérin (BCG) vaccine. In: PLOTKIN, S. A., E. A. MORTIMER (Hrsg.): Vaccines, W. B. Saunders Company, 373–386 (1988).
23) JACOBS, W. R., M. TUCKMAN, B. R. BLOOM: Introduction of foreign DNA into mycobacteria using a shuttle phasmid. Nature, 327, 532–535 (1987).
24) GERMANIER, R., E. FURER: Isolation and characterisation of ga1E mutant TY21a of Salmonella typhi: A condidate strain for a live oral typhoid vaccine. J. Infect. Dis., 131, 553–558 (1975).
25) HOISETH, S. K., B. A. D. STOCKER: Aromatic-dependent Salmonella typhimurium are non-virulent and effective as live vaccines. Nature, 291, 238–239 (1981).
26) FRANCIS, M. J., C. M. FRY, D. J. ROWLANDS: Immune response to uncoupled peptides of foot-and-mouth disease virus. Immunology, 61, 1–6 (1987).
27) CARELLI, C., F. AUDIBERT, I. CHEDID, J. GAILLARD: Immunological castration of male mice by a totally synthetic vaccine (LH-RH conjugated to MDP) administered in saline. Proc. Nat. Acad. Sci., 79, 5392 (1982).
28) ROTHBARD, J.: Synthetic peptides as vaccines. Nature, 330, 106–107 (1987).
29) HUNSMANN, G., V. MOENNIG, W. SCHÄFER: Properties of mouse leukemia viruses. IX. Active and passive immunization of mice against Friend leukemia with isolated viral gp71 glycoprotein and its corresponding antiserum. Virology, 66, 327–329 (1975):
30) SCHWARZ, H., H.-J. THIEL, K. J. WEINHOLD, D. P. BOLOGNESI, W. SCHÄFER: Stimulierung der Immunreaktivität gegen endogene Retroviren und Schutz gegen Leukämie bei älteren AKR-Mäusen nach Impfung mit Antikörpern gegen Virusoberflächen-Komponenten. Rolle des Antikörpers gegen p15(E). Z. Naturforsch., 39c, 1199–1202 (1984).
31) ARTHUR, L. O., J. W. BESS, D. J. WATERS, S. W. PYLE, J. C. KELLIHER, P. L. NARA, K. KROHN, W. G. ROBEY, A. J. LANGLOIS, R. C. GALLO, P. FISCHINGER: Challenge of chimpanzee (Pan troglodytes) immunized with human immunodeficiency virus envelope glycoprotein gp120., J. Virol., 63, 5046–5053 (1989).
32) BERMAN, P. W., T. J. GREGORY, L. RIDDLE, G. R. NAKAMURA, M. A. CHAMPE, J. P. PORTER, F. M. WURM, R. D. HERSHBERG, E. K. COBB, J. W. EICHBERG: Protection of chimpanzees from infection by HIV-1 after vaccination with recombinant glycoprotein gp120, but not gp160, Nature, 345, 622–628 (1990).
33) MARX, P. A., N. C. PEDERSEN; N. W. LERCHE, K. G. OSBORN, L. J. LOWENSTINE, A. A. LACKNER, D. H. MAUL, H.-S. KWANG, J. D. KLUGE, C. P. ZAISS, V. SHARPE, A. P. SPINNER, A. C. ALLISON, M. B. GARDNER: Prevention of simian acquired immune deficiency syndrome with a formalin-inactivated type D retrovirus vaccine. J. Virol., 60, 431–435 (1986).
34) DESROISIERS, R. C., M. S. WYAND, T. KODAMA, D. J. RINGLER, L. O. ARTHUR, P. K. SEHGAL, N. L. LETVIN, N. W. KING, M. D. DANIEL: Vaccine protection against simian immunodeficiency virus infection. Proc. Nat. Acad. Sci., 86, 6353– 6357 (1989).
35) PUTKONEN, P., R. THORSTENSSON, J. ALBERT, K. HILD, E. NORRBY, P. BIBERFELD, G. BIBERFELD: Infection of cynomolgus monkeys with HIV-2 protects against pathogenic consequences of a subsequent simian immunodeficiency virus infection. AIDS, 4, 783–789 (1990).
36) WARREN, H. S., L. A. CHEDID: Future prospects for vaccine adjuvants. CRC Critical Rev. Immun., 8, 83–96 (1988).

B. FLEHMIG

Hepatitis A-Vakzine-Entwicklung

Seroepidemiologische Studien aus den letzten Jahren haben gezeigt, daß die Prävalenz von Antikörpern gegen das HAV (anti-HAV) in der Europäischen Bevölkerung stark abgenommen hat. In der jungen erwachsenen Bevölkerung ist in Deutschland nur noch bei ca. 4% anti-HAV im Serum nachweisbar. Gleichzeitig hat die Zahl der gemeldeten Hepatitis A-Erkrankungen jedoch nicht in gleichem Maße abgenommen, und prozentual ist die Hepatitis A die am häufigsten gemeldete Hepatitisform in Deutschland (1). Obwohl eine akute Hepatitis A in der Regel rasch und komplikationslos ausheilt, kommt es jedoch bei etwa 15% der klinisch manifest Erkrankten zu einem protrahierten Krankheitsverlauf mit Relaps-Phasen über mehrere Wochen und Monate (2). Im Verlauf solcher Relaps-Phasen ist mit PCR das HAV noch 12 Wochen nach Beginn der klinischen Symptomatik im Stuhl der Patienten nachgewiesen worden (3). Eine fulminante Hepatitis mit Leberversagen, Koma und Todesfolge ist nach Literaturangaben bei 0,14% der Patienten zu erwarten.

Da bei Reisen in Länder mit hoher HAV-Prävalenz ein Infektionsrisiko gegeben ist, kommt eine Hepatitis A-Vakzine vor allem für diese Zielgruppe in Betracht. In den letzten Jahren sind verschiedene Wege zur Entwicklung einer Hepatitis A-Vakzine beschritten worden, z. B. über die Expression viraler Proteine, über Expressionsvektoren oder über die Herstellung synthetischer Peptide. Die Immunantwort, die solche Proteine induzierten, war jedoch nicht mit der Immunantwort vergleichbar, die das intakte Viruspartikel induzierte (4).

Die Versuche, die mit Lebend-Vakzinen durchgeführt wurden, zeigten, daß eine solche Vakzine möglich ist; über die genetische Stabilität des HAV ist jedoch sehr wenig bekannt, so daß aufgrund der Sicherheitskriterien, die in westlichen Industrienationen an einen Lebendimpfstoff gestellt werden, derzeit solche Vakzinen nicht in größerem Rahmen angewendet werden können.

Die erfolgversprechensten Resultate sind bisher bei der Anwendung einer mit menschlichen Fibroblasten-Zellkulturen hergestellten, hochgereinigten und inaktivierten Hepatitis A-Vakzine erzielt worden. In Tabelle 1 sind publizierte Vakzine-Studien dargestellt.

Autor und Referenz	Verwendete Zellkulturen
SJOGREN et al. 1988 (9)	menschliche Fibroblasten
FLEHMIG et al. 1988 (7)	menschliche Fibroblasten
FLEHMIG et al. 1989 (8)	menschliche Fibroblasten
ANDRE et al. 1990 (3)	menschliche Fibroblasten

Tab. 1 Studien im Menschen mit Hepatitis A-Totvakzinen

In unseren eigenen Versuchen haben wir zeigen können, daß der Hepatitis A-Virusstamm GBM in einer angemessenen Zeit zu solchen Konzentrationen vermehrt werden kann, daß eine Vakzine-Produktion möglich schien, d. h. in 2–3 Wochen (5). Wir haben den Stamm charakterisiert (6) und konnten zeigen, daß hochgereinigte Präparationen mit Formaldehyd so inaktiviert werden können, daß noch eine gute Immunogenität in Tieren und Menschen vorhanden war. Nach Gabe von drei Vakzine-Dosen entwickelten alle Probanden hohe neutralisierende Antikörper-Titer (7). Unter der Voraussetzung, daß diejenigen Antikörper-Titer, die nach Gabe von Gamma-Globulin gemessen werden können, einen ausreichenden Schutz darstellen (30 Internationale Millieinheiten), würde sogar eine einzige Vakzine-Dosis unserer Vakzine ausreichend sein. Eine Kombination mit der Hepatitis B-Vakzine ergab initial sogar eine noch bessere Immunantwort als mit der Hepatitis A-Vakzine erreicht werden konnte (8), so daß für bestimmte Zielgruppen eine solche Kombinations-Impfung vorteilhaft wäre.

Langzeit-Untersuchungen zeigten, daß bei allen untersuchten Probanden noch nach drei Jahren Antikörper-Titer nachgewiesen werden konnten, die weit über dem als schützend angesehenen Titer von 30 Internationalen Millieinheiten lagen (Unveröffentlichte Resultate). Die derzeitigen Anstrengungen von industrieller Seite lassen eine Einführung und kommerzielle Verfügbarkeit in Kürze erwarten.

Literatur

1) LANGE, W., K. V. MASIHI: Zur Morbidität der Hepatitis infectiosa. Bundesgesundheitsblatt 6, 223–22 (1989).
2) VALLBRACHT, A., P. GABRIEL, J. ZAHN, B. FLEHMIG: Hepatitis A and the interferon system. J. Infect. Dis. 152, 211–213 (1985).
3) SJORGEN, M., H. TANNO, O. FAY et al.: Hepatitis A in stool during clinical relapse. Annals of internal Medicine 106, 221–226 (1987).
4) FLEHMIG, B., U. HEINRICY, M. PFISTERER: Prospects for a hepatitis A vaccine. Progress in Med. Virology 37, 56–676 (1990).
5) FLEHMIG, B., A. VALLBRACHT, K. G. WURSTER: Hepatitis A in cell culture: III. Propagation of hepatitis A virus in human embryo kidney cells and human embryo fibroblast strains. Med. Microbiol. Immunol. 170, 83–89 (1981).
6) HEINRICY, U., Y.-D. STIERHOF, M. PFISTERER et al.: Properties of a hepatitis A virus candidate vaccine strain. J. Gen. Virol. 68, 2487–2493 (1987).

7) FLEHMIG, B., U. HEINRICY, M. PFISTERER: Immunogenicity of a killed hepatitis A vaccine in seronegative volunteers. Lancet 1, 1039–1041 (1989).
8) FLEHMIG, B., U. HEINRICY, M. PFISTERER: Simultaneous vaccination for hepatitis A and B. J. Infect. Dis. 161, 865–868 (1990).
9) ANDRE, F. E., A. HEPBURN, E. D. D'HONDT: Inactivated candidate vaccines for hepatitis A. Progress in Medical Virology 37, 72–95 (1990).

M. A. KOCH, G. PAULI

Zur Entwicklung eines HIV-Impfstoffes

Zur Eindämmung der weltweiten HIV-Epidemie werden große Hoffnungen auf die Entwicklungen eines wirksamen Impfstoffes gesetzt (1, 2). Welche Probleme bei dieser Entwicklung zu bewältigen und welche Fragen noch offen sind, soll im folgenden dargestellt werden.

Alle heute benutzten Impfstoffe basieren auf klinischen Beobachtungen die zeigten, daß das Überstehen bestimmter Infektionskrankheiten Schutz vor Reinfektion – für wenn auch unterschiedlich lange Zeiträume – bedingt bzw. daß durch passive Immunisierung eine Infektion verhindert oder ihr Ablauf mitigiert werden kann.

Es stellt sich die Frage, ob sich aus der klinischen Beobachtung der HIV-Erkrankung Hinweise auf eine den Krankheitsverlauf aufhaltende Immunantwort ergeben. Diese Frage ist heute nicht schlüssig zu beantworten. Dies vor allem deshalb, weil wir heute – 10 Jahre nach der Erstbeschreibung von AIDS – die Krankheitsentwicklung hin zu AIDS bei weit weniger als der Hälfte der schon lange Infizierten überblicken. Dies folgt aus den Daten prospektiver Kohortenstudien, die zeigen, daß der Zeitraum von Infektion bis zur Entwicklung des deletären Immundefektsyndroms im Mittel zehn Jahre oder mehr beträgt (3).

Antikörper gegen die Strukturproteine von HIV erscheinen kurz nach der Infektion (4). Neben der humoralen läßt sich unter bestimmten Versuchsbedingungen eine zelluläre Immunantwort nachweisen (5). Untersuchungen der zellvermittelten Immunität sind nicht zuletzt wegen des großen Polymorphismus der HLA-Antigene experimentell äußerst schwierig. In welcher Weise diese Immunreaktionen den Krankheitsablauf beeinflussen, ist noch ungeklärt und Gegenstand intensiver Untersuchungen.

Bemerkenswert ist, daß auf die Phase der akuten Infektion eine – wenn auch von Fall zu Fall unterschiedlich lange – asymptomatische Phase folgt, während der direkte HIV-Nachweis schwierig ist. Dies könnte – muß aber nicht – eine Folge der Immunantwort sein. In dieser Phase sind die CD8+-Zellen vermehrt. Dies ist die Population der T-Zellen, zu der die zytotoxischen T-Zellen gehören.

Eine Virusvermehrung erfolgt in dieser Phase nur in geringem Umfang, wie das seltene Auftreten von AZT-resistenten Mutanten nach AZT-Behandlung in diesem Zeitraum zeigt (6).

Nach allem, was wir heute wissen, ist die Immunantwort nicht in der Lage, HIV zu eliminieren. Die Tatsache, daß das HIV-Genom in das Zellgenom integriert wird, liefert hierfür eine naheliegende Erklärung. Ein zweiter Mechanismus spielt, wie bei anderen bekannten Lentiviren, eine ebenso wichtige Rolle: die große Variabilität der die Hülle des Virus bildenden Glykoproteine (7, 8, 9). Die genetische Variabilität erlaubt das Erscheinen von Mutanten, die von der jeweils vorhandenen spezifischen Immunabwehr nicht erkannt werden. Bis zur Induktion der gegen die »neuen« Antigene gerichteten Immunantwort kann sich diese HIV-Mutante ungehindert im Organismus ausbreiten.

Die Interaktion von spezifischen Antikörpern mit der Virushülle resultiert in vitro in einer Neutralisation des HIV (10). In welchem Umfang diese Antikörper in vivo wirksam sind, ist eine offene Frage (11). Zwei Beobachtungen sind hier zu erwähnen. Viele Hämophile wurden über Faktor-Konzentrate mit HIV infiziert. Da Faktor-Konzentrate durch Filtration zellfrei gemacht werden, kann die Infektion nur über freies Virus erfolgt sein. Man muß aber annehmen, daß in den von vielen Spendern stammenden Ausgangsmaterialien neben Virus auch neutralisierende Antikörper vorhanden waren, die aber offensichtlich wirkungslos blieben.

Versuche an Schimpansen, die als einzige Tiere mit HIV infizierbar sind, haben gezeigt, daß auch die Gabe größter Mengen von HIV-neutralisierenden Antikörpern eine nachfolgende Infektion nicht verhindern können (12). Die in diesen Versuchen eingesetzten Antikörper stammten von HIV-infizierten Menschen und hatten sich in Vorversuchen in vitro als wirksam gegen das zur Infektion benutzte Virus erwiesen.

Nicht vergessen werden darf, daß die Bindung von Antikörpern an ein Virus nicht notwendigerweise zur Neutralisation führen muß, sondern dem Virus über den gebundenen Antikörper auch neuen Zielzellen zugänglich gemacht werden kann (13). Es sind dies die Zellen, die einen Fc-Rezeptor tragen. Diese paradoxe Wirkung der Antikörperbindung an Viren wurde erstmals beim gefürchteten Dengue-Schock-Syndrom gefunden und spielt auch bei anderen Virusinfektionen eine Rolle (14).

Das Erscheinen von Krankheitssymptomen im Verlauf der HIV-Infektion geht nicht mit einem Absinken im Titer oder gar einem Verlust der Antikörper gegen die Hüllproteine einher, wie man annehmen müßte (15). Die Antikörper gegen die Kernproteine p17 und vor allem p24 nehmen allerdings deutlich ab und sind schließlich bei vielen Patienten nicht mehr nachweisbar. Dies geht einher mit einem Anstieg von nachweisbarem p24-Antigen im Serum (16). Ungeklärt ist, ob die p24-Antikörper nicht mehr nachweisbar werden, weil sie in Komplexen mit p24 gebunden werden, oder ob die Bildung von p24-Antikörpern sistiert, z. B. weil die antikörperbildenden Zellen zerstört werden. Unsere immer noch unzureichenden Kenntnisse über die Funktionen und die Regulation der Immunantwort stellen uns zusammen mit der Tatsache, daß HIV essentiell wichtige Regulatorzellen des Immunsystems befällt, vor große Probleme bei der Interpretation der Beobachtungen.

An dieser Stelle ist es hilfreich, die Erfahrungen bei lange bekannten tierischen Lentivirusinfektionen heranzuziehen (17). Lentivirusinfektionen bei Pferden, Ziegen und Schafen werden seit vielen Jahren intensiv untersucht. Diese Infektionskrankheiten teilen mit der humanen Lentivirusinfektion durch HIV die protrahierten Krankheitsverläufe, die Persistenz des Virusgenoms in der infizierten Zelle und das Erscheinen von Viren, die sich in Antigenen der Hüllproteine unterscheiden im Verlauf der Infektion. Die Immunantwort spielt bei der Pathogenese dieser Erkrankungen nachgewiesenermaßen eine wichtige Rolle.

Zielzellen dieser animalen Lentiviren sind Makrophagen in Milz, Lymphknoten und Leber bei der infektiösen Pferdeanämie, Makrophagen in Euter und Synovien bei der caprinen Arthritis und Makrophagen in der Lunge bei der Visna-Maedi-Krankheit der Schafe. Die fortschreitende Arthritis der infizierten Ziegen und die chronische interstitielle Pneumonie der infizierten Schafe sind Folge einer massiven Interaktion von gegen die Hüllproteine dieser Viren gerichteten Antikörper mit den virusfreisetzenden Makrophagen. Diese Antikörper haben nur eine mäßige bis kaum meßbare neutralisierende Aktivität. Diese – wenn auch geringe – Aktivität reicht aber für eine langsam ablaufende Selektion von Mutanten aus, die gegen vorhandene Antikörper resistent sind.

Anders verläuft die infektiöse Pferdeanämie. Hier imponiert kurz nach der Infektion zunächst ein akutes fieberhaftes Krankheitsbild, das in Schüben verläuft. Charakteristisch sind hohe Titer hochavider neutralisierender Antikörper. Diese verhindern rasch die weitere Ausbreitung des Virus im Organismus, können aber nicht das Auftreten zunächst nicht neutralisierbarer Virusvarianten verhindern. Nach kurzer Zeit erscheinen Antikörper auch gegen diese Varianten. Jeder der Fieberschübe ist einer neuen Variante zuzuordnen. Schließlich scheint das Reservoir der möglichen Varianten erschöpft, das infizierte Pferd gesundet klinisch, Virus bleibt aber nachweisbar. Die Zahl infizierter Zellen ist allerdings äußerst gering. Dieses Stadium erinnert damit an die Phase der asymptomatischen HIV-Infektion.

Es hat nicht an Versuchen gefehlt, gegen diese animalen Virusinfektionen Impfstoffe zu entwickeln. Impfstoffe, die inaktivierte Viren enthielten, induzierten bei Ziegen und Schafen Antikörper, schützten aber nicht vor der Infektion. Im Falle der caprinen Arthritis verläuft die Krankheit bei geimpften Tieren sogar schneller und schwerer als in nicht geimpften Kontrolltieren. Immunisierung mit abgetötetem Virus der infektiösen Pferdeanämie schützte Pferde zuverlässig vor einer Infektion aber nur dann, wenn das zur Herstellung des Impfstoffes verwendete Virus mit dem zur Infektion benutzten lebenden Virus antigen-identisch war.

Diese bei tierischen Lentivirusinfektionen gemachten Beobachtungen zeigen, daß es dem Immunsystem grundsätzlich möglich ist, die Infektion, trotz der Persistenz des Virusgenoms, unter Kontrolle zu bringen. Sie zeigen aber auch, daß wenn die Antikörper in vivo nur eine geringe neutralisierende Aktivität haben, die Immunantwort selber ein bestimmender pathogenetischer Faktor werden kann.

Mit den Erfahrungen bei der Impfung gegen die infektiöse Anämie der Pferde vergleichbare Ergebnisse wurden bei Impfung von Schimpansen mit abgetötetem HIV (18) bzw. von Rhesusaffen mit abgetötetem SIV (19) erhalten. In diesen noch limitierten Versuchsreihen konnte Schutz vor einer nachfolgenden Infektion dann erzielt werden, wenn das im Impfstoff verwendete Virus und das nicht abgetötete infizierende Virus gleich waren.

Diese Ergebnisse geben der Suche nach einem HIV-Impfstoff neuen Impetus. Vordringlich ist das Problem der Variabilität zu lösen. Ein wichtiges Epitop für die Induktion neutralisierender Antikörper wurden auf dem sogenannten V3 loop des Hüllproteins gp 120 identifiziert (20). Zur Zeit wird geprüft, wie viele unterschiedliche Varianten es in diesem Abschnitt gibt und ob kreuzneutralisierende Antikörper gegen bestimmte Epitope generiert werden können (21). Die Hoffnung ist es, mit einer limitierten Zahl unterschiedlicher Epitope alle oder weitgehend alle möglichen Varianten abzudecken.

Gleichzeitig wird intensiv geprüft, in welchem Umfang Antikörper gegen die core-Proteine den Ablauf der Infektion beeinflussen (15). Das Absinken dieser Antikörper vor oder mit dem Erscheinen klinischer Manifestationen des Immundefektes legt es nahe anzunehmen, daß diesen Antikörpern bzw. Antigenen eine wichtige Rolle bei der Immunsurveillance im infizierten Organismus zukommt (22). Sie könnten z. B. über eine ADCC eine Zerstörung virusproduzierender Zellen bewirken.

Sehr viel schwieriger ist die Suche nach Epitopen, die eine zelluläre Immunabwehr induzieren. Man darf vermuten, daß wie bei anderen Virusinfektionen,

z. B. Masern, auch bei der HIV-Infektion der zellulären Immunabwehr bei der Elimination der virusinfizierten Zellen die wichtigste Aufgabe zukommt. Uns scheint, daß mehr als bisher untersucht werden muß, welche Faktoren oder Mechanismen dafür verantwortlich sind, daß bei der HIV-Infektion der Erreger für so lange Zeit latent bleibt bzw. die Infektion klinisch nicht manifest wird. Als zusätzliche Tiermodelle bieten sich für diese Untersuchungen die HIV-Infektion des Schimpansen oder die SIV-Infektion der Grünen Meerkatze an. In beiden Modellen entwickeln sich nach Infektion keine klinisch faßbaren Krankheiten.

Man ist heute in der Lage, durch geeignete Wahl der Epitope und deren Darbietung nahezu jede gewünschte Immunreaktion zu induzieren (23). Voraussetzung ist allerdings, daß das Ziel oder Antigen für eine erfolgreiche Immunabwehr hinreichend genau identifiziert werden kann. Ein Großteil der heute im Rahmen der Impfstoff-Forschung durchgeführten Arbeiten gilt der Aufklärung dieses Ziels oder dieser Ziele.

Bei den erfolgversprechenden Ergebnissen der Impfversuche bei Schimpansen und Rhesusaffen wurde zur Infektion freies HIV oder SIV i. v. gegeben. Dies ist wahrscheinlich nicht der natürliche oder übliche Infektionsweg. Häufiger ist wahrscheinlich, daß die Infektion über infizierte Immunzellen in den Schleimhäuten erfolgt. Das von den, im Sinne einer mixed lymphocyte reaction, stimulierten Immunzellen freigesetzte Virus kann sich an freiliegende oder zugängliche CD4-Rezeptoren anheften. Defekte in den Schleimhäuten können diesen Weg erleichtern (24). Es wird deshalb zur Zeit in Vorversuchen ermittelt, wie dieser Infektionsweg im Tierversuch nachgeahmt werden kann, um dann die Wirksamkeit des Impfschutzes auch gegen diese Art der Infektion zu überprüfen.

Alle hier angesprochenen Fragen scheinen bei einem entsprechenden Aufwand an Zeit und Ressourcen beantwortbar. Sollte es gelingen, einen im Modell wirksamen Impfstoff zu entwickeln, der vor der Infektion schützt oder aber den Krankheitsverlauf aufhält, bleibt die Übertragung dieser Befunde auf den Menschen. Untersuchungen der Art, wie sie z. B. 1980 von SZMUNESS zur Prüfung der Wirksamkeit der HBV-Vakzine gemacht wurden (25), sind heute ethisch nicht mehr tolerierbar. Andere Modelle sind vorstellbar, aber kaum angedacht. Es stellt sich die nur auf den ersten Blick triviale Frage nach dem tolerierbaren Preis eines solchen Impfstoffes. Es darf nicht geschehen, daß ein Impfstoff, der schließlich das Ergebnis konzertierter weltweiter Anstrengungen ist, nur wenigen affluenten Ländern oder Personen zur Verfügung steht. Selbst wenn diese Probleme gelöst werden können, bleibt die Frage, wer mit diesem Impfstoff geimpft werden sollte. Die Antwort, daß alle geimpft werden sollten, die ein Risiko haben, ist banal, verlangt aber Selbstidentifikation der Risikogruppen. Die Erfahrungen, die hierzu beim Einsatz der HBV-Vakzine gemacht wurden, sind wenig ermutigend (26).

Die Entwicklung einer HIV-Vakzine scheint möglich. Es wird aber noch eine lange Zeit dauern, bis dies endgültig geklärt ist, und falls es möglich ist, noch eine geraume Zeit, bis ein anwendbarer Impfstoff zur Verfügung steht. Bis dahin muß immer wieder daran erinnert werden, daß die HIV-Infektion nicht nur die gefährlichste Infektionskrankheit ist, die wir heute kennen, sondern auch die am einfachsten zu vermeidende.

Literatur

1) SCHILD, G. C., P. D. MINOR: Human immunodeficiency virus and AIDS: Challenges and progress. Lancet 335, 1081–1084 (1990).
2) BERZOFSKY, J. A.: Approaches and issues in the development of vaccines against HIV. J. Acq. Immun. Def. Synd. 4, 451–459 (1991).
3) BACHETTI, P., A. R. MOSS: Estimating the incubation period of AIDS by comparing population seroconversion and incidence data in San Francisco. Nature 338, 251–253 (1989).
4) MELBYE, M.: The natural history of human T lymphotropic virus-III infection: The cause of AIDS. Br. Med. J. 292, 5–12 (1986).
5) PLATA, F. B. et al.: Aids virus-specific cytotoxic T lymphocytes in lung disorders. Nature 328, 348–351 (1987).
6) LARDER, B. A. et al.: HIV with reduced sensitivity to zidovudine (AZT) isolated during prolonged therapy. Science 243, 1731–1734 (1989).
7) CHENG-MEYER, C. et al.: Biologic features of HIV-1 that correlate with virulence in the host. Science 240, 80–82 (1988).
8) SAAG, M. S. et al.: Extensive variation of human immunodeficiency virus type 1 in vivo. Nature 334, 440–444 (1988).
9) ALBERT, L. et al.: Rapid development of isolate specific neutralizing antibodies after primary HIV-1 infection and consequent emergence of virus variants which resist neutralization by autologous sera. AIDS 4, 107–112 (1989).
10) HO, D. D. et al.: Human immunodeficiency neutralizing antibodies recognize several conserved domains on the envelope glycoproteins. J. Virol. 23, 67–73 (1987).
11) WEBER, J. et al.: HIV-infection in two cohorts of homosexual men: neutralising sera and association of anti-gag antibodies with prognosis. Lancet 331, 119–122 (1987).
12) PRINCE, A. M. et al.: Failure of human immunodeficiency virus (HIV) immune globulin to protect chimpanzees against experimental challenge with HIV. PNAS 85, 6944–6948 (1988).
13) JOUAULT, T. et al.: HIV infection of monocytic cells: Role of antibody mediated virus binding to Fc gamma receptors. AIDS 3, 125–133 (1989).
14) HALSTEAD, S. B.: Pathogenesis of dengue: Challenge to molecular biology. Science 239, 476–481 (1988).
15) WEBER, J., D. JEFFRIES: Humoral immune responses to HIV-1. Current Topics in Aids 2, 177–189 (1990).
16) FORSTER, S. et al.: Decline of anti-p24 antibodies precedes antigenemia as correlate of prognosis in HIV-1 infection. AIDS 1, 235–240 (1987).
17) PEDERSEN, N. C.: Animal virus infection that defy vaccination: equine infectious anemia, caprine arthritis-encephalitis, Maedi-Visna and feline infectious peritonitis. In: BITTLE, J. C., F. A. MURPHY (Hrsg.): Advances in Veterinary Science and Comparative Medicine. 33, 413–428 (1989).

18) GIRARD, M. et al.: Immunization of chimpanzees confers protection challenge with human immunodeficiency virus. PNAS 88, 2290–2297 (1991).
19) DESROSIERS, R. C. et al.: Vaccine protection against simian immunodeficiency virus infection. PNAS 86, 6353–6357 (1989).
20) LaROSA, G. J. et al.: Conserved sequence and structural elements in the HIV-1 principal neutralizing determinant. Science 249, 932–935 (1990).
21) JAHVERIAN, K. et al.: Broadly neutralizing antibodies elicited by the hypervariable neutralizing determinant of HIV-1. Science 250, 1590–1593 (1990).
22) CLAVERIE, J. M. et al.: T-immunogenic peptides are constituted of rare sequence patterns: Use in identification of T-epitopes in the human immunodeficiency virus gag protein. Eur. J. Immunol. 18, 1547–1553 (1988).
23) ADA, G. L.: The immunological principles of vaccination. Lancet 335, 523–526 (1990).
24) FORREST, B. D.: Women, HIV, and mucosal immunity. Lancet 337, 835–836 (1991).
25) SZMUNESS, W. et al.: Hepatitis B vacccine: Demonstration of efficacy in a controlled clinical trial in a high-risk population in the United States. N. Eng. J. Med. 303, 833–841 (1980).
26) ANCELLE-PARK, R. A. et al.: Report on a European Community meeting on strategies for development and use of future HIV vaccine. AIDS 4, 1043–1044 (1990).

A. C. RODLOFF, M. SCHWANIG

Impfungen gegen bakterielle Krankheiten

Impfungen gegen bakterielle Krankheiten werden häufig als zweitrangig angesehen. Diese Einschätzung ist nur historisch richtig. Die erste von Jenner beschriebene Impfung richtete sich zwar gegen das Pockenvirus, aber bereits vor der Jahrhundertwende gelang es v. Behring und Kitasato in Zusammenarbeit mit Paul Ehrlich, durch die Immunisierung von Pferden mit kleinen Mengen Diphtherietoxin, ein wirksames Serum zur passiven Immunisierung (Serumtherapie) diphtheriekranker Kinder herzustellen. Mit der Formaldehyd-Inaktivierung des Diphtherie- und Tetanustoxins zum Toxoid (Syn.: Anatoxin) durch Glenny und Ramon 1924 war dann der entscheidende Durchbruch bei der Entwicklung aktiver Impfstoffe gegen bakterielle Erkrankungen gelungen. Schon anhand dieser beiden Impfstoffe kann im übrigen auch das Argument entkräftet werden, daß aufgrund der antimikrobiellen Chemotherapie, die Bedeutung der antibakteriellen Impfstoffe nachgelassen hätte.

Die in der Bundesrepublik derzeit zugelassenen antibakteriellen Impfstoffe sind in Tab. 1 zusammengefaßt. Die ständige Impfkommission beim Bundesge-

Toxoid-Impfstoffe	**Antibakterielle Impfstoffe**	**Andere**
Diphtherie	Tuberkulose	E. coli Lysat
Tetanus	Pertussis	Lactobacillus Lysat
	Typhus	Multibakterielle Lysate
	Cholera	
	Haemophilus influenzae B	
	Neisseria meningitidis A + C	
	Streptococcus pneumoniae	

Tab. 1 In der Bundesrepublik Deutschland zugelassene bakterielle Impfstoffe.

sundheitsamt (STIKO) hat die Impfungen gegen Diphtherie und Tetanus sowie gegen Keuchhusten (Pertussis) allgemein empfohlen und in den Impfplan aufgenommen. Nach Auffassung der STIKO sind die gegen die Tuberkulose, den Typhus und gegen Streptococcus pneumoniae gerichteten Impfungen nur bei bestimmten Indikationen zu empfehlen. Impfungen gegen Vibrio cholerae und Neisseria meningititis Serotyp A und C können bei Reisen in bestimmte Gebiete indiziert sein. Andere antibakterielle Impfungen hat die STIKO bisher nicht empfohlen. Da im Rahmen dieses Symposiums eine Reihe von berufenen Sprechern mit eigenen Daten über die Toxoidimpfstoffe, die Pertussisimpfung, die enteralen Impfstoffe sowie über die gegen Haemophilus influenzae Typ B gerichtete Impfung berichten werden, soll hier exemplarisch am Beispiel der Tuberkulose-Impfung über die Möglichkeiten, die Grenzen und vor allen Dingen die ungelösten Fragen der antibakteriellen Impfungen diskutiert werden.

Die Tuberkulose ist auch heute weltweit von großer Bedeutung. Es wird geschätzt, daß von den 5 Milliarden Menschen der Weltbevölkerung ca. 20%, d. h. 1 Milliarde mit M. tuberculosis infiziert sind. Jährlich sind ca. 8 Millionen Neuinfektionen zu verzeichnen und es sterben ca. 3 Millionen Patienten an einer Tbc. Andererseits geht die Tuberkuloseinzidenz in den industrialisierten Nationen seit Jahren zurück. PÖHN und GROSSMANN haben die dem Bundesgesundheitsamt gemeldeten Fälle 1988 publiziert. Abb. 1 zeigt die Häufig-

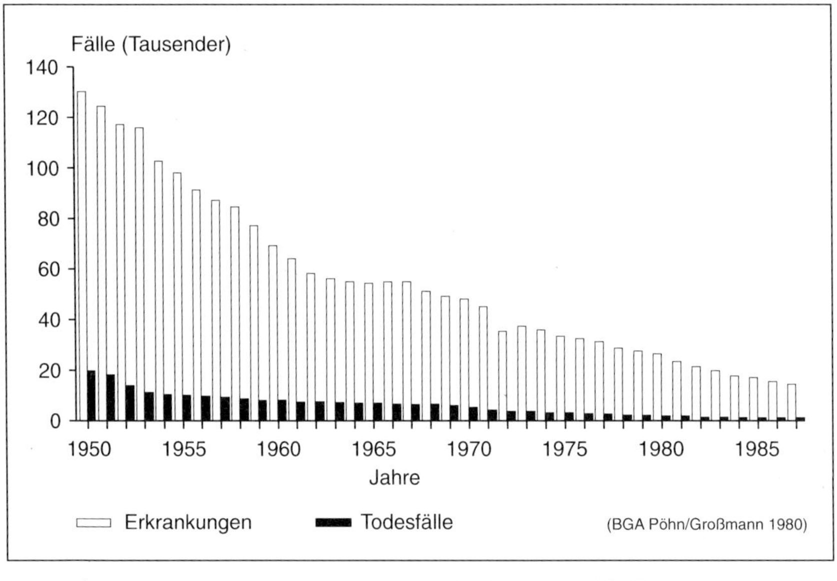

Abb. 1 Gemeldete Tuberkuloseerkrankungen in der Bundesrepublik Deutschland.

keit der aktiven Tuberkulose getrennt nach pulmonalen Formen und anderen Formen, während Abb. 2 Erkrankungen und Todesfälle gegenüberstellt. Der Rückgang der Tuberkulose ist vor allem auf sozioökonomische Faktoren zurückzuführen, außerdem ist die effektive antituberkulöse Chemotherapie sicherlich von Bedeutung. Sollte die Inzidenz der Tuberkulose in gleichem Maße

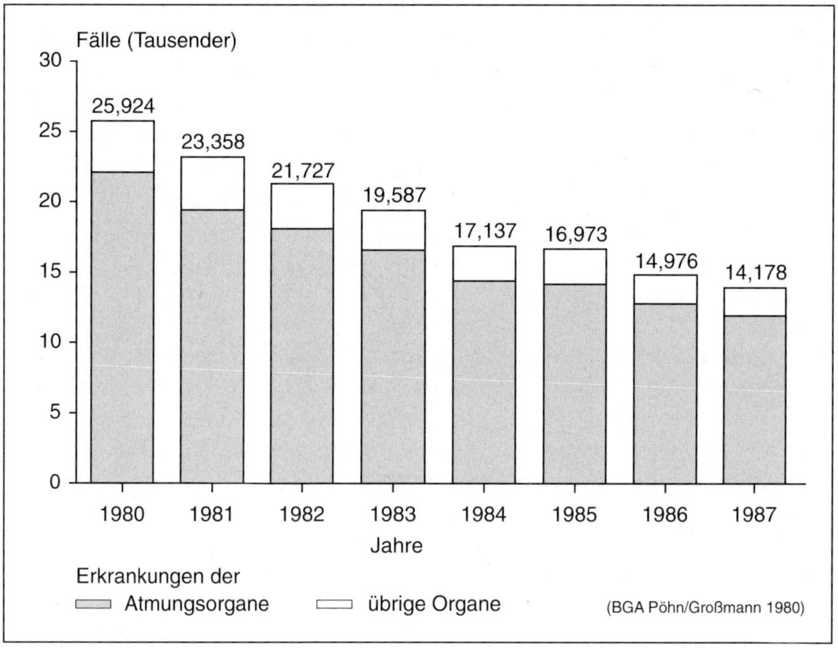

Abb. 2 In der Bundesrepublik Deutschland gemeldete Krankheits- und Todesfälle an Tuberkulose.

weiter rückläufig sein, so wäre mit ihrer Ausrottung in Deutschland innerhalb der nächsten 30 bis 40 Jahre zu rechnen. Andererseits sprechen eine Reihe von Faktoren dafür, daß dieser Rückgang nicht mehr in gleicher Weise erfolgen wird. Insofern bleibt eine gegen die Tuberkulose gerichtete Impfung durchaus von Interesse.

Die Impfung wird auch heute noch mit einem attenuierten Lebendimpfstoff durchgeführt, der auf den im zweiten Jahrzehnt dieses Jahrhunderts durch Calmette und Guérin in Frankreich entwickelte Stamm (**B**acille **C**almette **G**uérin, BCG-Impfstoff) zurückgeht. Der Ausgangs- (M. bovis) Stamm wurde von Norcard 1902 von einer Kuh mit tuberkulöser Mastitis isoliert und über 231 konsekutive Passagen auf Mangelnährböden geführt. Dieser Impfstamm ist seinerzeit einer Reihe von verschiedenen Laboratorien zugänglich gemacht worden und existiert nunmehr in verschiedenen Varietäten (z. B. Göteborg, Kopenhagen), die mittlerweile sehr unterschiedlich sind. Entsprechend gelangen Impfdosen zur Anwendung, deren Gehalt an Mykobakterien um eine Zehnerpotenz verschieden sein kann. Der in Deutschland fast ausschließlich verwendete BCG-Stamm Kopenhagen 1331 wird in einer Dosis von 1–3 x 10^5 koloniebildender Einheiten in 0,1 ml streng intrakutan appliziert. Indiziert ist eine solche Impfung in der Bundesrepublik Deutschland nur bei Neugeborenen bzw. Tuberkulin-negativen Personen, die in besonderer Weise ansteckungsgefährdet sind (z. B. offene Tuberkulose in der Familie). Kontraindiziert ist die Impfung bei Neugeborenen mit einem Geburtsgewicht unter 2500 Gramm, bei Patienten mit einer Tuberkulose in der Anamnese, sowie bei Schwangeren und bei immunsupprimierten Personen. Nach Ansicht der WHO ist auch bei HIV-infizierten Personen eine BCG-Impfung kontraindiziert. Als Nebenwirkung der Impfung werden nicht ganz selten Schwellungen der regionären Lymphknoten und selten Einschmelzungen, Geschwürsbildungen sowie als Rarität eine tuberkulöse Osteomyelitis beobachtet.

Für die weitere Entwicklung von Impfstoffen war der 1930 in Lübeck beobachtete schwere Zwischenfall von großer Bedeutung. Seinerzeit wurden 251 Kinder mit einem Impfstoff oral geimpft, der mit einem virulenten Stamm kontaminiert war. Von diesen 251 Kindern entwickelten 207 eine klinisch apparente Tuberkulose und 72 starben. In der Folge wurde die Impfstoffherstellung und der Verkauf gesetzlich reglementiert.

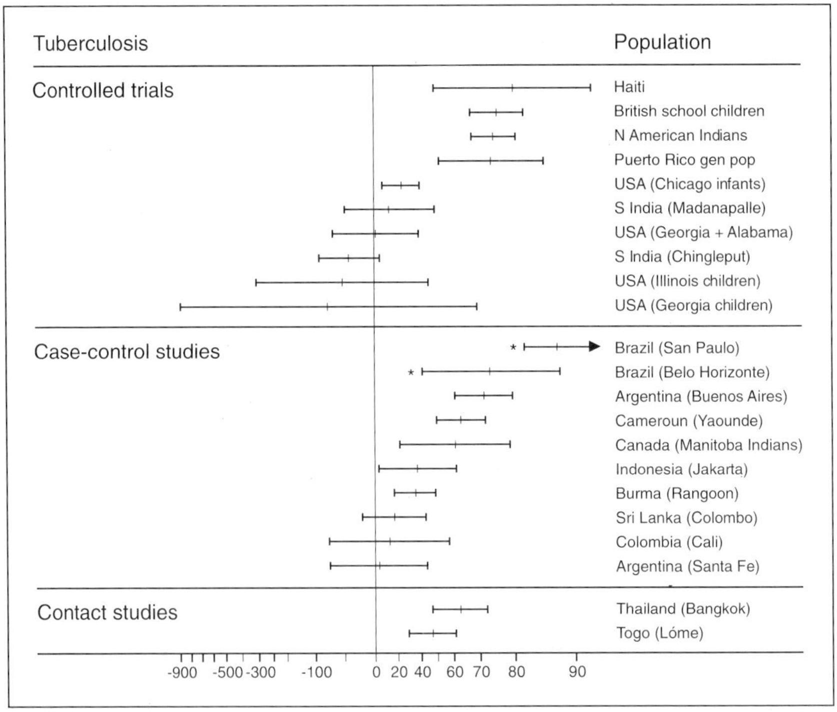

Abb. 3 Übersicht über die nach BCG-Applikation in verschiedenen Feldstudien ermittelte Effektivität der Impfung (Schutz vor Tuberkulose, nach FINE und RODRIGUES).

Die Indikation zur BCG-Impfung könnte sicherlich erheblich häufiger gestellt werden, wenn die Schutzwirkung der Impfung besser belegt wäre. FINE hat kürzlich die umfangreichen Feldstudien, die mit der BCG-Impfung durchgeführt worden sind, zusammengestellt (Abb. 3). Es zeigt sich, daß einige Studien eine hohe Schutzwirkung der Impfung belegen, während bei anderen Studien sogar eine im Vergleich zur Kontrollgruppe vermehrte Tuberkuloseinzidenz bei den Impflingen beobachtet wurde. Diese erheblichen Unterschiede in den Studienergebnissen sind in der Vergangenheit umfangreich diskutiert worden, ohne daß ein Konsensus über die Ursachen der verschiedenartigen Ergebnisse erreicht werden konnte. Unterschiedliche Ergebnisse sind schließlich auch hinsichtlich der nach BCG-Impfung zu beobachtenden Schutzwirkung gegen Lepra berichtet worden (vgl. Abb. 4). Es wird damit klar, daß allein durch

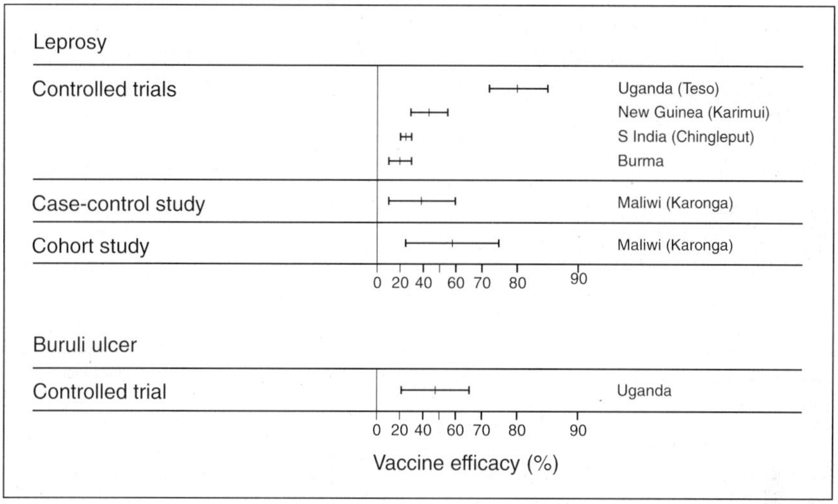

Abb. 4 Übersicht über die nach BCG-Applikation in verschiedenen Feldstudien ermittelte Effektivität der Impfung (Schutz vor Lepra, nach FINE und RODRIGUES).

Feldstudien und epidemiologische Erhebungen der Wert oder Unwert der BCG-Schutzimpfung nicht beurteilt werden kann. Darüber hinaus werden kontrollierte Feldstudien aufgrund des breiten Einsatzes des BCG-Impfstoffs auch immer schwieriger. Vielmehr ist es geboten, die neuen immunologischen und gentechnologischen Arbeitstechniken einzusetzen, um die Wirkung der Impfung zu beurteilen bzw. den Impfstoff verbessern zu können.

Zunächst ist daran zu erinnern, daß der BCG-Impfstamm bisher nie kloniert wurde und damit wenig gut charakterisiert ist. Die Zellwand von Mykobakterien ist äußerst komplex aufgebaut (vgl. Abb. 5). Damit kommen bereits eine Vielzahl von Zellwand-Antigenen als schutzinduzierende Epitope in Frage. Diese

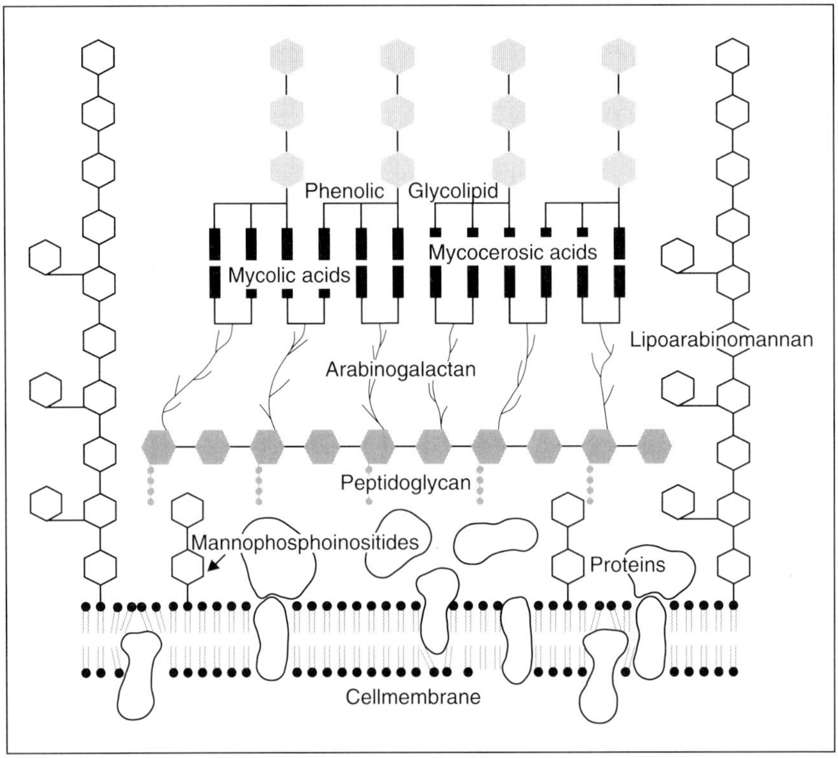

Abb. 5 Schematische Darstellung der Zellwandstruktur von M. leprae (nach GAYLORD und BRENNAN).

Antigene sind zum Teil mit biochemischen und gentechnologischen Methoden rein dargestellt worden (Tab. 2) und stehen damit zur Analyse ihrer immunogenen Wirkung zur Verfügung. Muramyldipeptid und seine Derivate sind und werden intensiv aufgrund ihrer Adjuvanswirkung untersucht. Aber auch andere somatische Antigene sind untersucht worden. Welche Epitope für die Schutzinduktion von Bedeutung sind, ist aber weiterhin unklar. Widersprüchliche Auffassungen von zwei Arbeitsgruppen sind in Tab. 3 zusammengestellt. YOUMANS und YOUMANS zeigten an ihrem Tiermodell, daß die protektiven Epitope offenbar im Zytoplasma der Mikroorganismen liegen und die Zellwand keinen Einfluß auf die schutzvermittelnde Immunität hat. Zu genau umgekehrten Ergebnissen kam RIBI et al., die ein anderes Tiermodell für ihre Untersuchungen benutzten (vgl. Tab. 3).

Immunologisch bedeutsame Vorgänge, die für die Schutzinduktion vor Tuberkulose eine Rolle spielen können, sind aus der Pathogenese der Erkrankung ab-

Peptidoglycan	Phosphatidylinositol
Proteine	Mannopyranosyl
Arabinogalactan	
alpha-D-Arabinofuranosyl	Muramyldipeptid
Lipooligosaccharide	Lipide
Lipoarabinomannan	
	Glykopeptidolipide

Tab. 2 Zellwandbestandteile von M. tuberculosis, die rein dargestellt werden konnten.

Variable	YOUMANS + YOUMANS	RIBI et al.
Tier	Maus	Maus
Impfung	i.p.	i.v.
Infektionsweg	i.v.	aerogen
Dosis	10^8 KBE	50 KBE
Maß	Überleben nach 30 Tagen	KBE in der Lunge
Lokalisation der protektiven Epitope?		
Zytoplasma	ja	nein
Zellwand	nein	ja

KBE = Kolonie-bildende Einheiten

Tab. 3 Ergebnisse, die mit zwei unterschiedlichen Tiermodellen erzielt wurden.

Aerogene Aufnahme des Erregers
Etablierung einer pulmonalen Läsion
Gewebszerstörung
Aktivierung von Makrophagen
Verkäsung
Verflüssigung der Läsion
Ausbreitung

Tab. 4 Schematischer Ablauf der Tuberkulose

leitbar; Tab. 4 gibt die üblichen Abläufe bei der Tuberkulose wieder. Es wird deutlich, daß die Monozyten/Makrophagen bzw. die durch T-Lymphozyten aktivierten Makrophagen den wesentlichen Faktor bei der Abwehr der fakultativ intrazellulären Erreger darstellen. Demgemäß ist die Charakterisierung der zellvermittelten Immunität nach Kontakt mit M. tuberculosis von erheblicher Bedeutung. Welche Methoden eine Wertbemessung von Anti-Tuberkulose-Impfstoffen erlauben, ist aber weiterhin unklar. Von zentralem Interesse ist insbesondere die schon durch Robert Koch aufgeworfene Frage, in welchem Zusammenhang die durch M. tuberculosis induzierte Allergie vom verzögerten

	log 10 KBE pro Milz	log 10 Zunahme
M. tuberculosis H 37 Rv		
Kontrolle	5.77	
anti-CD4-Behandlung	6,78	1,01
anti-CD8-Behandlung	6,23	0,46
anti-CD4- + anti-CD8- Behandlung	6,47	0,70
Middelburg		
Kontrolle	6,70	
anti-CD4-Behandlung	8,08	1,37
anti-CD8-Behandlung	7,70	1,00
anti-CD4- + anti-CD8- Behandlung	7,12	1,42

KBE = Kolonie-bildende Einheiten

Tab. 5 Nachweis von M. tuberculosis in der Milz von experimentell infizierten und mit monoklonalen Antikörpern vorbehandelten Mäusen (nach MÜLLER et al.).

Typ (delayed type hypersensitivity, DTH) mit der Schutz vermittelnden zellgebundenen Immunität steht. Hierzu haben KAUFMANN und Mitarbeiter eine Reihe von Befunden in vivo (Maus) und in vitro erhoben, die deutlich machen, daß für die Allergie vom verzögerten Typ und gleichermaßen für die schutzinduzierende Granulombildung sowohl T-Zellen, die den Oberflächenmarker CD4 (Helferzellen) tragen, als auch solche, die CD8 (zytotoxische Zellen) positiv sind, benötigt werden (vgl. Tab. 5). Nach diesen Ergebnissen wäre davon auszugehen, daß die induzierbare DTH die Abwehrmöglichkeiten des Organismus gegen den Erreger widerspiegeln. Diese Auffassung steht im Gegensatz zu neueren Befunden, die MIELKE et al. anhand einer anderen Modellinfektion mit fakultativ intrazellulären Erregern (Listeriose der Maus) erhoben haben. Die Untersuchungen dieser Autoren zeigten, daß CD4 positive Zellen zur Induktion einer DTH notwendig sind, während die Elimination von CD8 positiven Lymphozyten keinen Einfluß auf den Verlauf der DTH hatten. Umgekehrt konnte bei sowohl der primären wie auch der sekundären Immunantwort die Abhängigkeit der zellvermittelten Immunantwort (Granulombildung), die mit Schutz der Tiere vor Infektion einherging, nicht durch die Elimination von CD4 positiven Zellen, sehr wohl aber durch die Antikörper- und komplementvermittelte Lyse der CD8 positiven Lymphozyten beobachtet werden (vgl. Tab. 6). Damit erscheint weiterhin unklar, in welchem Zusammenhang zelluläre Immunität und Allergie vom verzögerten Typ bei Infektionen mit fakultativ intrazellulären Erregern stehen. Die Mechanismen dieser Immunantwort bedürfen der weiteren Klärung insbesondere im Hinblick auf die Frage, wie Schutz anders als durch epidemiologische Untersuchungen meßbar gemacht werden kann.

Wirkung auf	applizierte Antikörper					
	keine	Aszitis (Kontrolle)	anti-Thy1.2 (anti-Lymphozyt)	anti-L3T4 (anti-CD4)	anti-Lyt2 (anti-CD8)	anti-L3T4 plus anti-Lyt2
DTH	Basis	unverändert	vermindert	vermindert	unverändert	vermindert
ZVI1	Basis	unverändert	vermindert	unverändert	vermindert	vermindert
ZVI2	Basis	unverändert	vermindert	unverändert	vermindert	vermindert

DTH = Allergie vom verzögerten Typ
ZVI1 = Zellvermittelte Immunität (Schutz) bei der Erstinfektion
ZVI2 = Zellvermittelte Immunität (Schutz) bei der Reinfektion

Tab. 6 Wirkung von monoklonalen Anti-Lymphozyten-Antikörpern auf die Immunität von Mäusen, die experimentell mit Listerien infiziert wurden (nach MIELKE et al.).

Zusammenfassend kann festgestellt werden, daß obwohl die BCG-Impfung seit 70 Jahren zur Verfügung steht und weltweit breit eingesetzt wird, unser Wissen über den Mechanismus der Impfung noch sehr lückenhaft ist. Hier bedarf es Anstrengungen, denn die Tuberkulose ist selbst in Mitteleuropa durchaus noch von Bedeutung. Der weitere Verlauf der Tagung wird zeigen, daß auch bei einer Reihe von anderen bakteriellen Impfungen immer noch Empirie und Epidemiologie im Vordergrund stehen. Dieses Wissen muß durch die Anwendung der heute zur Verfügung stehenden immunologischen Methoden erweitert werden.

Zusammenfassung

Impfungen zum Schutz vor bakteriellen Infektionen bzw. vor bakteriellen Intoxikationen sind seit langem ein wesentlicher Bestandteil des Impfplans. Auch im Zeitalter der antimikrobiellen Chemotherapie haben sie nichts an Bedeutung eingebüßt, was auch durch einige Neuentwicklungen (z. B. azellulärer Pertussisimpfstoff) unterstrichen wird. Andererseits gibt es bakterielle Impfstoffe, die trotz hoher Bedeutung und häufiger Anwendung noch wenig gut charakterisiert sind. Dazu gehört u. a. der BCG-Impfstoff. Die Schutzwirkung dieses Impfstoffes ist trotz umfangreicher Feldversuche bis heute nicht zweifelsfrei erwiesen. Infektionsimmunologische Mechanismen, wie z. B. die Frage nach dem Zusammenhang zwischen Schutz und Allergie vom verzögerten Typ, die seinerzeit schon Robert Koch beschäftigte, sind bis heute nicht abschließend geklärt. Es bedarf weiterer Anstrengungen, um die wichtigen Antigene des Impfstoffes besser zu charakterisieren und die schutzvermittelnden immunologischen Vorgänge genauer zu klären, um weitere Fortschritte auf dem Gebiet der bakteriellen Schutzimpfungen zu erzielen.

Literatur

ADA, G. L.: The immunological principles of vaccination. In: RICHARD MOXON, E. (Hrsg.): Modern Vaccines, Edward Arnold, 8–15, London 1990.

FINE, P. E. M., L. C. RODRIGUES: Mycobacterial diseases. In: RICHARD MOXON, E. (Hrsg.): Modern Vacccines, Edward Arnold, 67–74, London 1990.

GAYLORD, H., P. J. BRENNAN: Leprosy and the Leprosy bacillus: recent developments in characterization of antigens and immunology of the disease. Annu. Rev. Microbiol. 41, 645–675 (1987).

KAUFMANN, S. H. E., I. FLESCH: Function and antigen recognition pattern of L3T4+ T-cell clones from Mycobacterium tuberculosis-immune mice, Infect. Immun., 54, 291–296 (1986).

KAUFMANN, S. H. E.: Towards new leprosy and tuberculosis vaccines. Microbiol. Sciences 4, 324–328 (1987).

KAUFMANN, S. H. E.: In Vitro Analysis of the Cellular Mechanisms Involved in Immunity to Tuberculosis. Rev. Infect. Dis. 11, 448–454 (1989).

MIELKE, M. E. A., S. EHLERS, H. HAHN: T-Cell Subsets in Delayed-Type Hypersensitivity, Protection, and Granuloma Formation in Primary and Secondary Listeria Infection in Mice: Superior Role of Lyt-2+ Cells in Acquired Immunity, Infect. Immun. 56, 1920–1925 (1988).

MÜLLER, I., S. P. COBBOLD, H. WALDMANN, S. H. E. KAUFMANN: Impaired resistance to Mycobacterium tuberculosis infection after selective in-vivo depletion of L3T4+ and Lyt2+ T cells. Infect. Immun. 55, 2037–2041 (1987).

PEDRAZZINI, T., J. A. LOUIS: Functional Analysis in vitro and in vivo of Mycobacterium bovis strain BCG-Specific T cell clones. I. Immunol. 136, 1828–1834 (1986).

PIESSENS, W. F.: Introduction to the Immunology of Tuberculosis. Rev. Infect. Dis. 11, 436–442 (1989).

PÖHN, H.-Ph., R. GROSSMANN: Infektionsepidemiologische Situation in der Bundesrepublik Deutschland 1988, Bundesgesundheitsblatt 2, 43–46 (1990).

RIBI, E., T. J. MEYER, I. AZUMA, R. PARKER, W. BREHMER: Biologically active components from mycobacterial cell walls. IV. Protection of mice against aerosol infection with virulent Mycobacterium tuberculosis. Cell. Immunol. 16, 1–10 (1975).

STYBLO, K.: Overview and Epidemiologic Assessment of the Currrent Global Tuberculosis Situation with an Emphasis on Control in Developing Countries, Rev. Infect. Dis. 11, 339–346 (1989).

De VRIES, R. R. H.: Regulation of T-Cell Responsiveness Against Mycobacterial Antigens by HLA Class 2 Immune Response Genes. Rev. Inffect. Dis. 11, 400–403 (1989).

WIEGESHAUS, E. H., D. W. SMITH: Evaluation of the Protective Potency of New Tuberculosis Vaccines, Rev. Infect. Dis. 11, 484–490 (1989).

YOUMANS, G. P., A. S. YOUMANS: The measurement of the response of immunized mice to infection with Mycobacterium tuberculosis var. hominis. J. Immunol. 78, 318–329 (1957).

H. WERCHAU, F. MEHNERT

Impfungen gegen enterale Infektionen

Einleitung

Ähnlich wie der Respirationstrakt wird auch der Darm häufig von verschiedensten Erregern befallen. Die dabei ablaufenden Infektionskrankheiten erscheinen klinisch in der Regel als Durchfallerkrankung. Im Gegensatz zur äußeren Haut, die recht gut gegen mikrobielle Angriffe gerüstet ist, sind die Schleimhäute für ein weites Erregerspektrum empfänglich. Die Inkubationszeiten bei enteralen Infektionen sind relativ kurz (1–3 Tage), wenn die Zielzellen dem enterozytären Epithel angehören. Aus der Vielzahl der Erreger (Tab. 1), die im Zusammenhang mit Enteritiden nachgewiesen werden können, sollen an dieser Stelle mykotische und parasitäre Ursachen gänzlich unberücksichtigt bleiben. Aus der Gruppe der viralen und bakteriellen Ursachen soll jeweils ein markanter Vertreter – nämlich Rotavirus und S. typhi – beispielhaft vorgeführt werden. Obwohl die elektronenmikroskopische Untersuchung von Stühlen Erkrankter ganz verschiedene Viruspartikel zutage gefördert hat, bleibt deren Rolle bei den Erkrankungen sehr häufig ungewiß (FLEWETT, 1989; MONRO et al., 1991). Wesentliche Bedeutung hat nur Rotavirus erlangt (KAPIKIAN & CHANOCK, 1990).

Wenn wir die Erkrankungshäufigkeiten in Betracht ziehen, so wird der Löwenanteil von fünf Erregern bestritten: die Gruppe wird angeführt von Escherichia coli und Shigella spp.; an dritter Stelle steht Rotavirus, gefolgt von Salmonella typhi und Vibrio cholerae (Tab. 2; SACK et al., 1991). Die zur Verfügung stehenden Daten lassen annehmen, daß die genannten fünf Erreger jährlich etwa 1 Milliarde Enteritisfälle verursachen. Davon beeindrucken 28 Millionen Fälle durch einen schweren klinischen Verlauf, welche vor allem auf das Konto von S. typhi und Rotavirus gehen. Bei Todesfällen rückt Rotavirus als Verursacher an die erste Stelle. Dabei hat die Altersgruppe der Kinder unter fünf Jahren insgesamt die stärksten Verluste zu beklagen: auf sie entfallen 71% (1,8 Millionen Tote). 96% davon werden zusammen von Rotavirus, Shigella spp. und E. coli verursacht. Die pathogene Wirkung von S. typhi macht sich vor allem im Schulkindesalter bemerkbar.

A)	Viren:		Adenoviren Astroviren Caliciviren Coronaviren Enteroviren Norwalk agent (Hawai, SRSV etc.) Parvoviren Rotaviren
B)	Bakterien:		
	1. Invasiv:		*Campylobacter jejuni* Enteroinvasive *Escherichia coli* (EIEC) *Salmonella spp.* *Shigella spp.* *Vibrio vulnificus* *Yersinia enterocolitica*
	2. Toxigen:		*Bacillus cereus* *Clostridium botulinum* *C. difficile* *C. perfringens* *E. coli-Serotypen* O157:H7 Enteropathogene *E. coli* (EPEC) Enterotoxigene *E. coli* (ETEC) *Salmonella spp.* *Staphylococcus aureus* *V. cholerae* *V. parahaemolyticus*
C)	Pilze/Hefen		*Candida*
D)	Parasiten 1. Protozoen 2. Würmer		

Tab. 1 Erreger von Enteritiden

Krankheitserreger A	Fälle/Jahr B	Davon schwere Fälle/ Jahr (C/B) C	Davon Todesfälle E	Davon Kinder unter 5 Jahren H	% H von E I
Salmonella typhi	30.709.510	5.467.440	580.600	34.836	6%
Vibrio cholerae	7.650.000	805.500	122.400	37.944	31%
Rotavirus	40.892.400	8.729.000	873.000	873.000	100%
Escherichia coli	631.852.000	7.485.000	387.500	348.750	90%
Shigella spp.	303.345.000	5.816.370	654.000	575.520	88%

In Anlehnung an SACK et al.; (eds.) 1991, nach Zahlen des Institute of Medicine, (1986).

Tab. 2 Schätzungen über die weltweite Häufigkeit von Enteritiden

Die genannten Zahlen übertreffen zwar weit die der registrierten Fälle, doch sind sie aufgrund der besonders hohen Dunkelziffern in Ländern der dritten Welt nicht zu hoch gegriffen. Dort führen ein zu gering ausgebautes Gesundheitswesen, gravierende Mängel in der Ernährung durch klimatisch bedingte Hungerkatastrophen, Schwächen im Bildungssystem und das Fehlen geeigneter Fachleute unmittelbar vor Ort zu diesem bedrückenden Ergebnis.

Um die schlimmsten Folgen zu mildern, wurden von der WHO wichtige Hilfsprogramme ins Leben gerufen: das Programm zur Kontrolle diarrhöischer Erkrankungen[1] und das Programm einer weltweiten Immunisierungskampagne[2]. Aus gesundheitspolitischer Sicht liegt die Bedeutung primärer und sekundärer präventiver Maßnahmen klar auf der Hand. Impfstoffe gegen Erreger enteraler Infektionen zielen daher besonders gegen die genannten Keime. Analysieren wir den »Impfstoffmarkt« (Tab. 3), so ergibt sich ein mageres »Angebot« bei ho-

A)	Verfügbare (zugelassene) Impfstoffe:		
	1.	antiviral:	keine
	2.	antibakteriell:	*S. typhi* *V. cholerae*
B)	Nicht verfügbare, jedoch wünschenswerte Impfstoffe:		
	1.	antiviral:	Rotavirus (in Erprobung) (? Norwalk)
	2.	antibakteriell:	*V. cholerae* (in Erprobung) *Shigella* (in Erprobung) *E. coli* (ETEC, EPEC; in Erprobung)

Tab. 3 Impfstoffe gegen enterale Infektionen

her »Nachfrage«: gegen Rotaviren gibt es noch keine Vakzine im Handel, die bakteriellen Impfstoffe gegen S. typhi und V. cholerae sind verbesserungsbedürftig. Anstrengungen zur Entwicklung von Vakzinen gegen alle Mitglieder der genannten Gruppe sind erforderlich; tatsächlich sind für diese Erreger Weiter- und Neuentwicklungen von Impfstoffen in der Erprobung.

Die Rolle des Immunsystems bei enteralen Infektionen

Bei Impfmaßnahmen kann vor allem die Virologie mit großen Erfolgen aufwarten. Allerdings scheinen sich die erfolgreichen Impfungen immer gegen Viren oder Bakterien zu richten, deren Antigene stets über die Zirkulation transportiert werden und deren Krankheitsbilder mit einer starken systemischen Kom-

[1]CDD, Control of Diarrhoeal Diseases mit dem Programm zum oralen Flüssigkeitsersatz (ORT, Oral Rehydration Therapy).
[2]EPI, Expanded Programme in Immunization.

ponente verquickt sind (wie z. B. Poliomyelitis, Masern, Röteln und Tetanus). Bei diesen Infektionen müssen die Keime bzw. deren Toxine die Kontrollen der humoralen Immunabwehr passieren. Ganz anders verhält es sich jedoch bei Viren und Bakterien, deren Hauptangriffsflächen und Vermehrungsorte die oberflächlichen Schleimhäute sind, z. B. das Epithel des Respirationstraktes im Falle der Influenza-Viren oder die Epithelzellen des oberen Dünndarms im Falle der Rotaviren: hier muß eine lokale Immunabwehr aufgebaut werden. Bei den eben genannten Erregern kommt erschwerend hinzu, daß beide ein segmentiertes Genom besitzen, das theoretisch eine Vielzahl verschiedener Epitopkombinationen in Form von Reassortanten hervorrufen kann (EDITORIAL, 1990). Damit verlangen diese Keime vom Immunapparat eine fortwährende Anpassung an den geänderten Erregertyp. Daher wird man, wie es auch bei den eben genannten Keimen geschieht, versuchen, Impfprozeduren heranzuziehen, welche besonders effizient das Immunsystem der Schleimhäute[3] zu stimulieren vermögen, nämlich die perorale Immunisierung mit Lebendimpfstoffen. Dabei wird der natürliche Infektionsvorgang mit komplexen, toxin- und pathogenfreien Antigenen (Lebendvakzine) nachgeahmt. Diesen wichtigen Gesichtspunkt berücksichtigen die neueren Forschungen und Entwicklungen bei der Impfstoffherstellung. Allerdings wird bei der Interpretation der Immunantwort gegen diese Vakzinen deutlich, wie wenig wir noch immer über die Vorgänge dieser bedeutenden Seite unseres Immunsystems unterrichtet sind. Die Wirksamkeit der lokalen Stimulierung des mukösen Immunsystems bei der Impfung gegen Enteritiserreger wird immer deutlicher (HONE & HACKETT, 1989; MUELLER et al., 1990). Das gemeinsame Immunsystem aller mukösen Membranen kann als ein spezielles Kompartiment des systemischen Immunapparats betrachtet werden, das ganz besondere Funktionen entwickelt hat (McDERMOTT & BIENENSTOCK, 1979).

Das Schleimhautimmunsystem

Die luminale Seite enteraler Oberflächen ist vom Mucus überzogen. Im Mucus befinden sich neben Mucinen und verschiedenen anderen Proteinen vor allem sekretorische IgA (sIgA). Die mukösen Oberflächen enthalten die größte Ansammlung von lymphozytärem Gewebe des Körpers. Die Gesamtheit des Schleimhaut-assoziierten Immunsystems wird als MALT[4] bezeichnet. Das muköse Immunsystem des Magen-Darmtraktes, das als GALT[5] bezeichnet wird, besteht aus der Appendix, den mesenterialen Lymphknoten, den Peyerschen Platten, und den intraepithelialen und lamina propria-Lymphknoten. Nach Schätzungen von BRANDTZAEG (1989) finden sich in einem Meter Dünndarm

[3]Mukosa-assoziiertes lymphozytäres Gewebe (MALT, mucosa-associated lymphoid tissue) und sekretorisches IgA (sIgA).
[4]MALT, mucosa-associated lymphoid tissue.
[5]GALT, Gut-associated lymphoid tissue.

ca. 10^{10} Ig sezernierende Immunzellen; Knochenmark, Milz und Lymphknoten zusammen enthalten ca. 2,5 × 10^{10} Immunzellen, woraus sich überschlägig ergibt, daß 70–80% aller Ig-produzierenden Zellen in der intestinalen Mukosa bzw. im Mesenterialbereich zu finden sind. Diese antikörpersezernierenden Zellen produzieren in Zusammenarbeit mit den Mukosazellen das sekretorische IgA (sIgA), welches quantitativ mit 40 mg/kg/d das bedeutendste Immunglobulin des gesamten humoralen Immunsystems des Körpers darstellt. Mittlerweile gibt es eine Reihe von Befunden, die das sIgA als primäre Abwehrlinie für Bakterien (CZERKINSKY et al., 1991; FORREST et al., 1991; WINNER et al., 1991) und Viren (OFFIT & CLARK, 1985; COULSON et al., 1990; RENEGAR & SMALL, 1991) aufgrund seiner Funktionen darstellen: Virusneutralisation, Bakterienagglutination, Behinderung der bakteriellen Adhärens, Immunkomplexbildung, Opsonisierung, Antitoxinwirkung, um nur die wichtigsten zu nennen (BRANDTZAEG, 1989).

Für die Schleimhautimmunität ist die intestinale Aufnahmefähigkeit von Antigenen von besonderer Bedeutung. Das Konzept eines gemeinsamen Schleimhautimmunsystems erlaubt den Aufbau einer Immunantwort an mukösen Oberflächen, die von jenen Orten entfernt liegen, an denen das Antigen prozessiert und präsentiert und das Schleimhautimmunsystem stimuliert wurde. (Abb. 1)

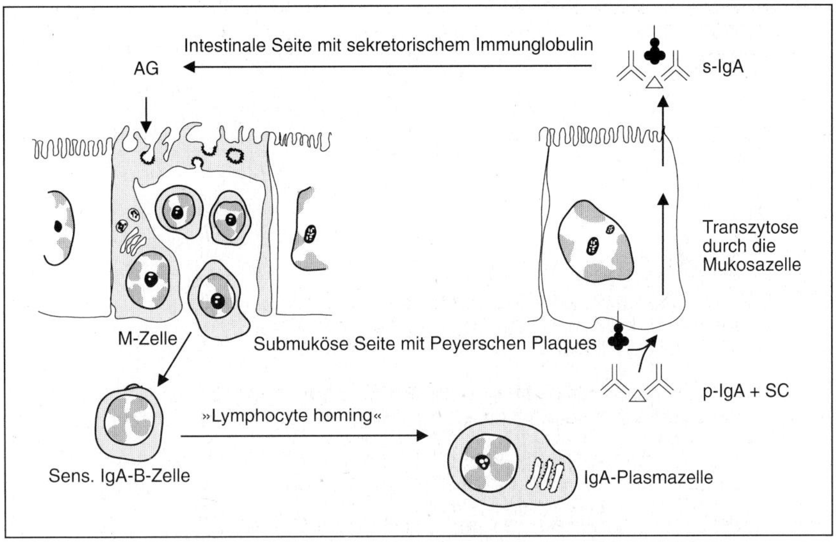

Abb. 1 Das Konzept des gemeinsamen Schleimhautimmunsystems und die Bildung von sekretorischem IgA

Somit finden wir spezifische sekretorische Antikörper im Kolostrum, in der Tränenflüssigkeit, im Speichel und im Urogenitalsekret. Spezialisierte Zellen, die sog. M-Zellen, sind für den raschen transepithelialen Verkehr von luminalen Makromolekülen und Mikroorganismen zu den darunterliegenden Follikeln, den Peyerschen Platten, spezialisiert. In Einbuchtungen der M-Zellen finden sich T-Lymphozyten und Makrophagen. Diese stimulieren zusammen mit dem prozessierten Antigen die darunterliegenden B-Zellen. Mit Hilfe einer besonderen T-Zelle (Switch T cell; KAWANISHI et al., 1983a) wird in den B-Zellen die Sekretion von der IgM- zur IgA-Klasse umgeschaltet. Für den Prozeß der Proliferation, der weiteren Reifung und Verteilung an die Reaktionsorte (Lymphocyte homing) sind T-Helfer-Zellen, Interleukin-produzierende T-Zellen und Makrophagen, welche B-Zell-Reifungsfaktoren bereitstellen, erforderlich (KAWANISHI et al., 1983b). Die auswandernden IgA-sezernierenden B-Zellen (ASC) lassen sich fünf bis sieben Tage nach intestinaler Immunogenstimulation im Kreislauf nachweisen (KANTELE, 1991). Nunmehr haben die B-Zellen die Submukosa erreicht; dort wird das von ihnen gebildete dimere IgA in Verbindung mit der sekretorischen Komponente der Schleimhautepithelien in die Lumina von Brustgang, Tränenkanal, Dünndarm, Gallengang, Urethra etc. sezerniert und gelangt dadurch an den Ort des Geschehens. Da die Gedächtnisfunktion im Bereich der Schleimhautimmunität nicht so lange andauert wie bei einer systemischen Immunisierung, kann ausreichender Schutz gegen enterale Infektionen nur durch häufige Auffrischimpfungen erzielt werden. Neben der humoralen Immunabwehr, die für unsere Betrachtung in vorderster Linie steht, spielt auch die zellvermittelte Immunabwehr eine wichtige Rolle. Sie scheint vor allem bei invasiven und intrazellulär-parasitären Keimen von Bedeutung zu sein. Dieser Aspekt soll hier allerdings nicht weiter verfolgt werden. Die Wirkungen oraler Impfstoffe sollen nun an einem bakteriologischen und einem virologischen Beispiel dargestellt werden. Eine Übersicht hierzu bietet z. B. LEVINE (1990).

Salmonella typhi

Bei der Entwicklung oraler Vakzinen gegen enterale Infektionen war bisher den Typhusimpfstoffen der beste Erfolg beschieden. Im Gegensatz zu den industrialisierten Ländern, wo nichttyphöse Salmonellosen überhand genommen haben, bleibt S. typhi in den Entwicklungsländern nach wie vor der vorherrschende Salmonellenserotyp (MMWR, 1986). Der Übertragungsweg führt vom Ausscheider über kontaminiertes Wasser bzw. kontaminierte Nahrung wie Fleischprodukte, Molkereiprodukte, Schellfisch und Salate zum neuen Wirt. Reisende zu endemischen S. typhi-Gebieten, Personen, die beruflich (mikrobiologische Laboratorien) mit S. typhi in Kontakt kommen können und Personen, welche zum Haushalt eines chronischen Ausscheiders gehören, stellen jenen Kreis dar, bei dem eine Impfung angezeigt ist. Gegenwärtig haben wir

A) *Totvakzine*	
1. Hitze/Phenol inaktiviert (L):	Parenteral in zwei Dosen zu verabfolgen. Gute Wirkung, jedoch Nebenwirkungen, bei Kleinkindern ungern eingesetzt; Schutzrate zwischen 51% und 66%; peroral keine Wirkung;
2. Azetongetrocknet und inaktiviert (K):	Parenteral in zwei Dosen zu verabfolgen, beträchtliche Nebenwirkungen; Schutzrate zwischen 79% und 94%; peroral keine Wirkung;
3. Formalinaktiviert:	
B) *Lebendvakzine*	
1. Gal-E-Mutante (Ty21a; Vi-negativ)	Kühlkette unerläßlich, in drei Dosen innerhalb einer Woche zu verabfolgen, gute Verträglichkeit, gute Wirkung, Schutzrate abhängig vom Alter und von der Darreichungsform (zwischen 33% und 96%)
C) *Spaltvakzine (Komponentenvakzine)*	
Vi-Kapselpolysaccharid	Stabiler Impstoff, parenteral in einer Dosis von 50 μg zu verabfolgen, gut verträglich. Schutzraten zwischen 66% und 75%

Tab. 4 Impfstoffe gegen Typhus

drei Gruppen von lizenzierten Impfstoffen vorliegen (Tab 4): 1. die Gruppe der Totvakzinen, 2. den Lebendimpfstoff und 3. den Komponentenimpfstoff gegen das Vi-Kapselpolysaccharid.

1. Die inaktivierten Impfstoffe

Bei den inaktivierten Impfstoffen sind drei Varianten erprobt worden, von denen die Formalin-inaktivierte keine Bedeutung erlangt hat. Auch die azetongetrocknete und inaktivierte Vakzine hat wegen ihrer ausgeprägten Nebenwirkungen keine Verbreitung gefunden, obwohl ihre Schutzraten (79–94%) recht gut waren. Die hitzebehandelte und phenolinaktivierte, lizenzierte Vakzine war dagegen etwas besser verträglich, die Schutzraten schienen jedoch geringer zu sein (51–66%). Diese Vakzinen wurden in zwei Dosen innerhalb von vier Wochen parenteral verabfolgt. Eine orale Applikation dieser Impfstoffe zeigte keinerlei Effekt. Die Beurteilung der Schutzrate bezog sich auf einen Beobachtungszeitraum von drei bis fünf Jahren. Bei erneuter Exposition (Aufenthalt in endemischen Gebieten) wird daher empfohlen, eine Woche vor Antritt der Reise eine Auffrischimpfung vorzunehmen, wenn die letzte Impfung länger als drei Jahre zurückliegt.

2. S. typhi-Lebendimpfstoff

Der von GERMANIER & FÜRER (1975) am Schweizerischen Serum- und Impfinstitut (Bern) entwickelte Salmonella typhi-Stamm Ty21a zeigte in den Feldversuchen als oraler Lebendimpfstoff hervorragende Verträglichkeit. Der Impfstoff wird innerhalb einer Woche in drei bis vier Einzeldosen von mindestens 10^9 Lebendkeimen/Dosis verabfolgt. Auffrischimpfungen bei Reisen in endemische Gebiete sollten in gleicher Dosierung eine Woche vor Beginn des Aufenthalts erfolgen, wenn die letzte Impfung länger als ein Jahr zurückliegt. Nebenwirkungen sind, verglichen mit den Totvakzinen, relativ milde. Dem Mangel an Ty21a, den wichtigen Virulenzfaktor nicht zu besitzen (VI-Kapselpolysaccharid), versuchte man a) durch die Entwicklung eines Komponentenimpfstoffs und b) durch Herstellung einer Vi-positiven Ty21a-Variante (TACKET et al., 1991) zu begegnen. Die Verabfolgung einer frisch zubereiteten Flüssigvakzine ist der enkapsulierten Vakzine weit überlegen (LEVINE et al., 1990). Außerdem spielen das Alter (Tab. 5 und 6), die Höhe und die Abfolge der Dosierung (KANTELE, 1991; FOREST et al., 1991) eine beträchtliche Rolle. Während die enkapsulierte Vakzine schon länger im Handel erhältlich ist, wird mit der Zulassung einer Flüssig-Vakzine im Laufe dieses Jahres gerechnet.

3. Komponentenvakzine

Der in Frankreich entwickelte Komponentenimpfstoff aus dem Vi-Kapselpolysaccharid ist in zwei großen Feldversuchen erprobt worden (ACHARYA et al., 1987; KLUGMANN et al., 1987). Der Impfstoff hat Eigenschaften, welche ihn für den Einsatz in Entwicklungsländern besonders geeignet erscheinen lassen. Er ist relativ unempfindlich gegen Schwächen der Kühlkette, er kann in einer einzigen Dosis (50 μg) parenteral verabfolgt werden, um Schutzraten zwischen 66% und 75% für einen Beobachtungszeitraum von 1,5 Jahren zu erzielen, die Nebenwirkungen halten sich in Grenzen. Eine Gegenüberstellung der großen Feldversuche zeigt die Schutzraten der einzelnen Impfstoffe bei den entsprechenden Dosierungen (Tab. 5). Möglicherweise ließe sich noch eine Steigerung des Schutzeffektes erzielen, wenn man die orale Vakzine mit dem Komponentenimpfstoff kombiniert verabfolgte.

4. Rekombinationsimpfstoff

Den interessanten Eigenschaften des oralen Impfstoffs trägt die Entwicklung von rekombinanten Impfstoffen Rechnung, die in den Lebendimpfstoff Ty21a verschiedene weitere Plasmidgene für mikrobielle Antigene, wie z. B. die nicht

Feldversuch Zeitraum (Alter)	Probandenzahl	Anzahl der Dosen/ Wo.	Art der Vakzine[a]	Beobachtungszeitraum (J)	Typhusfälle/ 100.000	Schutzwirkung (%)[b]	Ref.
Yugoslavien							YTC et al.,
1960 – 1963	5028	zwei	H/P(L)	2,5	727	51	1964
(2 – 50jhr.)	5039	zwei	Placebo	2,5	1488		
Guayana							ASHCROFT
1960 – 1967	24241	zwei	H/P(L)	7	198	67	et al., 1967
(5 – 15jhr.)	27756	zwei	Placebo	7	605		
UdSSR							HEJFEC
1962 – 1965	36112	zwei	H/P(L)	2,5	55	66	et al., 1966
(7 – 15jhr.)	36999	zwei	Placebo	2,5	162		
Alexandria	16486	drei	Ty21a(LQ)	3	6	96	WAHDAN
1978 – 1981	15902	drei	Placebo	3	138	(77 – 99)	et al., 1982
(6 – 7jhr.)	25628	—	unbeh.	3			
Santiago dC							LEVINE
1983 – 1986	22170	drei	Ty21a(EC)	3	104	66	et al., 1987
(6 – 21jhr.)	21906	drei	Placebo	3	310	(47 – 79)	
Nepal	3457	eine	Vi KPS	1,5	405	75%	ACHARYA
1984 – 1985	3450	25/50 μg	Pc KPS	1,5	1652		et al., 1987
(5 – 55jhr.)	—	—	—				
Transvaal	5692	eine	Vi KPS	1,8	190	66%	KLUGMANN
1985 – 1986	5692	25/50 μg	Mc KPS	1,8	470	(40 – 81%)	et al., 1987
(5 – 16jhr.)	11691	—	—		850		
Santiago dC	34696	drei	Ty21a(EC)	3	182	33 (0 – 57)	LEVINE
1986 – 1989	36623	drei	Ty21a(LQ)	3	63	77 (60 – 87)	et al., 1990
(5 – 16jhr.)	10302	drei	Placebo	3	272		

a) EC, enkapsulierte Verabreichungsform: H/P (L), Hitze-Phenol inaktivierte Ganzzell-Totvakzine; LQ, flüssige Verabreichungsform der attenuierten Lebendvakzine Ty21a; Mc KPS, Meningokokken Kapselpolysaccharid; Pc KPS, Pneumokokken Kapselpolysaccharid; Ty21a, UDP-Galaktose-4-Epimerase Mutante auf der Basis *S. typhi* 2 (Vi-negativ); Vi KPS, Virulenzfaktor (Kapselpolysaccharid von *S. typhi*); b) in den Klammern sind, soweit greifbar, die 95%-Vertrauensgrenzen angegeben

Tab. 5 Feldversuche mit *S. typhi*-Impfstoffen

Altersgruppe	Flüssig-Impfstoff	Kapsel-Impfstoff
5 – 9 Jahre	96% (77 – 99%) [a]	—
	— [b]	59% (16 – 80%)
	82% (61 – 92%) [c]	17% (0 – 53%)
10 – 20 Jahre	— [a]	—
	— [b]	72% (48 – 85%)
	69% (35 – 86%) [c]	53% (7 – 77%)

a, Feldversuch Alexandria: WAHDAN et al. (1982); b, Area Occidente, Santiago de Chile: LEVINE et al. (1987); c, Area Sur Oriente und Area Norte, Santiago de Chile; LEVINE et al. (1990)

Tab. 6 Wirkung verschiedener Darreichungsformen (flüssig vs. enkapsuliert) von Ty21a in Abhängigkeit von der Altersgruppe toxische B-Untereinheit des hitzelabilen Enterotoxins von E. coli im Stamm SE12 (CLEMENTS et al., 1984), das Kolonisationsfaktor-Antigen (CFA) I der Fimbriae von enterotoxigenen E. coli (YAMAMOTO et al., 1985) oder das Vi-KPS von S. typhi (TACKET et al., 1991) einbringen. Während die tierexperimentellen Untersuchungen vielversprechend erscheinen, müssen beim Menschen noch Erfahrungen gesammelt werden (Tab. 7).

S. typhimurium chi 4046: attenuierte delta cya delta crp mutante SR11	31K *Brucella abortus* (pBA31–R7)	*S. typhimurium* chi 4064 (pBA31–R7)	Stabel et al. (1990)[1]
S. typhi 21a	viaB locus (Vi antigen) Cosmidvektor pHC79	*S. typhi* WR4103	Cryz et al. (1989)[2]
S. typhimurium LT2H1 (galE)	Plasmid K88 Fimbriae von ETEC	Rec K88/LT2H1	Hone et al. (1988)[3]
S. typhimurium SL3261 (aroA Mutante)	LT-B/pBRD026 oder pBR322	Rec LT-B/SL3261	Maskell et al. (1987)[4]
S. typhimurium G30	K88/K99 Fimbriae von ETEC	K88- oder K99-ETEC/G30	Attridge et al. (1988)[5]
S. typhimurium WR4066 bzw. WR4017	pMGB2-CS protein *Plasmodium berghei*	WR4017/pMGB2	Sadoff et al. (1988)[6]
S. enteritidis SL1438	nichttoxische Untereinheit B des hitzelabilen Enterotoxins ETEC	EL23	Clements et al. (1986)[7]
S. typhimurium SL3261	K88 Fimbriae Plasmid pMK005	SL3261 (pMK005)	Dougan et al. (1986)[8]
S. typhi Ty21a	Plasmid CFA I Fimbriae und hitzestabiles Toxin von *E. coli*		Yamamoto et al. (1985)[9]
S. typhi Ty21a	Plasmid des hitzelabilen Enterotoxin B von *E. coli*	SE12	Clements et al. (1984)[10]

Tab. 7 Rekombinantenvakzine auf der Basis von attenuierten *Salmonella spp.*

5. Beurteilung der Vakzinen

Aus immunologischer Sicht wäre eine peroral verabfolgende Lebendvakzine, die möglicherweise mit unterschiedlichen Antigenen supplementiert wird (polyvalente Vakzine), der Impfstoff der Wahl. Allerdings müssen bei dieser Applikationsroute noch eine Reihe von Ungewißheiten ausgeräumt werden. Fragen bestehen noch hinsichtlich der günstigsten Darreichungsform, der Dosierung, der zeitlichen Abstände zwischen den einzelnen Dosen, der Vermehrungszyklen des Impfkeims im Darm, der Abhängigkeit der Wirkung von der Zusammensetzung der Darmflora und von zusätzlichen immunstimulatorischen Faktoren bei der Verarbeitung des Antigens durch den lokalen Immunapparat. Unterschiedliche Reaktionen auf zusätzliche Therapien (z. B. Antimalaria-Therapie) oder im gleichen Zeitraum stattfindende, weitere aktive (z. B. Poliovirus- oder Gelbfiebervirus-Vakzine) oder passive Impfungen müssen wohl erwogen werden (WOLFE, 1990). Trotz dieser Unwägbarkeiten läßt sich zusammenfassend für die Typhusimpfstoffe sagen, daß wir mit der Einführung der Ty21a-Lebendvakzine einen großen Schritt nach vorn getan haben. An weit über 100.000 Personen im Alter von 5–21 Jahren ist dieser Impfstoff erfolgreich erprobt worden. Mit der Einführung der Flüssigvakzine, mit der weit bessere Schutzraten erzielt werden können als mit anderen Typhusimpfstoffen, können in Zukunft auch Vorschulkinder in die Impfkampagnen aufgenommen werden. Für die Forschung entwickelt dieser Impfstoff im Hinblick auf eine polyvalente Vakzine eine wahre Herausforderung aufgrund seiner Kombinierbarkeit mit Plasmidgenen anderer Erreger. In unzugänglichen Regionen mit schlechter Infrastruktur stellt die Vi-Komponentenvakzine eine echte Alternative zu Ty21a dar.

Cholera

Die gegenwärtige Cholera-Epidemie in Peru macht einen Kommentar zum Choleraimpfstoff erforderlich. Die Berichte des peruanischen Gesundheitsministeriums geben bisher über 200.000 registrierte Erkrankungen mit mittlerweile über 2000 Todesfällen an. Als infektiöses Agens wurde Vibrio cholerae 01 Biotyp El Tor, Serotyp Inaba gemeldet, der für die augenblicklich ablaufende weltweite Epidemie verantwortlich ist (WHO-Report, 1991a). Die drei letzten Jahrzehnte Forschung über Klinik und Epidemiologie der Cholera zeigen, daß

1. die Behandlung der Krankheit in entsprechend ausgerüsteten Einrichtungen die Todesraten unter 1% senkt,
2. Impfungen und Massenchemoprophylaxe keine Wirkung auf die Verhinderung und Kontrolle der Epidemie zeigen,
3. in endemischen Gebieten das Auftreten von akuten Diarrhöen unter 5% liegt und
4. 90% aller Cholerafälle mild verlaufen.

Ansteckungsquellen sind kontaminiertes Trinkwasser, Schellfisch, der nicht ausreichend gekocht und mit kontaminiertem Trinkwasser behandelt wurde, und Milch, Reis, Kartoffeln, Linsen, Bohnen, Eier und Geflügel, die in kontaminiertem Wasser zubereitet wurden. Hygienische Maßnahmen stehen somit an erster Stelle (WHO-Report, 1991b).

Die modernen Impfstoffentwicklungen basieren auf dem Konzept, daß der natürliche Schutz gegen Cholera in der Abwehrfunktion der sIgA im Darm liegt (CZERKINSKY et al., 1991; WINNER et al., 1991). Die Forschung richtet daher ihr Ziel, ähnlich wie bei Typhus, auf die Entwicklung einer oralen Lebendvakzine, deren relevantes Antigen 01 die intestinale Immunantwort besser stimulieren soll. Die gegenwärtig erhältlichen Impfstoffe sind wenig hilfreich:

1. ihre Schutzraten liegen in der Regel unter 50%,
2. sie weisen selten die geforderte Stärke auf,
3. falls eine Immunantwort erzeugt wird, so ist sie nur kurzdauernd (3 bis 6 Monate),
4. ihr Einsatz konnte die Rate asymptomatischer Infektionen nicht reduzieren.

Die WHO spricht daher keine Empfehlung für eine Impfung mit den vorliegenden Impfstoffen aus. Die Maßnahmen der praktischen Behandlung richten sich nach hygienischen, symptomatischen und chemotherapeutischen Gesichtspunkten.

Rotaviren

Die Rotavirusgastroenteritis ist eine weltweit vorkommende Erkrankung, die vornehmlich Säuglinge und Kleinkinder befällt (KAPIKIAN et al., 1986). Obwohl verschiedene Viren wie Adenoviren, Caliciviren, Astroviren, Coronaviren, kleine runde strukturierte Viren (Norwalk, Snow mountain, Hawai, etc.) und Parvoviren im Zusammenhang mit gastrointestinalen Erkrankungen beobachtet werden, bestehen eindeutig ursächliche Zusammenhänge zwischen Diarrhöe und Viren lediglich für Rotavirus und Norwalk Agens (CUKOR BLACKLOW, 1984; MONROE et al., 1991). Während die Erkrankungshäufigkeiten in unseren Breiten einen saisonalen Wintergipfel aufweisen (KAPIKIAN et al., 1976), die in unserem Einsendegut an 50% aller Diarrhöefälle heranreichen oder sie sogar überschreiten können, sind in subtropischen und tropischen Regionen Rotavirusdiarrhöen über das ganze Jahr verteilt zu beobachten und umfassen ca. 30–40% der Diarrhöefälle. Die durch Rotavirus verursachten Diarrhöen weisen in der Regel einen schwereren Verlauf auf als die bakteriell bedingten.

Die Zusammenhänge zwischen schlechtem Ernährungszustand, mangelnden hygienischen Bedingungen und einem schweren Verlauf einer Diarrhöe und vice versa sind bekannt (GUERRANT, 1990). Hinzu kommt, daß die von Rotaviren betroffene Altersgruppe besonders empfindlich auf Störungen der gastrointestinalen Funktion reagiert. Abgesehen von den vielen Überlebenden, die unter schlechtem Gedeihen leiden, ist die große Zahl der Opfer Grund genug (De ZOYSA & FEACHEM, 1985), geeignete Impfungen, seien sie aktiver oder passiver Natur, zu entwickeln, die neben der schon bewährten O.FR-Therapie im CDD-Programm die Sterblichkeitsrate bei Säuglingen und Kleinkindern um wenigstens 30% verringern könnten.

1. Serologisch-relevante Strukturen von Rotavirus

Rotaviren sind bei Tier und Mensch weit verbreitet. Sie bestehen aus fünf Gruppen, A bis E, die jeweils ein gruppenspezifisches Antigen besitzen (Tab. 8). Rotaviren der Gruppe A, die sich in zwei Subgruppen gliedern lassen, sind

Familie:	Reoviridae						
Genus:	Rotavirus						
Gruppen:		$A^{h,\,a}$,		$B^{h,\,a}$,	$C^{h,\,a}$,	D^{a},	E^{a},
Subgruppen:		I, II					
Serotyp:	Humane(h) Stämme		Animale(a) Stämme				
1	+ (II)		–				
2	+ (I)		–				
3	+ (II)		+ (I, II)				
4	+ (II)		+ (I, II)				
5	–		+ (I)				
6	–		+ (I)				
7	–		+ (?)				
8	+ (I)		–				
9	+ (II)		–				
10	– (II)		+				
11	–		+ (I)				
12	+ (I)		–				
13	–		+ (?)				

Tab. 8 Klassifizierung der Rotaviren

die Hauptursache der Enteritiden bei Säuglingen und Kleinkindern; die Gruppe A verfügt über bisher sieben beim Menschen vorkommende Serotypen, wobei die Serotypen 1 bis 4 die wichtigsten sind. Die zur Familie der Reoviridae gehörenden Rotaviren besitzen ein aus 11 Segmenten doppelsträngiger RNA (ds-RNA) bestehendes Genom. Jedem dieser Segmente kann ein Struktur- bzw. Nichtstrukturprotein zugeordnet werden. Das ca. 70 nm große Partikel wird von einer doppelten Proteinschale umgeben (Abb. 2). Die den Viruskern

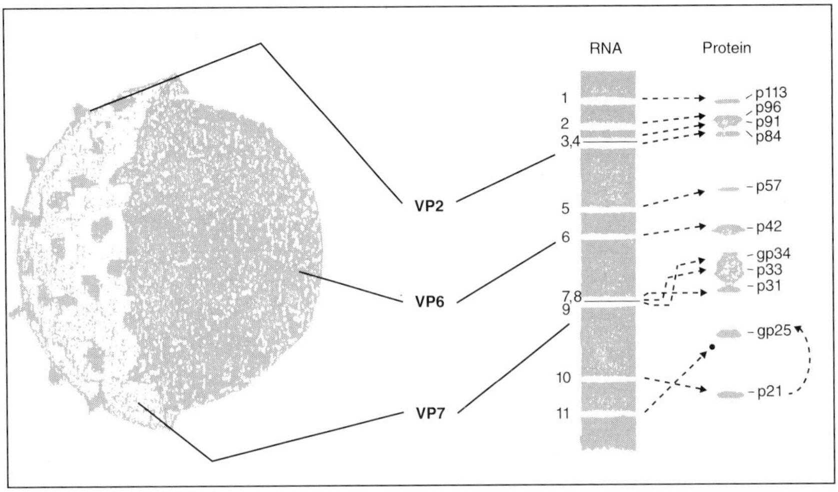

Abb. 2 Struktur und Bestandteile von Rotavirus SA11 (Montage aus PRASAD et al., 1988 und HOLMES, 1983)

umgebende innere Schale besteht aus dem Hauptstrukturprotein VP6, das bei tierischen und menschlichen Rotaviren große Ähnlichkeit besitzt. Serologisch trägt VP6 die gruppenspezifische und eine subgruppenspezifische Determinante. Das äußere Kapsid wird von den Strukturproteinen VP7 und VP4 gebildet; beide rufen neutralisierende Antikörper hervor. Während VP7 vornehmlich die serotypspezifischen Determinanten trägt, rufen die Determinanten von VP4 nicht selten kreuzneutralisierende Antikörper hervor. Im Tierversuch konnte mit Hilfe von Reassortanten gezeigt werden, daß die Pathogenität der Rotaviren an das VP4 geknüpft ist (OFFIT et al., 1986).

2. Rotavirus-Impfstoffe

Eine effiziente Kontrolle der Rotavirusinfektionen wird durch die genomische und serologische Vielfalt der kozirkulierenden Stämme erschwert. Für die Entwicklung eines Impfstoffes wurden bisher Versuche mit attenuierten heterologen Rotaviren (»Vorgehen nach Jenner«), mit human-animalen Reassortanten sowie mit natürlich attenuierten Rotaviren (»nursery strains«) des Menschen durchgeführt (WHO Report, 1989; Tab. 9).

A.	Aktiv-Impfstoffe I–Virion-Impfstoffe		
	1.	Sog. heterologe, für den Menschen geringpathogene (attenuierte) Stämme vom Affen (RRV-1, MMU 18006; NIH) und vom Rind (RIT 4237 – Smith-Kline; WC3 – Wistar)	
	2.	Reassortanten-Vakzine, welche die entsprechenden serotypspezifischen VP7 Polypeptide von Rotaviren des Menschen tragen auf Basis der Rotaviren vom Rind (WC3 → WI79-9) oder vom Affen (RRV-1 → B-RRV [Serotyp 1, 2 und 3] oder → Q-RRV [Serotyp 1, 2, 3 und 4]).	
	3.	Die sog. Ammenstämme (»nursery strains«), die den humanen Serotypen 1–4 angehören, jedoch das apathogene VP4 tragen.	
B.	Passiv-Impfstoffe		
		Perorale Immunglobuline vom Rind	

Tab. 9 In Erprobung befindliche Rotavirus-Impfstoffe

a) Die heterologen tierischen Rotavirusimpfstämme RIT 4237, WC3 und MMU 18006 (Tab. 10)

1. Der bovine Impfstamm RIT 4237

Von den heterologen animalen, an Zellkulturen adaptierten Rotaviren sind vor allem die zwei bovinen Stämme RIT 4237 und WC3 des Serotyps 6 der Subgruppen I in Impfversuchen erprobt worden. Beide Vakzinen waren in Dosen von ca. 10^8 pfu gut verträglich. RIT 4237 zeigte in ersten Untersuchungen an Säuglingen im Alter von 8–11 Monaten, die ein oder zwei Vakzine-Dosen erhielten, Schutzraten von 80–90% gegenüber klinisch schweren Diarrhöen während einer Subgruppe II-Epidemie (VESIKARI et al., 1984; VESIKARI et al., 1985). Weitere Studien in Ruanda (de MOL et al., 1986), Gambia (HANLON et al., 1987) und Arizona (SANTOSHAM et al., 1991) ergaben weniger gute Ergebnisse.

2. Der bovine Impfstamm WC3

Der WC3-Stamm war immunogen bei Kindern (CLARK et al., 1986) und erzeugte bei Erwachsenen homo- und heterotypische Antikörper (BERNSTEIN et al., 1989). Bei Säuglingen im Alter von 3–12 Monaten wurde in 70% eine homotypische Immunantwort gefunden (CLARK et al., 1988). Obwohl nur 8% der ge-

A.	»The Jennerian Approach«	Verwendung vom Tier stammender attenuierter Lebendimpfstoffe unter Nutzung der heterotypischen Reaktion
	1. RIT 4237-Vakzine	Kälteadaptiertes, bovines Rotavirus (NCDV, Lincoln) Serotyp 6(I). Impfwirkung abhängig vom zirkulierenden Wildtyp, von der Altersgruppe des Impflings und dessen Immunstatus (bereits Kontakt mit Rotavirus). Schutzwirkung zwischen 0–80%.
	2. WC3-Vakzine	Isoliert von einem Pennsylvanien-Kalb, adaptiert auf CV1-Zellen. Nach der 12. Passage als Impfstoff eingesetzt. Serotyp 6(I). Etwas bessere Verträglichkeit als RIT 4237, bessere Immunantwort, stärkere heterotypische Reaktion. NT-Antwort primär gegen ST6.
	3. MMU 18006	Isoliert von einem 3,5 Monate alten Rhesusaffen mit Durchfall. NT-Antwort primär gegen Serotyp 3, unterschiedliche heterotypische Reaktionen, Immunantwort zwischen 14 und 90%.
B.	»Recombinational Approach«	
	Reassortanten	WI79-1: WC3 × ST1 (VP7) Mensch/Rind RRV-1/ST1: Affe/Mensch ST1 (VP7): Bisher nur auf Verträglichkeit getestet B-RRV: Mensch/Affe mit mindestens zwei Serotypen (1, 2, 3). Bisher nur Immunreaktionen getestet Q-RRV: Quadrivalent-Vakzine; Reassortantengemisch mit ST 1, 2, 3 und 4. Bisher nur Immunantwort und Verträglichkeit getestet.

NT, Neutralisationstest; ST, Serotyp; VP7, serotypspezifisches Antigen

Tab. 10 Zur Entwicklung der Rotavirusimpfstoffe

impften Kinder Antikörper gegen Serotyp 1 entwickelten, zeigte die Vakzine einen guten Schutzeffekt gegenüber einem Ausbruch von Rotavirusdiarrhöen, der hauptsächlich durch Serotyp 1 hervorgerufen wurde.

3. Der Rhesus-Rotavirusstamm MMU 18006

Der Rhesus-Rotavirusstamm MMU 18006 (Serotyp 3) wurde aus dem diarrhöischen Stuhl eines 3,5 Monate alten Rhesusaffen gewonnen (STUKER et al., 1980). Die Vakzine ergab in einer Dosis von 10^5 pfu bei Säuglingen im Alter von 4–12 Monaten eine Schutzrate von 80% gegenüber klinisch signifikanten Diarrhöen (GOTHEFORS et al., 1989). Bei dieser Dosis zeigten sich jedoch beträchtliche Nebenwirkungen. Mit einer niedrigeren Dosis von 10^4 pfu wurde in einer Studie in Venezuela eine Schutzrate von 100% gegenüber schweren Diarrhöen, die durch Serotyp 3 hervorgerufen wurden, erzielt (FLORES et al., 1987). Weitere Studien in USA und Finnland zeigten weitaus geringere Schutzraten (CHRISTY et al., 1988).

Insgesamt gilt für alle drei Stämme, daß sie in erster Linie neutralisierende Antikörper gegen den homologen Serotyp hervorrufen, besonders bei seronegativen Impflingen; bei diesen ist die heterotypische Reaktion nicht besonders stark, wohingegen bereits seropositive Impflinge eine stärkere heterotypische Reaktion erwarten lassen. Die bisherigen Untersuchungen litten einerseits am Fehlen einer Standardisierung der Parameter für die Schutzwirkung, andererseits wurden sie durch zusätzliche epidemiologische Faktoren beeinflußt. Die Wirkung der Vakzinierung ist abhängig vom zirkulierenden Wildtyp: der Vakzineeffekt kann durch die unmittelbar folgende Wildtypexposition gesteigert (RUUSKA et al., 1990), aber auch verringert werden (De MOL et al., 1986; HANLON et al., 1987). Alle diese Stämme sind jedoch hochinteressant als Basis für Reassortanten mit den Serotypen 1–4 des Menschen.

4. Reassortanten-Vakzine

Die Reassortanten-Vakzinen, die hauptsächlich auf der Basis von WC3 und RRV-1 (MMU 18006) entwickelt wurden, entstehen durch Koinfektion mit Serotypen 1–4 des Menschen und den attenuierten Impfstämmen. Die Stämme werden so gewählt, das möglichst das VP7 vom Rotavirus des Menschen stammt, der restliche Anteil aber auf den Impfstamm zurückzuführen ist. Diese Vakzinen zeigen bessere Immunreaktionen auch gegen den reassortierten Serotyp, die heterotypische Antwort ist ausgeprägter, die Krankheitssymptome werden abgeschwächt (WI79-9, CLARK et al., 1990; Wa/RRV-1, TAJIMA et al., 1990). Bei den Reassortanten-Impfstoffen sind bisher primär die Immunantworten erfaßt worden, über Schutzraten gibt es noch keine verläßlichen Angaben. Eine venezolanische Studie (PERES-SCHAEL et al., 1990) setzte eine Quadrivalentvakzine ein, die aus einer Mischung von RRV-1 und Reassortanten von RRV-1 mit den Serotypen 1, 2 und 4 des Menschen bestand. Die homologe neutralisierende Reaktion gegen RRV war am höchsten (75%), während die Serotypen 1–4 von 58% (ST1), 33% (ST2), 42% (ST3) und 32% (ST4) der Fälle neutralisiert wurden.

5. Die Ammenstämme (»nursery strains«)

Die Ammenstämme wären eigentlich die idealen Vakzinen, da sie offensichtlich mit einem apathogenen VP4 ausgestattet sind. Schwierigkeiten sind in der

Züchtung dieser Rotaviren des Menschen zu sehen. Die Ergebnisse der angekündigten Studien z. B. mit M37 müssen abgewartet werden.

b) Passiver Impfschutz

Obwohl die Ansätze mit den aktiven Impfstoffen in der gegenwärtigen Phase vielversprechend sind, ist die passive Immunprophylaxe in bestimmten Fällen nicht von der Hand zu weisen. Eigene Befunde (HILPERT et al., 1987) belegen, daß die Gabe von Kuhmilchkonzentraten mit hohen antirotaviralen Titern bei Kindern mit einer Rotavirusdiarrhöe die Virusausscheidung signifikant verringern kann. DAVIDSON et al. (1989) verabfolgten Rinderkolostrum an 3 bis 15 Monate alte Kinder prophylaktisch und konnten dadurch in 100% der Fälle eine hospitalinduzierte Rotavirusdiarrhöe verhindern.

Ausblick

Beträchtliche Fortschritte sind in den letzten 10 Jahren bei der Vakzineentwicklung gegen enterale Infektionen zu verzeichnen. Dabei stehen Lebendimpfstoffe, welche dem natürlichen Infektionsvorgang nahe kommen, ihrer Wirkung nach an erster Stelle. Manche beinhalten sogar die Möglichkeit zur Entwicklung einer Mehrkomponentenvakzine, wie es das Beispiel S. typhi zeigt. Bei Viren mit vielen Serotypen, wie z. B. bei den Rotaviren, ist der Jennersche Ansatz in Verbindung mit Reassortanten ein wichtiger Weg. Aber gerade bei gastrointestinalen Infektionen sollte auch der passiven Immunprophylaxe mehr Aufmerksamkeit eingeräumt werden.

Zusammenfassung

Im Jahre 1989 konnte das Programm der WHO zur Kontrolle diarrhöischer Erkrankungen (CDD) auf zehn Jahre intensiver Bemühungen zurückblicken (Editorial, 1990b). Neben hygienischen und gesundheitspädagogischen Trainingsprogrammen zur primären Prävention spielen die Programme der Impfstoffentwicklung eine wichtige Rolle. Hauptleidtragende enteraler Infektionen sind nach wie vor Säuglinge und Kleinkinder der dritten Welt, besonders in jenen Ländern, wo Ernährung und sanitäre Einrichtungen mangelhaft sind. Die Zahl der Toten wird auf mehrere Millionen pro Jahr geschätzt, wobei allein die durch Rotavirusdiarrhöen verursachten Todesfälle von der WHO mit 500.000 bis 1 Million beziffert werden.

Für enterale Infektionen sind perorale Impfstoffe vorzuziehen. Bei diesen peroralen Impfungen ist die Funktion des Immunapparates der mukösen Schichten von besonderer Wichtigkeit. Die Funktion der Immunabwehr muköser Membranen wird erläutert, um die Wirkung peroraler Impfstoffe deutlich zu machen. Infektiöse Erreger, die den Körper von den mukösen Oberflächen aus angreifen, können durch lokal verabfolgte Vakzinen äußerst wirkungsvoll bekämpft werden. Der Erfolg der attenuierten Polio-Lebendvakzine nach SABIN bestätigt eindrucksvoll die Wirkung dieses Vorgehens.

Wichtige Entwicklungen bei der Impfstoffherstellung und Immunprophylaxe werden exemplarisch an einem bakteriellen (Salmonella typhi = Erreger des abdominalen Typhus) und einem viralen Keim (Rotavirus = Erreger der Säuglingsgastroenteritis) veranschaulicht.

Neben der Wichtigkeit der Antigen- bzw. Keimpräparation bei S. typhi (Lebendvakzine vs. Komponentenvakzine), wird auch auf den Einfluß der Darreichungsform hingewiesen (enkapsulierter im Vergleich zu flüssigem Impfstoff). Bei der parenteral verabfolgten Totvakzine werden, je nach Impfschema und Vakzinezubereitung, Schutzeffekte von 17–72% erzielt, die allerdings nicht frei von Nebenwirkungen sind. Peroral verabfolgt erbringt sie keine Schutzwirkung. Die orale Lebendvakzine weist eine weit bessere Verträglichkeit auf und ihre Wirksamkeit übertrifft insgesamt mit einer Schutzwirkung von 47–96% jene der Totvakzine. Darreichungsform und Dosierung sind dabei von entscheidender Bedeutung und können sicherlich noch verbessert werden.

Die aktuelle Bedeutung von V. cholerae findet kurze Berücksichtigung. Da gegenwärtig eine Impfung die Einschleppung von Cholera in eine Region nicht verhindern kann, wird von der WHO keine Impfempfehlung ausgesprochen.

Aus der Gruppe der Viren hat hinsichtlich Enteritis und oralem Impfstoff lediglich Rotavirus eine gewichtige Bedeutung erlangt. Aufgrund der zahlreichen Serotypen und der Fähigkeit, Reassortanten zu bilden, sollen die Schwierigkeiten bei der Entwicklung einer geeigneten Vakzine aufgezeigt werden. In den einzelnen Feldstudien wurden, in Abhängigkeit vom Land und vom zirkulierenden Rotavirusstamm, Schutzwirkungen von 100% bis 0% beschrieben. Neben attenuierten Affen- und Rinderrotavirusvakzinen stehen Reassortantenimpfstoffe in der Entwicklung, u. a. mit den Serotypkomponenten 1–4 (Quadrivalentvakzine), welche die größte Aussicht auf Erfolg haben. Dieser mag uns in zwei bis drei Jahren beschieden sein. Schließlich wird noch auf die Möglichkeit der Immunprophylaxe bzw. Immuntherapie durch peroral verabfolgte Antikörper bei den genannten Systemen hingewiesen.

Literatur

ACHARYA, I. L., C. U. LOWE, R. THAPA, V. L. GURUBACHARYA, M. B. SHRESTHA, M. CADOZ, D. SCHULZ, J. ARMAND, D. A. BRYLA, B. TROLLFORS, T. CRAMTON, R. SCHNEERSON, J. B. ROBBINS: Prevention of typhoid fever in nepal with the Vi capsular polysaccharide of Salmonella typhi. N. Engl. J. Med. 317, 1101–1104 (1987).

ASHCROFT, M. T., C. C. NICHOLSON, S. BALWANT, J. M. RITCHIE, E. SORYAN, F. WILLIAM: A seven-year field trial of two typhoid vaccines in Guinea. Lancet II, 1056–1060 (1967).

ATTRIDGE, S., J. HACKETT, R. MORONA, P. WHYTE: Towards a live oral vaccine against enterotoxigenic Escherichia coli of swine. Vaccine 6, 387–389 (1988).

BERNSTEIN, D. I., M. A. KACICA, M. M. McNEAL, G. M. SCHIFF, R. L. WARD: Local and systemic antibody response to rotavirus WC3 vaccine in adult volunteers. Antiviral Research 12, 293–300 (1989).

BRANDTZAEG, P.: Immune responses to gut virus infections: In: FARTHING, M. J. G. (Ed.): Viruses and the gut. Proceedings of the Ninth BSG-SK&F International Workshop 1988, Oakley Court, Windsor, Berkshire, 1988, pp. 45–54.

CHRISTY, C., H. P. MADORE, M. E. PICHICHERO, C. GALA, P. PINCUS, D. VOSEFSKI, Y. HOSHINO, A. KAPIKIAN, R. DOLIN, Elmwood Panorama Pediatr. Group: Field trials of rhesus rotavirus vaccine in infants. Pediatr. Infect. Dis. J. 7, 645–650 (1988).

CLARK, H. F., F. E. BORIAN, S. A. PLOTKIN: Immune protection of infants against rotavirus gastroenteritis by a serotype 1 reassortant of bovine rotavirus WC3. J. Infect. Dis. 161, 1099–1104 (1990).

CLARK, H. F., F. E. BORIAN, L. M. BELL, K. MODESTO, V. GOUVEA, S. A. PLOTKIN: Protective effect of WC3 vaccine against rotavirus diarrhea in infants during a predominantly serotype 1 rotavirus season. J. Infect. Dis. 158, 570–587 (1988).

CLARK, H. F., T. FURUKAWA, L. M. BELL, P. A. OFFIT, P. A. PERRELLA, S. A. PLOTKIN: Immune response of infants and children to low-passage bovine rotavirus (strain WC3). Am. J. Dis. Child 140, 350–356 (1986).

CLEMENTS, J. D., F. L. LYON, K. L. LOWE, A. L. FARRAND, S. el-MORSHIDY: Oral immunization of mice with attenuated Salmonella enteritidis containing a recombinant plasmid which codes for production of the B subunit of heat-labile Escherichia coli enterotoxin. Infect. Immun. 53, 685–692 (1986).

CLEMENTS, J. D., S. el-MORSHIDY: Construction of a potential live oral bivalent vaccine for typhoid fever and cholera-Escherichia coli-related diarrheas. Infect. Immun. 46, 564–569 (1984).

COULSON, B. S., K. GRIMWOOD, P. J. MASENDYCZ, J. S. LUND, N. MERMELSTEIN, R. F. BISHOP, G. L. BARNES: Comparison of rotavirus immunoglobulin A coproconversion with other indices of rotavirus infection in a longitudinal study in childhood. J. Clin. Microbiol. 28, 1367–1374 (1990).

CRYZ, S. J. Jr., E. FUERER, L. S. BARON, K. F. NOON, F. A. RUBIN, D. J. KOPECKO: Construction and characterization of a Vi-positive variant of the Salmonella typhi live oral vaccine strain Ty21a. Infect. Immun. 57, 3863–3868 (1989).

CUKOR, G., N. R. BLACKLOW: Human viral gastroenteritis. Microbiol. Rev. 48, 157–179 (1984).

CZERKINSKY, C., A.-M. SVENNERHOLM, M. QUIDING, R. JONSSON, J. HOLMGREN: Antibody-producing cells in peripheral blood and salivary glands after oral cholera vaccination of humans. Infect. Immun. 59, 996–1001 (1991).

DAVIDSON, G. P., P. B. WHYTE, E. DANIELS, K. FRANKLIN, H. NUNAN, P. I. McCLOUD, A. G. MOORE, D. J. MOORE: Passive immunization of children with bovine colostrum containing antibodies to human rotavirus. Lancet II, 709–712 (1989).

De ZOYSA, I., R. G. FEACHEM: Interventions for the control of diarrhoeal diseases among young children: Rotavirus and cholera immunization. Bull. WHO 63, 569–583 (1985).

De MOL, P., G. ZISSIS, J.-P. BUTZLER, A. MUTWEWINGABO, F. E. ANDRÉ: Failure of live, attenuated oral rotavirus vaccine. Lancet II, 108 (1986).

DOUGAN, G., R. SELLWOOD, D. MASKELL, K. SWEENEY, F. Y. LIEW, J. BEESLEY, C. HORMAECHE: In vivo properties of a cloned K88 adherence antigen determinant. Infect. Immun. 52, 344–347 (1986).

FLEWETT, T. H.: Search for new viruses. In: FARTHING, M. J. G. (Ed.): Viruses and the gut. Proceedings of the Ninth BSG*SK&F International Workshop 1988, Oakley Court, Windsor, Berkshire, UK. (1989).
FLORES, J., I. PEREZ-SCHAEL, M. GONZALEZ, D. GARCIA, M. PEREZ, N. DAOUD, W. CUNTO, R. M. CHANOCK, A. Z. KAPIKIAN: Protection against severe rotavirus diarrhea by rhesus rotavirus vaccine in venezuelan infants. Lancet I, 882–884 (1987).
FORREST, B. D., J. T. LaBROOY, P. ROBINSON, C. E. DEARLOVE, D. J. C. SHEARMAN: Specific immune response in the human respiratory tract following oral immunization with live typhoid vaccine. Infect. Immun. 59, 1206–1209 (1991b).
FORREST, B. D., J. T. LaBROOY, L. BEYER, C. E. DEARLOVE, D. J. C. SHEARMAN: The human humoral immune response to Salmonella typhi Ty21a. J. Infect. Dis. 163, 336–345 (1991a).
GERMANIER, R., E. FÜRER: Isolation and characterization of S. typhi gal E mutant Ty21a: a candidate strain for a live oral typhoid vaccine. J. Infect. Dis. 131, 553–558 (1975).
GOTHEFORS, L., G. WADELL, P. JUTO, K. TANIGUCHI, A. Z. KAPIKIAN, R. I. GLASS: Prolonged efficacy of rhesus rotavirus vaccine in Swedish children. J. Infect. Dis. 159, 753–757 (1989).
GUERRANT, R. L.: Principles and syndromes of enteric infections. In: MANDELL, G. L., R. G. DOUGLAS, J. E. BENNETT, MANDELL (Eds.): Principles and practice of infectious diseases. 3rd ed., Churchill Livingstone, New York, pp. 837–850 (1990).
HANLON, P., L. HANLON, V. MARSH, P. BYASS, F. SHENTON, M. HASSAN-KING, O. JOBE, H. SILLAH, R. HAYES, B. H. M'BOGE, H. C. WHITTLE, B. M. GREENWOOD: Trial of an attenuated bovine rotavirus vaccine (RIT 4237) in Gambian infants. Lancet I, 1342–1345 (1987).
HEJIFEC, L. B., L. V. SALMIN, M. Z. LEJTMAN et al.: A controlled field trial and laboratory study of five typhoid vaccines in the USSR. Bull. WHO 34, 321–339 (1966).
HONE, D., J. HACKETT: Vaccination against enteric bacterial diseases. Rev. Infect. Dis. 11, 853–877 (1989).
HONE, D., S. ATTRIDGE, L. van den BOSCH, J. HACKETT: A chromosomal integration system for stabilization of heterologous genes in Salmonella based vaccine strains. Microb. Pathog. 5, 407–418 (1988).
KAPIKIAN, A. Z., H. W. KIM, R. G. WYATT, W. L. CLINE, J. O. ARROBIO, C. D. BRANDT, W. J. RODRIGUEZ, D. A. SACK, R. M. CHANOCK, R. H. PARROTT: Human reovirus-like agent as the major pathogen associated with »winter« gastroenteritis in hospitalized infants and young children. New Engl. J. Med. 294, 965–972 (1976).
KAPIKIAN, A. Z., J. FLORES, Y. HOSHINO, R. I. GLASS, K. MIDTHUN, M. GORZIGLIA, R. M. CHANOCK: Rotavirus: the major etiologic agent of severe infantile diarrhea may be controllable by a »Jennerian« approach to vaccination. J. Infect. Dis. 153, 815–822 (1986).
KAPIKIAN, A. Z., R. M. CHANOCK: Rotaviruses. In: FIELDS, B. N., D. M. KNIPE, R. M. CHANOCK, M. S. HIRSCH, J. L. MELNICK, T. P. MONATH, B. ROIZMAN (Eds.): Virology, 2nd ed., Raven Press, New York, pp. 1353–1404 (1990).
KAWANISHI, H., L. SALTZMAN, W. STROBER: Mechanisms regulating IgA class-specific immunoglobulin production in murine gut-associated lymphoid tissues. II. Terminal differentiation of postswitch sIgA-bearing Peyer's Patch B cells. J. Exp. Med. 158, 649–669 (1983b).
KAWANISHI, H., L. SALTZMAN, W. STROBER: Mechanisms regulating IgA class-specific immunoglobulin production in murine gut-associated lymphoid tissues. I. T. cells derived from Peyer's Patches that switch sIgM B cells to sIgA B cells in vitro (1983a).
KLUGMAN, K. P., I. T. GILBERTSON, H. J. KOORNHOF, J. B. ROBBINS, R. SCHNEERSON, D. SCHULZ, M. CADOZ: J. ARMAND: Vaccination Advisory Committee. Prospective activity of Vi capsular polysaccharide vaccine against typhoid fever. Lancet II, 1165–1169 (1987).
Lancet Editorial: Puzzling diversity of rotaviruses. Lancet 335, 573–575 (1990a).
LEVINE, M. M.: Modern vaccines. Enteric infections. Lancet 335, 958–961 (1990).
LEVINE, M. M., C. FERRECCIO, R. E. BLACK, R. GERMANIER, Chilean Typhoid Committee: Large-scale field trial of Ty21a live oral typhoid vaccine in enteric-coated capsule formulation Lancet I, 1049–1052 (1987).

LEVINE, M. M., C. FERRECCIO, S. CRYZ, E. ORTIZ: Comparison of enteric-coated capsules and liquid formulation of Ty21a typhoid vaccine in randomized controlled field trial. Lancet 336, 891–894 (1990).
MASKELL, D. J., K. J. SWEENEY, D. O'CALLAGHAN, C. E. HORMAECHE, F. Y. LIEW, G. DOUGAN: Salmonella typhimurium aroA mutants as carriers of the Escherichia coli heatlabile enterotoxin B subunit to the murine secretory and systemic immune systems. Microb. Pathog. 2, 211–221 (1987).
McDERMOTT, M. R., J. BIENENSTOCK: Evidence for a common mucosal immunologic system. I. Migration of B immunoblasts into intestinal, respiratory, and genital tissues. J. Immunol. 122, 1892–1898 (1979).
MONROE, S. S., R. I. GLASS, N. NOAH, T. H. FLEWETT, E. O. CAUL, C. I. ASHTON, A. CURRY, A. M. FIELD, R. MADELEY, P. J. PEAD: Electron microscopic reporting of gastrointestinal viruses in the United Kingdom, 1985–1987. J. Med. Virol. 33, 193–198 (1991).
Morbidity and Mortality Weekly Rec., 35, 55 (1986).
MUELLER, W. F., R. GAROFALO, P. L. OGRA: Local immune response to viruses. In: M. H. V. van REGENMORTEL, A. R. NEURATH (Eds.): Immunochemistry of viruses II. Elsevier, Amsterdam, pp. 53–74 (1990).
OFFIT, P. A., G. BLAVAT, H. B. GREENBERG, H. F. CLARK: Molecular basis of rotavirus virulence: role of gene segment 4. J. Virol. 57, 46–49 (1986).
OFFIT, P. A., H. F. CLARK: Protection against rotavirus-induced gastroenteritis in a murine model by passively acquired gastrointestinal but not circulating antibodies. J. Virol. 54, 58–64 (1985).
PEREZ-SCHAEL, I., D. GARCIA, M. GONZALEZ, R. GONZALEZ, N. DAOUD, M. PEREZ, W. CUNTO, A. Z. KAPIKIAN, J. FLORES: Prospective study of diarrheal diseases in Venezuelan children to evaluate the efficacy of rhesus rotavirus vaccine. J. Med. Virol. 30, 219–229 (1990).
RENEGAR, K. B., P. A. SMALL Jr.: Immunoglobulin A mediation of murine nasal anti-influenza virus immunity. J. Virol. 65, 2146–2148 (1991).
RUUSKA, T., T. VESIKARI, A. DELEM, F. E. ANDRE, G. M. BEARDS, T. H. FLEWETT: Evaluation of RIT 4237 bovine rotavirus vaccine in newborn infants: Correlation of vaccine efficacy to season of birth in relation to rotavirus epidemic period. Scand. J. Infect. Dis. 22, 269–278 (1990).
SADOFF, J. C., W. R. BALLOU, L. S. BARON, W. R. MAJARIAN, R. N. BREY, W. T. HOCKMEYER, J. F. YOUNG, S. J. CRYZ, J. OU, G. H. LOWELL, J. D. CHULAY: Oral Salmonella typhimurium vaccine expressing circumsporozoite protein protects against malaria. Science 240, 336–338 (1988).
SANTOSHAM, M., G. W. LETSON, M. WOLFF, R. REID, S. GAHAGAN, R. ADAMS, C. CALLAHAN, R. B. SACK, A. Z. KAPIKIAN: A field study of the safety and efficacy of two candidate rotavirus vaccines in a native american population. J. Infect. Dis. 163, 483–487 (1991).
STABEL, T. J., J. E. MAYFIELD, L. B. TABATABAI, M. J. WANNEMUEHLER: Oral immunization of mice with attenuated Salmonella typhimurium containing a recombinant plasmid which codes for production of a 31-kilodalton protein of Brucella abortus. Infect. Immun. 58, 2048–2055 (1990).
STUCKER, G., L. OSHIRO, N. L. SCHMIDT: Antigenic comparisons of two new rotaviruses from rhesus monkeys. J. Clin. Microbiol. 11, 202–203 (1980).
TAJIMA, T., J. THOMPSON, P. F. WRIGHT, Y. KONDO, S. J. TOLLEFSON, J. KING, A. Z. KAPIKIAN: Evaluation of a reassortant rhesus rotavirus vaccine in young children. Vaccine 8, 70–74 (1990).
VESIKARI, T., E. ISOLAURI, A. DELEM, E. D'HONDT, F. E. ANDRE, G. ZISSIS: Immunogenicity and safety of live oral attenuated bovine rotavirus vaccine strain RIT 4237 in adults and young children. Lancet II, 807–811 (1983).
VESIKARI, T., E. ISOLAURI, E. D'HONDT, A. DELEM, F. E. ANDRE, G. ZISSIS: Protection of infants against rotaviruses diarrhoea by RIT 4237 attenuated bovine rotavirus strain vaccine. Lancet I, 977–981 (1984).
VESIKARI, T., T. RUUSKA, H. BOGAERTS, A. DELEM, F. ANDRE: Dose-response study of RIT 4237 oral rotavirus vaccine in breast-fed and formula-fed infants. Pediatr. Infect. Dis. 4, 622–625 (1985).

WAHDAN, M. H., C. SERIE, Y. CERISIER, S. SALLAM, R. GERMANIER: A controlled field trial of live Salmonella typhi strain Ty21a oral vaccine against typhoid: three year results. J. Infect. Dis. 145, 292–296 (1982).
WARD, R. L., D. S. SANDER, G. M. SCHIFF, D. I., BERNSTEIN: Effect of vaccination on serotype-specific antibody responses in infants administered WC3 bovine rotavirus before or after a natural rotavirus infection. J. Infect. Dis. 162, 1298–1303 (1990).
WHO Report: Diarrhoeal diseases control programme. Rotavirus vaccines. WHO/CDD/RES, 89.11, 1–3 (1989).
WHO Editorial: Diarrhoeal diseases control programme. Global activities, 1988–1989. Wkly. Epidem. Rec. 38, 289–293 (1990b).
WHO Report: Cholera. The epidemic in Peru – Part II. Wkly. Epidemiol. Rec. 10, 65–70 (1991b).
WHO Report: Cholera. The epidemic in Peru – Part I. Wkly. Epidemiol. Rec. 9, 61–63 (1991a).
WINNER, L. III., J. MACK, R. WELTZIN, J. J. MEKALANOS, J.-P. KRAEHENBUHL, M. R. NEUTRA: New model for analysis of mucosal immunity: intestinal secretion of specific monoclonal immunoglobulin A from hybridoma tumors protects against vibrio cholerae infection. Infect. Immun. 59, 982–997 (1991).
WOLFE, M. S.: Precautions with oral live typhoid (Ty21a) vaccine. Lancet 336, 631–632 (1990).
YAMAMOTO, T., Y. TAMURA, T. YOKOTA: Enteroadhesion fimbriae and enterotoxin of Escherichia coli: genetic transfer to a streptomycin-resistant mutant of the galE oral-route live-vaccine Salmonella typhi Ty21a. Infect. Immun. 50, 925–928 (1985).
YTC: Yugoslav Typhoid Commission: A controlled field trial of the effectiveness of acetone-dried and inactivated and heat-phenol-inactivated typhoid vaccines in Yugoslavia. Bull. WHO 30, 623–630 (1964).

C. H. WIRSING von KÖNIG

Immunreaktionen bei Pertussiserkrankung und nach Schutzimpfung

---

B. pertussis ist ein kleines, stäbchenförmiges, bekapseltes gram-negatives Bakterium, das keine Sporen bildet und unter aeroben Bedingungen kultiviert werden kann. In BERGEYs Manual ist es von PITTMAN (1984a) unter den Bakterien mit nicht sicherer Zuordnung eingeordnet. Zwischen B. pertussis und B. parapertussis besteht eine DNS-Homologie von 88–94% und zwischen B. pertussis und B. bronchiseptica eine Homologie von 72–93% (KLOOS et al., 1979; KLOOS et al., 1981).

B. pertussis unterscheidet sich von den beiden anderen Spezies durch bestimmte Agglutinogene (s. u.) und durch die Produktion von Pertussis-Toxin (PT) und anderen Virulenzfaktoren. Die genetische Information für PT (ptx) ist jedoch auch in B. parapertussis und B. bronchiseptica mit fast 100% Homologie enthalten (ARICO & RAPPUOLI, 1987; MARCHITTO et al., 1987).

B. pertussis bildet im Vergleich zu anderen bakteriellen Krankheitserregern eine Vielzahl mehr oder minder gut charakterisierter Virulenzfaktoren (Abb. 1, Tab. 1). Auf der Oberfläche der Bakterienzelle finden sich äußere Membranproteine (Outer Membrane Proteins, OMP), Lipopolysaccharid (LPS), das bei B. pertussis mitunter wegen seiner Molekülstruktur auch als Lipooligosaccharid bezeichnet wird, und die serologisch als Agglutinogene (AGG) in Erscheinung tretenden Fimbrien.

Das als Filament-Hämagglutinin (FHA) bezeichnete Molekül und die speziesspezifischen Agglutinogene (AGG) sind Adhäsionsfaktoren von B. pertussis (SATO et al., 1979):

Bei den Agglutinogenen (PRESTON et al., 1976) lassen sich mit polyklonalen Antiseren acht Spezifitäten bei B. pertussis unterscheiden, von denen sechs speziesspezifisch sind. Alle Stämme der Bakterien besitzen AGG1. AGG2 ist ein Fimbrienantigen, von dem angenommen wird, daß einige seiner Epitope als AGG4 und AGG5 bezeichnet wurden (ASHWORTH et al., 1982b). AGG3 ist gleichfalls ein Fimbrienantigen (FREDRIKSEN et al., 1985), das mit AGG6 iden-

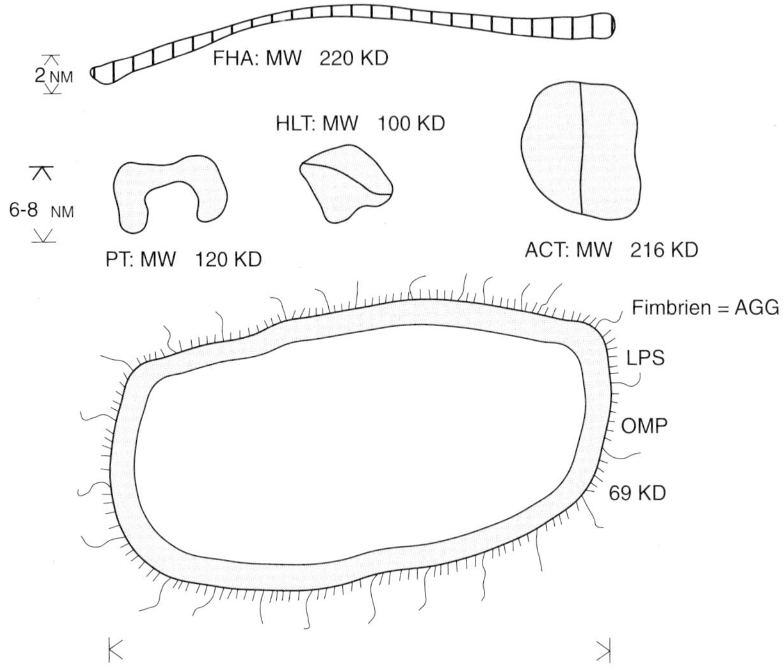

ACT	Adenylzyklasetoxin	LPS	Lipopolysaccharid
AGG	Agglutinogene	OMP	Äußere Membranproteine
FHA	Filament-Hämagglutinin	PT	Pertussis-Toxin
HLT	Hitzelabiles Toxin	69 KD	69-Kilodalton Protein

Abb. 1 B. pertussis, Lokalisation von Virulenzfaktoren

tisch ist (IRONS et al., 1985; ASHWORTH et al., 1989). Ein weiteres als Adhäsin dienendes Molekül scheint ein 69 kD großer Strukturbaustein von B. pertussis zu sein, das aufgrund von tierexperimentellen Befunden als protektives Antigen angesehen wird (PARKER et al., 1984; BRENNAN et al., 1988). Ein analoges, 68 kD großes Molekül wird bei B. bronchiseptica gefunden und ist im Tierexperiment ein protektives Antigen (NOVOTNY et al., 1985).

Das FHA ist ein stark hydrophobes Molekül, das ein Molekulargewicht von etwa 220.000 hat (SATO et al., 1983). FHA wird von den Bakterien sezerniert und lagert sich in etwa 40–100 nm lange und 2 nm dicke Aggregate zusammen. Das Molekül erkennt, wie sein Name sagt, Strukturen auf den Oberflächen von Erythrozyten. Die biologische Bedeutung des Filamenthämaggluti-

Wirt		B. pertussis
Klinik	Aktivität	Virulenzfaktoren
Exposition	Übertragung	Ganze Zellen von B. pertussis
Inkubation	Haften im Nasopharynx	FHA, PT, AGGs (?), OMPs (?)
Katarrhalphase	Besiedlung der Trachea	FHA, PT, AGGs (?), 69 kD (?), TCT (?), HLT (?)
	Adhäsion an den Zilien	FHA, PT
	Umgehen der Wirtsabwehr	PT, ACT, TCT (?), HLT (?)
Konvulsivphase	Zellschädigung	PT, ACT, TCT, HLT, LPS (?)
Konvaleszenz	Absterben der Bakterien	

(modifiziert nach A. A. WEISS, 1985, und A. C. WARDLAW, 1988)

Tab. 1 Einfluß der Virulenzfaktoren von B. pertussis auf die Pathogenese des Keuchhustens

nins liegt vor allem in seiner Funktion als Adhäsin (TUOMANEN & HENDLEY, 1983; URISU et al., 1986). Neben FHA und den Agglutinogenen scheint auch PT die Adhäsion der Bakterien vermitteln zu können (TUOMANEN, 1986). Die Adhäsion von FHA an die zilienbewehrten Epithelzellen ist aber etwa 5–7 mal größer als die von PT. FHA bindet genau wie PT wahrscheinlich an Rezeptoren, die an der Basis der Zilien lokalisiert sind und als wesentlichen Bestandteil freie Galaktose-N-Acetylglucosamin-Strukturen enthalten (TUOMANEN, 1988). FHA und PT werden von den Bakterien sezerniert und können somit nicht nur für B. pertussis, sondern auch für andere Bakterien als Adhäsion fungieren, was die oft beobachtete Kolonisation Keuchhustenkranker mit Pneumokokken, Haemophilus influenzae und anderen Keimen erklären könnte (TUOMANEN, 1986).

Für zumindest einen Teil der beim Keuchhusten vorkommenden Symptomatik dürfte das Pertussis-Toxin (PT) verantwortlich sein (PITTMAN, 1984b). PT wurde wegen seiner verschiedenartigen biologischen Wirkungen früher auch als Lymphozytose-produzierender Faktor (LPF), als Histamin-sensibilisierender Faktor (HSF) oder als Inselzell-aktivierendes Protein (IAP) bezeichnet. Daneben zeigte das Protein auch adjuvante, mitogene und hämagglutinierende Eigenschaften (cf. FINGER & WIRSING von KÖNIG, 1987).

PT ist ein Hexamer (MW: etwa 120.000) aus fünf elektrophoretisch unterscheidbaren Bausteinen, die üblicherweise als S1, S2, S3, S4 und S5 bezeichnet werden. Das Hexamer ist aus den Teilen S1, aus den Dimeren S2:4, S3:4 und aus dem wahrscheinlich als Verbindungsstück fungierenden S5 aufgebaut. PT zeigt damit eine gewisse Konformität mit dem A-B-Modell anderer bakterieller Toxine, wobei A (S1) die toxische Komponente darstellt, das Oligomer B (S2–S5) dagegen unter anderem den Kontakt mit der Zielzelle herstellt (TAMURA et al., 1982). S1 mit einem Molekulargewicht von 28.000 Dalton besitzt enzymatische Aktivitäten einer ADP-Ribosyltransferase. Die gegenwärtige Auffassung ist, daß PT mittels des Dimers S2:4 oder S3:4 an die Zielzelle bindet und das A-Protomer (S1) anschließend in die Zielzelle aufgenommen und in einer ATP-abhängigen Reaktion so verändert wird, daß es enzymatisch aktiv ist. Das Substrat für S1 scheinen die GTP-bindenden Proteine (G-Proteine) der Zellmembran zu sein. Die ADP-Ribosylierung dieser Proteine erklärt verschiedene Effekte von PT, wie zum Beispiel die Änderung der intrazellulären Adenylzyklase, die Stimulation der Insulinsekretion, die Auslösung einer Hypotension und seine positive inotrope Wirkung. Andere biologische Eigenschaften, wie Mitogenität, adjuvante Aktivität, Induktion einer Lymphozytose, Histamin-Sensibilisierung und Änderungen der Gefäßpermeabilität scheinen auf eine weitere, durch die Dimere S2:4 und S3:4 vermittelte Veränderung im Zellstoffwechsel zurückzuführen zu sein, wobei hierzu das S1-Protomer nicht notwendig ist (cf. UI, 1988).

Ein weiterer Virulenzfaktor ist die Adenylzyklase (AC) von B. pertussis, die zuerst in einer Pertussis-Vakzine gefunden wurde. Das komplexe Molekül, das ein Molekulargewicht von 216 kD zu haben scheint (HEWLETT et al., 1989), wird im Gegensatz zu PT nur in kleinen Mengen in den Kulturüberstand sezerniert. Die enzymatische Aktivität des prokaryoten Enzyms wird durch das eukaryote Molekül Calmodulin aktiviert (WOLFF et al., 1973, 1988; GOLDHAMMER et al., 1981). Die Funktion des Moleküls besteht in einer Hemmung verschiedener Effektorfunktionen des Wirtsorganismus. Aus diesem Grund wird das Gesamtmolekül auch als Adenylcyklase-Toxin (ACT) bezeichnet (CONFER et al., 1985). Es konnte gezeigt werden, daß ACT bei Makrophagen, Monozyten und polymorphkernigen Granulozyten die Bildung von Sauerstoffradikalen, die Chemilumineszenz, die Phagozytose, die bakterizide Aktivität, die Phagosom-Lysosom-Fusion und die Chemotaxis hemmt. ACT hemmt ferner die zytolytische Aktivität von NK-Zellen und führt bei Hypophysenzellen der Ratte zur Ausschüttung einer Reihe von Hormonen. ACT ist ausschließlich bei Phase 1-Organismen von B. pertussis zu finden und wird unter der Kontrolle des vir-Gens exprimiert, wie an Studien mit Tn5-Insertionsmutanten nachgewiesen werden konnte. Es wird angenommen, daß ACT, das in ähnlicher Form als Ödem-induzierender Faktor (EF) bei Bacillus anthracis vorkommt (LEPPLA, 1982), die phagozytierenden Effektorzellen des Wirtsorganismus hemmt und möglicherweise die Schleimproduktion der Trachea-Epithelzellen steigert (cf. HEWLETT et al., 1985).

Bereits 1909 beschrieben BORDET & GENGOU ein Toxin von B. pertussis, das sie als hitzelabiles Endotoxin charakterisierten und das heute auch als »dermonecrotic toxin«, »mouse lethal toxin« oder einfach hitzelabiles Toxin (HLT) bezeichnet wird. Das intrazellulär gelegene Toxin ist relativ instabil, bindet nach Desintegration der Zellen leicht an andere Zellbestandteile und ist daher schlecht in reiner Form darstellbar. Die Angaben über das Molekulargewicht von HLT aus B. pertussis schwanken zwischen 89.000 und 130.000 (ENDOH et al., 1986a; LIVEY & WARDLAW, 1984; ZHANG & SEKURA, 1985). Die biologische Wirkung von HLT ist wegen der schwierigen Reindarstellung nicht vollständig geklärt. HLT führt nach s.c.-Injektion bei Babymäusen zu einer hämorrhagischen Nekrose der Haut. Ähnliche Effekte können bei Meerschweinchen und Kaninchen beobachtet werden, wobei es initial zu einer Ischämie und Ödembildung kommt (KUROKAWA et al., 1969; LIVEY & WARDLAW, 1984). Als Mechanismus wird hierbei eine durch HLT induzierte Vasokonstriktion diskutiert, wie sie sich auch an glatten Muskelzellen der Aorta von Meerschweinchen und Ratten zeigen ließ (ENDOH et al., 1986b, ENDOH et al., 1988). Die Bedeutung von HLT bei der Pathogenese des Keuchhustens ist unklar. Eine Beteiligung des Toxins an der initialen Besiedlung der Atemwege durch eine Vasokonstriktion von Arteriolen in der Trachea wird diskutiert (NAKASE & ENDOH, 1988).

Das eigentliche Endotoxin von B. pertussis ähnelt in seiner Struktur und biologischen Aktivität dem LPS anderer Gram-negativer Bakterien (FINGER et al., 1976). Im Unterschied zu der erheblichen Heterogenität im Polysaccharidanteil des LPS bei anderen Spezies sind bei B. pertussis nur zwei unterschiedliche LPS bekannt (LeDUR et al., 1980), die wegen der Länge ihrer Polysaccharidketten auch als Lipooligosaccharid (LOS) bezeichnet werden. Das Lipopolysaccharid der Bakterien ist ferner nur zum Teil für die immunmodulierende Aktivität von B. pertussis in verschiedenen experimentellen Modellen verantwortlich (WIRSING von KÖNIG et al., 1981). Die Vielzahl biologischer Aktivitäten von LPS scheint darüber hinaus bei der Pathogenese des Keuchhustens nur eine untergeordnete Rolle zu spielen, da beispielsweise Fieber als eine der typischen Endotoxinwirkungen bei Keuchhusten meist fehlt.

Ein weiteres kleinmolekulares Toxin, das als Trachea-Cytotoxin (TCT) bezeichnet wird, wurde erst vor einigen Jahren isoliert (GOLDMAN et al., 1982). Es hat ein Molekulargewicht von 921 Dalton und besteht aus Alanin, Glutamin, Diaminopimelinsäure, Muraminsäure und Glucosamin. Das Molekül weist somit eine enge chemische Verwandtschaft zur Peptidoglycanstruktur der Bakterienwand auf, da Aminopimelinsäure und Muraminsäure nur in diesem Makromolekül vorkommen (SCHLEIFER & KANDLER, 1972). TCT scheint in allen Spezies des Genus Bordetella vorzukommen (COOKSON & GOLDMAN, 1987). Der funktionellen Bedeutung von TCT wurde mit Untersuchungen am Trachealring von Hamstern und an kultivierten Trachea-Zellen des Hamsters nachgegangen.

Diese Experimente zeigten, daß TCT in relativ kurzer Zeit zur Nekrose fast aller zilientragenden Epithelzellen führt (GOLDMAN et al., 1982), ein Befund, den die Autoren mit Autopsiebefunden bei Keuchhustenpatienten (MALLORY & HORNOR, 1912) korrelierten.

Charakteristisch für Bordetella pertussis ist ferner eine Phasenverschiebung von der Glattform (Phase I) über Intermediärformen (Phasen II und III) zur Rauhform (Phase IV), die nach längerer Kultur der Bakterien in vitro auftritt (Tab. 2) (LESLIE & GARDNER, 1931). Die Phasenverschiebung ist vor allem durch den sukzessiven Verlust von Virulenzfaktoren, wie PT, FHA, HLT, AC, AGG und OMP gekennzeichnet (GOLDMAN et al., 1984). Daneben besitzen avirulente (Phase IV) Bakterien die Fähigkeit, auch auf einfachen Nährmedien zu wachsen, und sind gegen Hemmstoffe weniger empfindlich als virulente Stämme von B. pertussis (PARKER, 1976). Während die Phasenverschiebung nur selten reversibel ist, besitzt B. pertussis unter bestimmten Kulturbedingungen ferner die Fähigkeit zur reversiblen phänotypischen Modulation zwischen einem als X-mode bezeichneten virulenten und einem als C-mode bezeichneten avirulenten Phänotyp (Tab. 2) (LACEY, 1960). Die Bedeutung beider Phänomene für die Pathogenese des Keuchhustens ist bisher nicht geklärt.

Der Mensch ist nach jetzigem Kenntnisstand der einzige natürliche Wirt von B. pertussis und B. parapertussis. Daher sind im Gegensatz zu der Vielzahl von biochemischen, molekularbiologischen und tierexperimentellen Daten, die während der vergangenen 15 Jahre über die Virulenzfaktoren von B. pertussis zusammengetragen wurden, die Angaben über Wechselbeziehungen zwischen humanem Wirtsorganismus und B. pertussis eher spärlich. Zur Untersuchung der Wirtsbeziehungen sind eine Vielzahl von Tiermodellen entwickelt worden, die jedoch alle kaum der Erkrankung beim Menschen ähneln (cf. SATO & SATO, 1988; WARDLAW & PARTON, 1988).

Variation	Induktion	Veränderungen
Phasenverschiebung	Spontan, Mutation	Verlust von PT, FHA, ACT, AGGs, HLT einigen OMP (wenig reversibel)
Antigene Modulation	Umweltbedingungen	wie vor (leicht reversibel)
Serotyp-Variationen	unbekannt	Verlust von AGGs

(modifiziert nach WARDLAW und PARTON, 1988)

Tab. 2 Veränderungen der Strukturbausteine von B. pertussis bei der Phasenverschiebung, der antigenen Modulation und der Serotypvariation

Bei der menschlichen Erkrankung werden die Bakterien durch Aerosole übertragen. Nach Untersuchungen von MacDONALD & MacDONALD (1933) ist bereits mit einer infektiösen Dosis von 140 koloniebildenden Einheiten ein Keuchhusten zu erzeugen. Nach der Adhärenz der Bakterien an den zilientragenden Zellen des Nasopharynx scheinen sie sich dort zu vermehren und die Symptome des Stadium catarrhale (Rhinorrhoe, konjunktivale Injektion, Niesen) hervorzurufen. Inwieweit der mucinhaltige Schleim in Analogie zur Infektion von Schweinen mit B. bronchiseptica (ISHIKAWA & ISAYAMA, 1987) eine Adhäsion verhindern kann, ist nicht bekannt. Eine Besiedlung der Trachea und Bronchien schließt sich an, wobei auch hier die Mechanismen unbekannt sind. Es wird für möglich gehalten, daß das »Einziehen« im Anschluß an eine Hustenattacke die Kolonisierung der tieferen Atemwege vereinfacht.

Die typischen Symptome des Keuchhustens während der Konvulsivphase werden dann nach einer weitgehend akzeptierten Hypothese von PITTMAN (1979) durch die bei B. pertussis gefundenen Virulenzfaktoren verursacht, wobei die exakte Rolle der einzelnen Faktoren nicht geklärt ist. Insbesondere ist nicht sicher, welche Strukturbausteine der Bakterien für die charakteristischen paroxysmalen Hustenattacken verantwortlich sind.

Gleiches gilt für die Mechanismen, die für die Überwindung der Infektion und das Verschwinden der Bakterien aus dem Organismus verantwortlich sind.

Obwohl schon BORDET & GENGOU (1907, 1909) agglutinierende und komplement-bindende Antikörper gegen B. pertussis nach Keuchhusten beschrieben hatten, konnten erst nach der Einführung empfindlicher Verfahren, wie Enzym- oder Radioimmunoassay (NAGEL et al., 1985, VILJANEN et al., 1982; WIRSING von KÖNIG & FINGER, 1981) Antikörper bei einem Großteil der Erkrankten nachgewiesen werden, wobei durch die gleichzeitige Messung von IgG-, IgA-, und IgM-Antikörper eine weitergehende Differenzierung zwischen natürlicher Infektion und Impfreaktion möglich war (FINGER & WIRSING von KÖNIG, 1985; NAGEL & POOT-SCHOLTENS, 1983). Im Anschluß an die Entwicklung von Immunoassays mit ganzen Bakterien wurde zunehmend versucht, isotypische Antikörper gegen einzelne Strukturbausteine, insbesondere gegen FHA und PT, nachzuweisen. Zum Nachweis von anti-FHA wurde von GRANSTRÖM et al. (1982) eine ELISA-Methodik entwickelt. BURSTYN et al. (1983), NAGEL et al. (1985), WINSNES et al. (1985) und ZACKRISSON et al. (1988) untersuchten mit einem ELISA die isotypische Immunantwort bei Geimpften und Infizierten gegenüber PT, während eine schwedische Arbeitsgruppe (GILLENIUS et al., 1985; GRANSTRÖM et al., 1985) vor allem neutralisierende Antikörper gegen PT in einem Testsystem mit CHO-Zellen (Chinese hamster ovary-Zellen) nachzuweisen suchte, ein Verfahren das auf einem typischen Verklumpen (Clustering) der Zellen bei Anwesenheit von PT beruht. Die Antikörper gegen PT sind vor allem gegen die Untereinheit 1, mitunter aber auch gegen S2, S3 oder S4 gerichtet.

Während der Konvulsivphase des Keuchhustens werden im Serum der Erkrankten spezifische Antikörper auch gegen weitere, oben dargestellte Virulenzfaktoren nachweisbar. Bei den meisten Infizierten und Geimpften werden Antikörper gegen das 69 kD-Protein gefunden, Antikörper gegen ACT und HLT sind gleichfalls beschrieben worden. Antikörper gegen die Agglutinogene von B. pertussis findet man häufiger nach Impfung mit Ganzzellimpfstoff als nach natürlicher Infektion.

Die Antikörper, die nach natürlicher Infektion den Klassen IgM, IgA, IgG und vereinzelt auch IgE angehören, persistieren mitunter über längere Zeit, gelegentlich sind sie jedoch bereits nach einigen Jahren nicht mehr nachweisbar. Gleiches gilt für die im Nasalsekret nachweisbaren IgA-Antikörper (GOODMAN et al., 1981; ASHWORTH et al., 1982a; GRANSTRÖM et al., 1988). Nach Impfung mit der Ganzzellvakzine gehören die Antikörper vornehmlich den Isotypen IgM und IgG an, vereinzelt werden auch spezifische IgE-Antikörper gefunden; IgA-Antikörper im Nasalsekret finden sich nach Impfung nur in geringer Konzentration (THOMAS et al., 1990).

Obwohl also in der Spätphase des Keuchhustens spezifische Antikörper gegen Antigene von B. pertussis nachgewiesen werden können und auch im Nasopharyngealschleim IgA-Antikörper gegen die Bakterien vorhanden sind, konnte der genaue Ablauf der immunologischen Abwehrreaktion gegen die Bakterien noch nicht geklärt werden. Bislang ist darüber hinaus unbekannt, welche Strukturbausteine von B. pertussis als protektive Antigene anzusehen sind. Unklar ist ferner, ob die Bakterien in der Lage sind, ins Zellinnere zu gelangen, wie kürzlich bei Zellkulturen (HeLa-Zellen) mit B. parapertussis beschrieben wurde (EWANOWICH et al., 1989). Desgleichen ist unklar, inwieweit Zellen des mononukleär-phagozytierenden Systems und T-Lymphozyten an der Elimination von B. pertussis beteiligt sind. Die Vielzahl der tierexperimentellen Befunde, die übereinstimmend nach einer Injektion abgetöteter Zellen von B. pertussis über eine Aktivierung beider Systeme berichten (cf. FINGER & WIRSING von KÖNIG, 1987), legt die Beteiligung dieser Zellen jedoch auch beim menschlichen Keuchhusten nahe.

Nach durchgemachtem Keuchhusten entsteht eine langdauernde antibakterielle Immunität, wobei allerdings keine sichere Kreuzimmunität zwischen B. pertussis und B. parapertussis besteht. Aufgrund des Fehlens adäquater Tiermodelle war es bislang auch nicht sicher möglich, das oder die protektiven Antigene der Bakterien sicher zu definieren. Eine Vielzahl von Befunden spricht allerdings dafür, daß das oder die protektiven Antigene gleichzeitig Virulenzfaktoren der Bakterien sind.

Aufgrund dieser Befunde sind, vor allem in Japan, azelluläre Vakzinen entwikkelt worden, die in verschiedenen Ländern als Keuchhustenimpfstoff eingesetzt werden (cf. ROBINSON & ASHWORTH, 1988). Allen azellulären Vakzinen ist zunächst gemeinsam, daß sie, im Gegensatz zu den meisten Ganzzellvakzinen, kein aktives PT und kein Lipopolysaccharid von B. pertussis enthalten. Zur Anwendung am Menschen werden sie zumeist mit Diphtherietoxoid und Tetanustoxoid zu einem Dreifachimpfstoff (DTaP) kombiniert.

Diese azellulären Vakzinen bestehen entweder nur aus toxoidiertem PT (Monokomponentvakzinen) (Tab. 3), toxoidiertem PT und FHA (Bikomponentenvakzinen) (Tab. 4), toxoidiertem PT, FHA und anderen Adhäsinen (Tab. 5) oder aus einer Mischung aus verschiedenen Antigenen in unterschiedlicher Zusammensetzung (Tab. 6). Die Antigene werden bislang durch unterschiedliche physika-

Entwickler/Hersteller	Status
Amvax	Phase II
Biken (JNIH-7)	Inaktiv
Massach. State Lab.	Phase II
Mérieux	Inaktiv
Michigan State Lab.	Inaktiv
Sclavo	Phase II
Schweizer Serum.	Phase II

Tab. 3 Monovalente azelluläre Vakzinen aus toxoidiertem PT

Entwickler/Hersteller	Status
Biken/Connaught	Phase II
Biken (JNIH-7)	In Japan zugelassen
Kaketsuken	In Japan zugelassen
Mérieux	Phase III (Senegal)
Michigan State Lab.	Phase II
Smith Kline	Phase II

Tab. 4 Bivalente azelluläre Vakzinen aus toxoidiertem PT und FHA

Entwickler/Hersteller	Status
CAMR (PT, FHA, AGGs)	Phase II
Connaught (PT, FHA, AGGs)	Phase II
Lederle (PT, FHA, 69 kD)	Phase II
Sclavo (PT, FHA, 69 kD)	Phase I
Smith Kline (PT, FHA, 69 kD)	Phase II

Tab. 5 Trivalente azelluläre Vakzinen aus toxoidiertem PT, FHA und AGG

Entwickler/Hersteller	Status
Chiba	In Japan zugelassen
Connaught	Phase II
Denka	In Japan zugelassen
Kitasato	In Japan zugelassen
Takeda	In Japan zugelassen
Takeda/Lederle	Phase III (BRD)

Tab. 6 Multivalente azelluläre Vakzinen

lisch-chemische Verfahren aus Kulturen von B. pertussis isoliert. Enzymatisch aktive Bestandteile wie PT werden durch konventionelle Methoden (Formaldehyd bzw. Glutaraldehyd) toxoidiert. Daneben sind auch, vor allem in Italien, auf molekularbiologischem Wege toxoidierte Vakzinen entwickelt worden (PIZZA et al., 1989).

Zusammenfassung

Obwohl der Erreger des Keuchhustens, Bordetella pertussis, seit 85 Jahren bekannt ist, konnten erst während des vergangenen Jahrzehnts einzelne Strukturbausteine der Bakterien isoliert und charakterisiert werden, die den Bakterien vor allem zur Adhäsion an die Zielzellen und zur Umgebung der Abwehrreaktionen des Wirtsorganismus dienen.

Ein Adhäsionsfaktor ist beispielsweise das Filamenthämagglutinin, ein 220 kD großes Molekül, das an bestimmte Strukturen der zilienbewehrten Epithelzellen im menschlichen Respirationstrakt bindet. Die Agglutinogene, die in der Diagnostik zur Differenzierung von Bordetellen genutzt werden, dienen als bakterielle Fimbrien gleichfalls zum Kontakt mit der Zielzelle. Als weiteres Adhäsin fungiert ein 69 kD großes, auch als Pertactin bezeichnetes Protein, dem auch eine Bedeutung als protektives Antigen zugesprochen wird.

Von besonderer Bedeutung ist das Pertussis-Toxin, welches in Form eines 120 kD großen Hexamers aus fünf unterscheidbaren Untereinheiten aufgebaut ist. Die Untereinheit 1 besitzt die enzymatische Aktivität einer ADP-Ribosyltransferase und greift so in den Zellstoffwechsel ein. Die Untereinheiten 2–5 binden an die Zilien der Atemwegsepithelien sowie an andere Membranrezeptoren.

Weiterhin produzieren die Bakterien Adenylcyklasetoxin, das vor allem die Funktion der phagozytierenden Zellen hemmt, und Trachea-Cytotoxin, ein kleines, dem Peptidoglycan bakterieller Zellwände verwandtes Molekül, das eine Ziliostase verursacht. Schon länger bekannt ist das hitzelabile Toxin von B. pertussis, welches nach intradermaler Injektion dermonekrotisch wirkt.

Die bis dahin unerklärliche Pathogenese des Keuchhustens erschien durch die Isolierung und Charakterisierung der verschiedenen Virulenzfaktoren in einem neuen Licht. Daneben wurden die isolierten Strukturbausteine jedoch auch genutzt, um azelluläre Pertussisvakzinen zu entwickeln, die heute in unterschiedlicher Zusammensetzung aus toxoidiertem Pertussis-Toxin, Filamenthämagglutinin, Agglutinogenen und 69 kD-Protein aufgebaut sind.

Während die Bakterien und ihre Virulenzfaktoren somit relativ gut untersucht sind, ist der Mechanismus der nach einem Keuchhusten oder nach Impfung entstehenden Immunität gegenüber B. pertussis nicht zufriedenstellend geklärt.

Im Verlauf einer Infektion mit den Bakterien, wie auch nach der Injektion von zellulären und azellulären Vakzinen kommt es zur Bildung von Antikörpern gegen fast alle der oben beschriebenen Strukturbausteine. Die Antikörper gehören bei der natürlichen Infektion den Klassen IgM, IgA und IgG an, während nach Impfung vor allem IgM und IgG gebildet werden. In seltenen Fällen kann auch spezifisches IgE gefunden werden. Neben der Antikörperantwort kommt es aber auch zu einer zellvermittelten Immunreaktion gegen eine Vielzahl von Antigenen. Bislang konnte nicht vollständig geklärt werden, welche Art der Abwehrreaktion gegenüber welchen Bausteinen von B. pertussis für die nach natürlicher Infektion beobachtete lang andauernde Immunität verantwortlich ist.

Somit ist auch erklärlich, daß die Frage nach den protektiven Antigenen der Bakterien bislang nicht sicher beantwortet werden kann.

Literatur

ARICO, B., R. RAPPUOLI: Bordetella parapertussis and Bordetella bronchiseptica contain transcriptionally silent pertussis toxin genes. J. Bact. 169, 2847–2853 (1987).

ASHWORTH, L. A. E., R. B. FITZGEORGE, L. IRONS, C. P. MORGAN, A. ROBINSON: Rabbit nasopharyngeal colonization by Bordetella pertussis: the effects of immunization on clearance and on serum and nasal antibody levels. J. Hyg. Camb., 88, 475–486 (1982a).

ASHWORTH, L. A. E., L. I. IRONS, A. B. DOWSETT: Antigenic relationship between serotype specific agglutinogen and fimbriae of Bordetella pertussis. Infect. Immun., 37, 1278–1283 (1982b).

ASHWORTH, L. A. E., A. ROBINSON, S. FUNNELL, N. SEABROCK: Agglutinogens and fimbriae of Bordetella pertussis. 5th Intl. Symposium on Pertussis (M. Kimura) Tokai University. Tokio 1989.

BORDET, J., U. GENGOU: Le microbe de la coqueluche. Ann. Inst. Pasteur 20, 48–68 (1906).

BORDET, J., O. GENGOU: Le microbe de la coqueluche. Reponse à l'article précédent de M. Reyher. Ann. Inst. Pasteur 20 (1907).

BORDET, J., P. GENGOU: L'endotoxine coquelucheuse. Ann. Inst. Pasteur 23, 415–419 (1909).

BORDET, J., O. GERGOU: Le diagnostic de la coqueluche fruste par la méthode de la fixation de l'alexine. Centralbl. Bakt. 1. Abt. Orig., 58 (1911).

BRENNAN, M. J., Z. M. LI, R. D. SHAHIN, D. L. BURNS, N. Y. NGUYEN, T. Y. LIU: Structural and functional properties of a 69-kilodalton outer membrane protein of Bordetella pertussis. Abstr. 5th Intl. Symposium on Pertussis, 76–77 (1988).

BURSTYN, D. G., L. J. BARAFF, M. S. PEPPLER, R. D. LEAKE, J. St. GEME Jr., C. R. MANCLARK: Serological response to filamentous hemagglutinin and lymphocytosis promoting toxin of Bordetella pertussis. Infect. Immun. 41, 1150–1156 (1983).

CONFER, D. L., J. W. EATON: Bordetella adenylate cyclase: host toxicity and diagnostic utility. Dev. Biol. Stand. 61, 3–10 (1985).

COOKSON, B. T., W. E. GOLDMAN: Tracheal cytotoxin: a conserved virulence determinant of all Bordetella species. J. Cell. Biochem. 11B, 124 (1987).

ENDOH, M., M. AMITAMI, Y. NAKASE: Purification and characterization of heat-labile toxin from Bordetella bronchiseptica. Microbiol. Immunol. 30, 659–673 (1986a).

ENDOH, M., M. NAGAI, Y. NAKASE: Effect of Bordetella heat-labile toxin on perfused lung preparations of guinea pigs. Microbiol. Immunol. 30, 1239–1246 (1986b).

ENDOH, M., M. NAGAI, T. UEDA, Y. YOSHIDA, Y. NAKASE: Cytopathic effect of heat-labile toxin of Bordetella parapertussis on aortic smooth muscle cells from pigs and guinea pigs. Microbiol. Immunol. 32, 1877–1880 (1988).

EWANOWICH, C. E., R. K. SHERBURNE, S. F. P. MAN, M. S. PEPPLER: Bordetella parapertussis invasion of HeLa 229 Cells and human respiratory epithelial cells in primary culture. Infect. Immun. 57, 1240–1247 (1989).

FINGER, H., C. H. WIRSING von KÖNIG: Serological diagnosis of whooping cough. Dev. biol. Stand. 61, 331–335 (1985).

FINGER, H., C. H. WIRSING von KÖNIG: Enhancement and suppression of immune responsiveness by bacteria, bacterial products and extracts. In: TSCHIESCHE, W. (Ed.): Immunomodulation by microorganisms. G. Fischer, Jena, 7–118 (1987).

FINGER, H., B. HEYMER, H. HOF, E. T. RIETSCHEL: Über Struktur und biologische Aktivität von Bordetella pertussis Endotoxin. Zbl. Bakt. Hyg. Abt. 1. Orig. A, 235, 56–64 (1976).

FREDRIKSEN, J. H., L. O. FROHOLM, S. B. PAULSEN: Purification and preliminary characterization of agglutinogen 3 from Bordetella pertussis. Dev. Biol. Stand. 61, 187–196 (1985).

GILLENIUS, P., E. JÄÄTMAA, P. ASKELOEF, M. GRANSTROEM, M. TIRU: Standardization of an assay for pertussis toxin and antitoxin in microplate culture of Chinese hamster ovary cells. J. Biol. Stand. (1985).

GOLDHAMMER, A. R., J. WOLFF, G. H. COOK, S. A. BERKOWITZ, C. B. KLEE, C. R. MANCLARK, E. L. HEWLETT: Spurious protein activators of Bordetella pertussis adenylate cyclase are calmodulin. Eur. J. Biochem. 115, 605–609 (1981).
GOLDMAN, S., E. HANSKI, F. FISH: Spontaneous phase variation in Bordetella pertussis is a multistep non-random process, EMBO J. 3, 1353–1356 (1984).
GOLDMAN, W. E., D. G. KLAPPER, J. B. BASEMAN: Detection, isolation and analysis of a released Bordetella pertussis product toxic to cultured tracheal cells. Infect. Immun. 36, 782–794 (1982).
GOODMAN, Y. E., A. J. WORT, F. L. JACKSON: Enzyme linked immunosorbent assay for detection of pertussis immunoglobulin A in nasopharyngeal secretions as an indicator of recent infection. J. Clin. Microbiol. 13, 286–292 (1981).
GRANSTROEM, G., P. ASKELOEF, M. GRANSTROEM: Specific immunoglobulin A to Bordetella pertussis antigens in mucosal secretions for rapid diagnosis of whooping cough. J. Clin. Microbiol. 26, 869–874 (1988).
GRANSTROEM, M., G. GRANSTROEM, P. GILLENIUS, P. ASKELOEF: Neutralizing antibodies to pertussis toxin in whooping cough. J. Infect. Dis. 151, 646–649 (1985).
GRANSTROEM, M., G. GRANSTROEM, A. LINDFORS, P. ASKELOEF: Serologic diagnosis of whooping cough by an enzyme-linked immunosorbent assay using fimbrial hemagglutinin as antigen. J. Infect. Dis. 146, 741–745 (1982).
HEWLETT, E. L., V. M. GORDON, J. D. McCAFFERY, W. M. SUTHERLAND, M. C. GRAY: Adenylate cyclase toxin from Bordetella pertussis: Identification and purification of the holotoxin molecule. J. Biol. Chem. 264, 19379–19384 (1989).
HEWLETT, E. L., A. A. WEISS, R. D. PEARSON, G. A. MYERS, M. J. CRONON: Bordetella adenylate cyclase toxin: its intoxication of mammalian cells and effects on cell functions. In: SEKURA, R. D., J. MOSS, M. VAUGHAN (Eds.): Pertussis Toxin. Academic Press. New York, 105–128 (1985).
IRONS, L., L. A. E. ASHWORTH, A. ROBINSON: Release and purification of fimbriae from Bordetella pertussis. Dev. Biol. Stand. 61, 153–163 (1985).
ISHIKAWA, H., Y. ISAYAMA: Evidence for sialyl glycoconjugates as receptors for Bordetella bronchiseptica on swine nasal mucosa. Infect. Immun. 55, 1607–1609 (1987).
KLOOS, W. E., W. J. DOBROGOSZ, J. W. EZZELL, B. R. KIMBRO, C. R. MANCLARK: DNA-DNA hybridisation, plasmids and genetic exchange in the genus Bordetella. In: MANCLARK, C. R., J. C. HILL (Eds.): Intl. Symposium on Pertussis. 70–80 (1979). USDHEW Publication No. (NIH) 79–1830. Washington, D.C.
KLOOS, W. E., N. MOHOPATRA, W. J. DOBROGOSZ, J. W. EZZELL, C. R. MANCLARK: Deoxynucleotide sequence relationship among Bordetella species. Int. J. System. Bacteriol. 31, 173–176 (1981).
KUROKAWA, M., S. ISHIDA, S. ASAKAWA: Attempts at analysis of toxicity of pertussis vaccine. Jap. J. Med. Sci. Biol. 22, 293–307 (1969).
LACEY, B. W.: Antigenic modulation of Bordetella pertussis. J. Hyg. Camb. 58, 57–93 (1960).
LeDUR, A., R. CHABY, L. SZABO: Isolation of two protein-free and chemically different lipopolysaccharides from Bordetella pertussis phenol extracted endotoxin. J. Bact. 143, 78–88 (1980).
LEPPLA, S. H.: Anthrax toxin edema factor: a bacterial adenylate cyclase that increases cAMP concentrations in eukaryotic cells. Proc. Nat. Acad. Sci. USA 79, 3162–3166 (1982).
LESLIE, P. H., A. D. GARDNER: The phases of Haemophilus pertussis. J. Hyg. Camb. 31, 423–443 (1931).
LIVEY, I., A. C. WARDLAW: Production and properties of Bordetella pertussis heat labile toxin. J. Med. Microbiol. 17, 91–103 (1984).
MacDONALD, H., E. J. MacDONALD: Experimental pertussis. J. Infect. Dis. 53, 328–330 (1933).
MALLORY, F. B., A. A. HORNOR: Pertussis: the histological lesions in the respiratory tract. J. Med. Res. 27, 115–123 (1912).
MARCHITTO, K. S., S. G. SMITH, C. LOCHT, J. M. KEITH: Nucleotide sequence homology to pertussis toxin gene in B. bronchiseptica and B. parapertussis. Infect. Immun. 55, 497–501 (1987).
NAGEL, J., E. J. POOT-SCHOLTENS: Serum IgA antibodies to Bordetella pertussis as an indicator of infection. J. Med. Microbiol. 16, 417–426 (1983).

NAGEL, J., S. de GRAAF, D. SCHIFF-EVERS: Improved serodiagnosis of whooping cough caused by Bordetella pertussis by determination of IgG anti-LPF antibody levels. Dev. Biol. Stand. 61, 325–330 (1985).
NAKASE, Y., M. ENDOH: Heat-labile toxin of Bordetella pertussis. In: WARDLAW, A. C., R. PARTON (Eds.): Pathogenesis and Immunity in Pertussis. J. Wiley & Sons. Chichester, 211–230 (1988).
NOVOTNY, P., M. KOBISCH, K. COWNLEY, A. P. CHUBB, J. A. MONTARAZ: Evaluation of Bordetella bronchiseptica vaccines in specific pathogen-free piglets with bacterial cell surface antigens in enzyme-linked immunosorbent assay. Infect. Immun. 50, 190–198 (1985).
PARKER, C. D.: Role of genetics and physiology of Bordetella pertussis in the production of vaccine and the study of host-parasite relationships in pertussis. Adv. Appl. Microbiol. 20, 27–42 (1976).
PARKER, C. D., S. ARMSTRONG, D. FRANK: Surface antigens of Bordetella pertussis. In: ATASSI, M. Z. (Ed.): 3rd Intl. Symposium on Immunobiology of Proteins and Peptides. Plenum Press, New York (1984).
PITTMAN, M.: Pertussis toxin: the cause of harmful effects and prolonged immunity of whooping cough. A hypothesis. Rev. Infectious Diseases 1, 401–412 (1979).
PITTMAN, M.: Genus Bordetella (Moreno-Lopez 1952 178al). In: KREIG, N. R. (Ed.): Bergeys Manual of Systematic Bacteriology. Williams and Wilkins. Baltimore, 388–393 (1984a).
PITTMAN, M.: The concept of pertussis as a toxin-mediated disease. Ped. Infect. Dis. 3, 467–479 (1984b).
PIZZA, M., A. BARTOLINI, M. PERUGINI, L. NENCIONI, T. M. DeMAGISTRIS, L. VILLA, D. NUCCI, R. MANETTI, M. BUGNOLI, F. GIOVANNONI, R. OLIVIERI, J. T. BARBIERI, H. SATO, R. RAPPUOLI: Mutants of pertussis toxin suitable for vaccine development. Science 246, 497–500 (1989).
PRESTON, N. W.: Prevalent serotypes of Bordetella pertussis in non-vaccinated communities. J. Hyg. Camb. 77, 85–91 (1976).
ROBINSON, A., L. A. E. ASHWORTH: Acellular and defined-component vaccines against pertussis. In: WARDLAW, A. C., R. PARTON (Eds.): Pathogenesis and Immunity in Pertussis. J. Wiley & Sons. Chichester, 399–418 (1988).
SATO, Y., H. SATO: Animal Models of Pertussis. In: WARDLAW, A. C., R. PARTON (Eds.): Pathogenesis and Immunity in Pertussis. J. Wiley & Sons. Chichester, 309–325 (1988).
SATO, Y., J. L. COWELL, H. SATO, D. G. BURSTYN, C. R. MANCLARK: Separation and purification of the hemagglutinins from Bordetella pertussis. Infect. Immun. 41, 313–320 (1983).
SATO, Y., K. IZUMIYA, M. ODA, H. SATO: Biological significance of Bordetella pertussis fimbriae or hemagglutinin: a possible role of the fimbriae or hemagglutinin for pathogenesis and antibacterial immunity. In: MANCLARK, C. R., J. C. HILL (Eds.): Intl. Symposium on Pertussis. 51–57 (1979). US-DHEW Publication No. (NIH) 79–1830. Washington, D.C.
SCHLEIFER, K. H., O. KANDLER: Peptidoglycan types of bacterial cells walls and their taxonomic implications. Bacteriol. Rev. 36, 407–477 (1972).
TAMURA, M., K. NOGIMORI, S. MURAI, M. YAJIMA, S. ITO, S. KATADA, M. UI: Subunit structure of islet-activating protein, pertussis toxin, in conformity with the A-B-model. Biochemistry 21, 5516 (1982).
THOMAS, M. G., L. A. E. ASHWORTH, E. MILLER, H. P. LAMBERT: Nasal immunoglobulin A responses to pertussis toxin, filamentous hemagglutinin, and agglutinogens 2 and 3 after infection with Bordetella pertussis and immunization with whole-cell vaccine. In: MANCLARK, C. R. (Ed.): Proc. 6th Intl. Symposium on Pertussis. 330–335 (1990). DHHS Publication No. (FDA) 90–1164, Bethesda, MD.
TUOMANEN, E.: Piracy of adhesion: attachment of superinfecting pathogens to respiratory cilia by secreted adhesins of Bordetella pertussis. Infect. Immun. 54, 906–908 (1986).
TUOMANEN, E.: Bordetella pertussis adhesins. In: WARDLAW, A. C., R. PARTON (Eds.): Pathogenesis and Immunity in Pertussis. J. Wiley & Sons. Chichester, 75–94 (1988).
TUOMANEN, E., J. O. HENDLEY: Adherence of Bordetella pertussis to human respiratory epithelial cells. J. Infect. Dis. 148, 125–130 (1983).

UI, M.: The multiple biological activities of pertussis toxin. In: WARDLAW, A. C., R. PARTON (Eds.): Pathogenesis and Immunity in Pertussis. J. Wiley & Sons. Chichester, 121–145 (1988).
URISU, A., J. L. COWELL, C. R. MANCLARK: Filamentous hemagglutinin has a major role in mediating adherence of Bordetella pertussis to human WiDr cells. Infect. Immun. 52, 695–701 (1986).
VILJANEN, M. K., O. RUUSKANEN, C. GRANBERG, T. T. SALMI: Serological diagnosis of pertussis: IgM, IgA and IgG antibodies to Bordetella pertussis measured by enzyme-linked immunosorbent assay (ELISA). Scand. J. Infect. Dis. 14, 117–122 (1982).
WARDLAW, A. C., R. PARTON: The host-parasite relationship in pertussis. In: WARDLAW, A. C., R. PARTON: Pathogenesis and Immunity in Pertussis. J. Wiley & Sons. Chichester, 327–352 (1988).
WINSNES, R., T. LONNES, B. MOGSTER, B. P. BERDAL: Antibody responses after vaccination and disease against leukocytosis promoting factor, filamentous hemagglutinin, lipopolysaccharide and a protein binding to complement-fixing antibodies during whooping cough. Dev. Biol. Stand. 61, 353–365 (1985).
WIRSING von KÖNIG, C. H., B. HEYMER, H. HOF, H. FINGER, P. EMMERLING: Biological activity of Bordetella pertussis in lipopolysaccharide resistant mice. Infect. Immun. 33, 223–227 (1981).
WIRSING von KÖNIG, C. H., H. FINGER: Detection of antibody to Bordetella pertussis with 125-I protein A. Med. Microbiol. Immunol. 169, 83–89 (1981).
WOLFF, J., G. H. COOK: Activation of thyroid membrane adenylate cyclase by purine nucleotides. J. Biol. Chem. 248, 350–355 (1973).
WOLFF, J., G. H. COOK, A. R. GOLDHAMMER, S. A. BERKOWITZ: Calmodulin activates prokaryotic adenylate cyclase. Proc. Nat. Acad. Sci. USA 77, 3841–3844 (1988).
ZACKRISSON, G., I. KRANTZ, T. LAGERGARD, P. LARSSON, R. SEKURA, N. SIGURS, J. TARANGER, B. TROLLFORS: Antibody response to pertussis toxin in patients with clinical pertussis measured by enzyme-linked immunosorbent assay. Eur. J. Clin. Microb. Infect. Dis. 7, 149–154 (1988).
ZHANG, Y. L., R. D. SEKURA: Isolation and characterization of heat-labile toxin from Bordetella pertussis. Feder. Proceedings 44, 674 (1985).

K. STEHR

Wirkung und Nebenwirkungen azellulärer Pertussis-Impfstoffe

In der Vergangenheit war der Ganzkeimimpfstoff gegen Keuchhusten vor allem durch die Anschuldigung belastet, bleibende neurologische Schäden zu verursachen. Es konnte jedoch in den vergangenen 10 Jahren durch eine Reihe von Untersuchungen überzeugend dargelegt werden, daß zwar ein zeitlicher Zusammenhang von DPT-Impfung und neurologischen Erkrankungen erkannt werden kann, aber bis heute kein Ansatzpunkt für einen kausalen Zusammenhang zwischen neurologischer Erkrankung und Pertussis-Impfung gefunden wurde. Auch in Tierversuchen ist es bisher nicht gelungen, durch Injektion von Pertussiskeimen eine Enzephalopathie oder andere neurologische Erkrankungen auszulösen (5, 6, 8, 10, 11, 16, 20, 22, 24).

Eine weitere Belastung für die Pertussis-Impfung bestand in der Beobachtung einer zeitlichen Koinzidenz von zahlreichen Fällen eines plötzlichen Kindstodes (SIDS) mit der DPT-Impfung. Da diese häufig in einem Alter durchgeführt wird, in dem zugleich auch der Häufigkeitsgipfel plötzlicher Kindstodesfälle liegt, ist ein zeitlicher Zusammenhang zu erwarten. Aber erst in der zweiten Hälfte der achtziger Jahre zeigten zwei umfangreiche, gut kontrollierte Studien, daß ein kausaler Zusammenhang zwischen Pertussis-Impfung und SIDS nicht besteht (12, 21).

Die erste Studie wurde über acht Jahre in Norwegen durchgeführt und umfaßt 222 Fälle von SIDS (21). Davon traten 53 Fälle innerhalb eines Monats nach der Impfung auf. Ein Vergleich der beobachteten Zeitpunkte mit der erwarteten theoretischen Häufigkeitsverteilung ergab, daß die Pertussisimpfung kein ätiologischer Faktor für SIDS ist. Eine weitere kontrollierte Studie, die 800 SIDS-Fälle umfaßt, wurde in den USA durchgeführt (12). Diese zeigte, daß für die SIDS-Fälle sogar insgesamt eine geringere Wahrscheinlichkeit bestand, den DPT-Impfstoff erhalten zu haben (Tab. 1).

Nachdem durch eine Reihe von Studien bewiesen wurde, daß die DPT-Impfung keine bleibenden neurologischen Erkrankungen verursacht, konnte mit Hilfe

1. Organoazidurie (Glutarazidurie Typ 1 = Glutaryl-CoA-Dehydrogenase-Defekt).
2. Balkenagenesie bzw. -hypoplasie.
3. Aicardi-Syndrom.
4. Peroxisomenmangelerkrankung (Neonatale Adrenoleukodystrophie).
5. Metachromatische Leukodystrophie.
6. Orthochromatische Leukodystrophie.
7. Lennox-Syndrom bei primärer Hirnstamm- und Kleinhirnatrophie.
8. Pachygyrie und Lissenzephalie (Autosomal-rezessive Migrationsstörung).
9. Arteriopathia calcificans infantum.

K. STEHR Universitätsklinik mit Poliklinik für Kinder und Jugendliche, Erlangen

Tab. 1 Diagnosen von Erkrankungen, deren klinische Erstmanifestation mit der Pertussisimpfung (1–8) bzw. DT-Impfung (9) zeitlich zusammenfielen (1982–1990).

der Nordbayerischen Studie darüber hinaus auch ein Katalog von präexistierenden Erkrankungen aufgestellt werden, die in zeitlichem Zusammenhang mit Impfungen im ersten Lebensjahr manifestiert werden können und daher früher irrtümlich in kausalen Zusammenhang zur Impfung gebracht worden sind (22).

Die Kommission für Infektionen und Impfungen der Deutschen Gesellschaft für Kinderheilkunde sowie die Ständige Impfkommission des BGA haben sich 1989 und 1990 in mehreren Sitzungen mit der Bewertung der Pertussisimpfung aus heutiger Sicht befaßt. Die Beratungen fanden ihren Niederschlag in zwei Publikationen, die im Bundesgesundheitsblatt 1991 veröffentlicht werden (23).

Das Ergebnis besteht in einer Empfehlung der DPT-Impfung für alle Kinder ab 3. Lebensmonat. Empfohlen werden derzeit drei Impfungen im Abstand von vier Wochen sowie eine Wiederauffrischung etwa ein Jahr nach der dritten Impfung.

Auch die zeitliche Begrenzung der DPT-Impfung bis zum 2. Lebensjahr wurde aufgehoben, weil dafür keine fundierte Begründung besteht.

Es ist jedoch als erwiesen anzusehen, daß der heute in Deutschland zugelassene Ganzzellimpfstoff stärkere lokale und fieberhafte Allgemeinreaktionen von einigen Stunden bis Tagen Dauer nach der Impfung verursachen kann. Diese vorübergehenden Nebenwirkungen sind häufiger als bei anderen Impfstoffen, wie z. B. der DT-Vakzine (7, 9, 17).

Es wird daher als sehr wünschenswert angesehen, den Ganzzellimpfstoff durch einen weniger reaktogenen Impfstoff mit möglichst gleich guter Schutzwirkung zu ersetzen.

In den siebziger Jahren wurde es möglich, einzelne Antigene von B. pertussis zu isolieren und zu untersuchen. Zwei Antigene, das LPF (lymphocytosis promoting factor oder Pertussis-Toxin) und das filamentöse Hämagglutinin (FHA) standen zunächst im Vordergrund der Untersuchungen. In Laborversuchen zeigten diese beiden Antigene eine Schutzwirkung sowohl im intrazerebralen Wirksamkeitstest bei der Maus, wie auch in einem intranasalen Infektionsmodell.

Da diese Impfstoffe nur noch Bestandteile der Pertussisbakterien enthalten, nennt man sie azelluläre Impfstoffe, in der Abkürzung AP (Tab. 2).

Wie die Tab. 2 erkennen läßt, sind heute eine Reihe von Strukturelementen des Pertussisbakteriums isoliert und definiert. Es ist jedoch bislang ungeklärt, welche Komponenten ätiologisch für die Pertussiserkrankung bedeutsam sind und welche Antigene den besten Schutz erzeugen.

Erste klinische Versuche in Deutschland mit einem von den Behringwerken entwickelten azellulären Impfstoff wurden Ende der siebziger Jahre abgebrochen, weil in der Gruppe der APDT-Geimpften zwei Fälle von SIDS auftraten. Damals war noch nicht bekannt, daß Impfungen und SIDS keinen kausalen Zusammenhang haben.

In Japan wurden ebenfalls experimentelle Impfstoffe entwickelt, die nach begrenzten klinischen Versuchen 1981 allgemein eingesetzt wurden (13, 15).

Das japanische Vorgehen bietet einige interessante Aspekte, die in Abb. 1 wiedergegeben sind.

Wie zu erkennen ist, verfügte Japan bis 1974 über ein erfolgreiches Impfprogramm gegen Keuchhusten. Die Keuchhusteninzidenz betrug weniger als 1. Im Jahre 1974 traten zwei Fälle von plötzlichem Kindstod auf (SIDS), die im zeitli-

1. Agglutinogene
2. Filamentöses Hämagglutinin (FHA)
3. Lymphocytosis promoting factor oder Pertussis Toxin (PT)
4. Lipopolysaccharide (LPS)
5. Temperatur-unbeständiges Toxin (HTL) oder dermonektotischer Faktor (DNT)
6. Tracheales Zytotoxin (CTC)
7. Adenylat-Zyklase
8. Äußere Membran-Proteine (OMP)
9. Hämolysin

Tab. 2 Antigene und biologische aktive Komponenten von Bordetella Pertussis

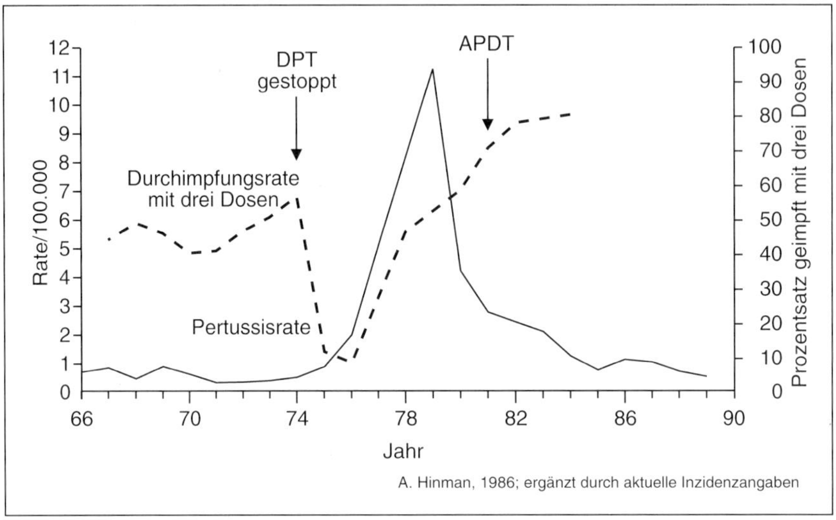

Abb. 1 Häufigkeit von Pertussis in Japan

chen Zusammenhang zur Impfung standen. Der Ganzkeimimpfstoff wurde zunächst dafür verantwortlich gemacht und die Impfungen landesweit gestoppt.

Impfungen mit der Ganzkeimvakzine wurden zwar nach kurzer Zeit wieder aufgenommen, aber das Impfalter auf zwei Jahre heraufgesetzt. Dadurch wurde praktisch während eines Zeitraumes von zwei Jahren nicht gegen Pertussis geimpft. Die Folge war eine große Keuchhustenepidemie. Als 1981 der azelluläre Impfstoff in Eile den Ganzkeimimpfstoff ablöste, hatte dieser die Pertussisepidemie bei Kindern älter als zwei Jahre bereits unter Kontrolle gebracht, und die Krankheitsrate war absinkend.

Diese Abnahme der Inzidenz hielt auch nach dem Übergang zu den azellulären Impfstoffen an. Sie stabilisierte sich wieder auf einem Niveau von etwa 1/100.000. Diese gegenüber früher (1970–1974) leicht erhöhte Inzidenz ist den nichtgeimpften Kindern jünger als zwei Jahre zuzuschreiben. Die japanischen Erfahrungen mit azellulären Impfstoffen zeigen, daß damit Pertussis unter Kontrolle gehalten werden kann.

Darüber hinaus stellten die Japaner fest, daß durch die Heraufsetzung des Impfalters auf 2 Jahre fast alle neurologischen Erkrankungen, die früher im zeitlichen Zusammenhang zur DPT-Impfung beobachtet worden waren, nicht mehr gesehen wurden. Dieses ist ein weiterer Beweis für die bereits oben dar-

Impfstoff	Wirksamkeit in % (95% Vertr. Interval)	
	Mikrobiologisch bestätigte Fälle	Alle Fälle
JNIH-6	69 (47 – 82)	45 (22 – 62)
JNIH-7	54 (26 – 72)	32 (6 – 51)

* Aus: Lancet, 30. April, 1988

Tab. 3 Plazebo-kontrollierte Studie mit zwei azellulären Pertussis-Impfstoffen in Schweden*: Schutzwirkung

gelegten neueren Erkenntnisse, daß die DPT-Impfung nicht höhere bleibende Komplikationsraten hat als die anderen Impfungen. Inzwischen (1990) sind die azellulären Pertussisimpfstoffe in Japan auch für die Anwendung im ersten Lebenshalbjahr zugelassen. Insgesamt wurden im Kindesalter mit der azellulären Takeda-Vakzine bisher mehr als 14 Millionen Impfungen durchgeführt.

Da die azellulären Pertussisimpfstoffe in Japan in aller Eile eingeführt wurden, existieren von dort keine Wirksamkeitsdaten. Deshalb wurde in Schweden eine Studie zur Wirksamkeitsprüfung durchgeführt (1). Zur Anwendung kamen ein bivalenter Impfstoff (JNIH-6), der LPF und FHA in gleichen Teilen, sowie ein monovalenter Impfstoff (JNIH-7), der nur das LPF-Toxoid enthielt. Der Grund dafür war die damals unter Forschern vorherrschende Meinung, daß Keuchhusten durch das Pertussis-Toxin verursacht würde.

Die sehr sorgfältig angelegte, doppelblinde, kontrollierte schwedische Studie enthielt jeweils 1500 Kinder in den beiden Impfstoffgruppen. Ungefähr weitere 1000 Kinder wurden mit einer Plazeboimpfung versehen (Tab. 3).

Die Wirksamkeitsdaten der Impfstoffe sind in der Tab. 4 aufgeführt. Insgesamt gesehen sind die Ergebnisse enttäuschend. Der Zweikomponenten-Impfstoff hatte eine Gesamtwirkung von 45% und von 69%, wenn nur mikrobiologisch nachgewiesene Fälle einbezogen wurden. Der monovalente Impfstoff zeigte eine Gesamtwirksamkeit von 32%, mit Begrenzung auf mikrobiologisch nachgewiesene Fälle ergab sich eine Wirksamkeit von 54%.

Darüber hinaus zeigte die schwedische Studie, daß kein Korrelat zwischen Schutzwirkung und Antikörperspiegeln nach Impfung gefunden wurde, wie die Tab. erkennen läßt. Wenn es sich beim LPF-Antigen um ein wichtiges, schützendes Antigen handelt, sollte man erwarten, daß Kinder, die einen Keuchhusten

	JNIH-6		JNIH-7	
	Nicht-Fälle	Fälle	Nicht-Fälle	Fälle
Patienten	122	17	143	25
Antitoxin-neutral. Titer	81	118	164	211
ELISA LPF IgG	77	81	185	276
ELISA FHA IgG	25	20	2	2
Ad Hoc Group for the Study of Pertussis Vaccines (1)				

Tab. 4 Serologische Antworten nach 60 bis 120 Tagen nach der 2. Dosis

bekommen hatten, niedrigere LPF-Antikörperspiegel hätten als Kinder ohne Keuchhusten. Dies ist nicht der Fall. Im Gegenteil, die Antikörperspiegel bei den Impfstoffversagern sind höher als bei den Nichtversagern. Das gleiche Ergebnis zeigte die Zweikomponentengruppe, doch ist dieser Unterschied in den Antikörperspiegeln zwischen Fällen und Nichtfällen statistisch nicht signifikant.

Aus dieser Erfahrung wurden weitere azelluläre Pertussisvakzinen mit unterschiedlicher Zusammensetzung entwickelt. Einer der derzeit am besten untersuchten Impfstoffe ist die von Takeda (Japan) und Lederle Biologicals (USA) entwickelte Vierkomponentenvakzine, die neben LPF und FHA auch Agglutinogene und ein 69 kD-Protein enthält. Dieser letztgenannten Komponente scheint nach jüngsten Untersuchungen eine größere Bedeutung zuzukommen, weil im Tierversuch (respiratorisches Mausmodell) hohe Antikörperspiegel mit der Schutzwirkung korrelieren (7, 14, 19).

Die Tab. 5 gibt eine Übersicht über die Zusammensetzung verschiedener azellulärer Impfstoffe von japanischen Herstellern. Die Biken-Vakzine entspricht dem Zweikomponentenimpfstoff (JNIH-6) in der schwedischen Studie. Der Vierkomponentenimpfstoff der Fa. Takeda, über den nachfolgend näher berichtet wird, entspricht der hier aufgeführten Takeda-Vakzine, in der auch das 69 kD-Membranprotein enthalten ist. Mit dieser Vierkomponentenvakzine wurden inzwischen einige Studien durchgeführt, die den Impfstoff charakterisieren helfen (3, 4, 7, 17, 18).

Proteinanteile von FHA, PT und Agglutininen verschiedener Hersteller in Japan			
Hersteller	FHA	PT	Agglutinine
Takeda	9	1	+
A	9	1	+
B	9	1	+
C	8	2	+
D	7	3	+
Biken	5	5	–
(lt. Herstellerangaben)			

Tab. 5 Japanische azelluläre Pertussisimpfstoffe

In einer gemeinsam von japanischen und amerikanischen Forschern durchgeführten Haushaltkontaktstudie (18) wurden zunächst Indexfälle mit Pertussis identifiziert. In diesen Haushalten wurden dann die anderen Kinder, die entweder den Takeda-Impfstoff oder keinen Pertussisimpfstoff erhalten hatten, auf Pertussis untersucht (Tab. 6). Die Ergebnisse dieser Untersuchung in der Tab. geben Auskunft über die Wirksamkeit bei Kindern älter als zwei Jahre. Die Gesamtwirksamkeit beträgt 81%, wenn nur typische Fälle berücksichtigt werden, beträgt sie 98%. Damit ist der Impfstoff in seiner Wirksamkeit durchaus vergleichbar mit der Schutzwirkung einer Ganzkeimvakzine.

Vergleicht man die Lokal- bzw. die Allgemeinreaktionen des azellulären Vierkomponenten-Impfstoffes bei Säuglingen mit denen einer Pertussis-Ganzkeimvakzine nach WHO-Standard, so fällt dieser Vergleich in allen Punkten deutlich zugunsten der azellulären Vakzine aus (Tab. 7, 8). Die Häufigkeit und Stärke der lokalen und systemischen Nebenwirkungen entspricht etwa denen einer DT-Vakzine.

Kategorie	Anzahl	Alle Fälle	Typische Fälle
Takeda-Impfstoff	62	9 (15%)	1 (2%)
Kein Impfstoff	62	47 (76%)	43 (69%)
Impfstoff-Wirksamkeit (95% Vertrauens-Intervall)		81% (64–93%)	98% (84–100%)
MORTIMER, E. A. et al. (18)			

Tab. 6 Schutz vor Pertussis durch den Takeda Multi-Komponenten Impfstoff: Eine Haushaltkontaktstudie in Japan

		DPT (N = 250)	APDT (N = 245)	p
Impfstelle	— warm oder heiß	35,2%	9,0%	< 0,0001
	heiß	1,6%	0,4%	0,37
Bläschen		0,4%	0%	0,99
Erythem	— vorhanden	44,4%	22,9%	< 0,0001
	> 20 mm	8,4%	0%	< 0,0001
Verhärtung	— vorhanden	41,6%	7,8%	< 0,0001
	> 20 mm	10,0%	1,2%	< 0,0001
Schmerzen		47,6%	8,6%	< 0,0001
Zunahme des Oberschenkelumfangs		41,6%	18,8%	< 0,0001

* Ereignisse innerhalb von 72 Std. nach der Impfung CHERRY, J. D. et al. (7)

Tab. 7 Häufigkeit lokaler Nebenwirkungen* nach der ersten Impfung mit DPT bzw. APDT bei 2 Monate alten Säuglingen

		DPT (N = 250)	APDT (N = 245)	p
Temperatur > 38 °C		24,8%	3,3%	< 0,0001
Reizbarkeit	— vorhanden	38,8%	19,2%	< 0,0001
	ausgeprägt+	8,0%	0,8%	< 0,0001
Schläfrigkeit	— vorhanden	30,8%	17,6%	0,0008
	ausgeprägt+	7,2%	1,6%	0,004
Erbrechen		5,2%	3,3%	0,37
Anhaltendes Schreien		5,6%	0,8%	0,004
Ungewöhnliches Schreien		4,0%	0%	0,002
Hypoton-hyporesponsiver Zustand		0%	0%	–
Krampfanfälle		0%	0%	–

* Ereignisse innerhalb von 72 Std. nach der Impfung
+ ausgeprägt: Veränderung im Trinkverhalten CHERRY, J. D. et al. (7)

Tab. 8 Häufigkeit systemischer Nebenwirkungen* nach der ersten Impfung mit DPT bzw. APDT bei 2 Monate alten Säuglingen

So trat in der azellulären Gruppe Fieber nur zu 3,3% in Erscheinung im Gegensatz zur Ganzkeimgruppe mit 24,8%. Bei der Auffrischungsimpfung, die im Alter von 18 Monaten vorgenommen wurde, zeigte sich in den lokalen und systemischen Reaktionen kein Unterschied zwischen einer Gruppe, die mit DPT und einer anderen, die mit APDT im ersten Lebensjahr eine Grundimmunisierung erhalten hatten (7). Dieses Ergebnis bestätigt nicht die Mitteilung von Blennow und Granström (2), die bei Wiederimpfung mit APDT-Vakzine stärkere Nebenwirkungen bei APDT-Vorimmunisierten beobachteten.

Ein Vergleich der mit Ganzkeimvakzine bzw. azellulärer Vierkomponentenvakzine bei Säuglingen und Kleinkindern erzeugten Antikörperspiegel gegen Agglutinogene, FHA, LPF und 69 kD-Protein zeigt die in den Tab. 9 und 10 wie-

	APDT	DPT
Agglutinine		
7 Monate	10	87
18 Monate	5	13
19 Monate	19	116
FHA		
7 Monate	60	12
18 Monate	7	4
19 Monate	82	37
LPF		
7 Monate	38	140
18 Monate	12	29
19 Monate	45	176
69 k Protein		
7 Monate	44	30
18 Monate	13	9
19 Monate	131	127
CHERRY, J. D. et al. (7)		

Tab. 9 Mittlere Antikörperspiegel bei Kindern nach APDT- und DPT-Impfung in den USA

Antikörper und Test	Impfstoff	1 Monat nach der 4. Dosis	1 Monat nach der 5. Dosis
LPF ELISA*	DPT	91	82
	APDT	109	87
FHA ELISA*	DPT	26	69
	APDT	200	201
		$p < 0.0001$	$p < 0.01$
Agglutinin-Titer	DPT	148	186
	APDT	145	111
			$p < 0.05$
69 k Protein ELISA*	DPT	65	68
	APDT	174	111
		$p = 0.02$	$p < 0.05$

* EU/ml — nach CHERRY, J. D. und Mitarb. 1990

Tab. 10 Vergleich der mittleren Antikörperspiegel bei Kindern nach Auffrischimpfungen mit DPT oder APDT im Alter von 18 Monaten und 4–6 Jahren dergegebenen Verhältnisse: die DPT-Impfung bewirkt höhere Antikörpertiter gegen Agglutinogene und gegen Pertussistoxin (LPF), während die azelluläre Vakzine höhere Antikörperspiegel gegen FHA und mindestens gleich hohe oder höhere gegen das 69 kD-Protein hervorruft.

Die in Tab. 9 wiedergegebenen Titer wurden bei Kindern gefunden, die ausschließlich mit DPT oder APDT immunisiert worden sind. Daher sind die Unterschiede hier deutlicher als in Tab. 10, in der nur die Auffrischimpfungen mit DPT oder APDT vorgenommen wurden, während die Grundimmunisierung in beiden Gruppen durch DPT erfolgte.

Zusammenfassung

Zusammenfassend kann festgestellt werden, daß neue Pertussisimpfstoffe, die als Antigene LPF, FHA, Agglutinogene und 69 kD-Protein enthalten, eine der Ganzkeimvakzine entsprechende oder sogar stärkere Antikörperbildung bewirken.

Die Schutzwirkung bei Kleinkindern ist durch mehrere Studien, sowie durch die pragmatische Anwendung von mehr als 14 Millionen Impfdosen bei japanischen Kindern ab dem 2. Lebensjahr gut belegt. Für dieses Lebensalter kann die Vakzine als sehr wirksam bezeichnet werden.

Die lokalen und systemischen vorübergehenden Nebenwirkungen der azellulären Vierkomponentenvakzine (APDT) sind deutlich geringer als bei Verabreichung der Ganzkeimvakzine (DPT). Die Beobachtung von BLENNOW und GRANSTRÖM (2), die eine höhere Rate lokaler Nebenwirkungen bei APDT-Wiederimpfung von Kindern sahen, die eine Grundimmunisierung mit APDT erhalten hatten, kann durch die Erfahrungen mit der Takeda-Vakzine nicht bestätigt werden.

Allerdings sind auch bei Anwendung der Vierkomponentenvakzine schwere Nebenwirkungen wie hypotone-hyporesponsive Zustände, deren Ursache bis heute unbekannt ist, mit einer Häufigkeit von 0,02% beobachtet worden. Auch über anhaltendes Weinen wurde mit einer Häufigkeit von 0,3% berichtet. Es ist jedoch festzuhalten, daß im Gefolge dieser vorübergehenden Nebenwirkungen kein bleibender Schaden festgestellt werden konnte.

Nach allen bisher vorliegenden Daten ist zu erwarten, daß die Impfung mit APDT auch im Säuglingsalter wirksam ist. Die klinische Sicherheit des Impfstoffes rechtfertigt eine Anwendung im frühen Säuglingsalter.

Was bisher fehlt, ist der Nachweis einer Schutzwirkung für das Säuglingsalter im Vergleich zur Ganzkeimvakzine. Wir führen deshalb gerade mit ca. 200 niedergelassenen Ärzten eine Studie durch, die zum Ziel hat, einen Wirksamkeitsnachweis für das Säuglingsalter zu führen. Es ist geplant, randomisiert und doppelblind 6000 Säuglinge mit APDT bzw. DPT zu impfen. Eine offene Kontrollgruppe von 2000 Kindern erhält DT. Die Studienleitung ist an der Universitätsklinik mit Poliklinik für Kinder und Jugendliche in Erlangen unter Mitwirkung von Prof. Cherry, Los Angeles, Prof. Sitzmann, Homburg und Prof. Stück, Berlin.

Da die Studie über eine Pilotphase bereits begonnen hat, würden wir es sehr begrüßen, wenn sich weitere Kolleginnen und Kollegen daran beteiligten. Es ist eine einmalige Chance zur Mitarbeit an der Aufgabe, unseren Kindern einen besseren Keuchhustenimpfstoff anbieten zu können. Auch nichtimpfende Praxen sind als Mitarbeiter willkommen zur Feststellung der Pertussisinzidenz im Beobachtungszeitraum.

Kontaktadresse für interessierte Kolleginnen und Kollegen ist der Studienkoordinator: Dr. med. U. Heininger, Universitätsklinik für Kinder und Jugendliche, Loschgestr. 15, 8520 Erlangen, Tel. 09131/854790.

Literatur

1) Ad Hoc Group for the Study of Pertussis Vaccines: Clinical trial of two acellular pertussis vaccines in Sweden: Protective efficacy and adverse reactions as compared to placebo controls. Lancet I, 955–960 (1988).
2) BLENNOW, M., M. GRANSTRÖM: Adverse Reactions and Serologic Response to a Booster Dose of Acellular Pertussis Vaccine in Children Immunized with Acellular or Whole-Cell Vaccine as Infants. Pediatrics 84, 62–67 (1989).
3) BLUMBERG, D. A., C. M. MINK, J. D. CHERRY et al.: Comparison of an Acellular Pertussis-Component DTP Vaccine in 17- to 24-Month-Old Children, With Measurement of 69-Kilodalton Outer Membrane Protein Antibody. J. Pediatr. 117, 46–51 (1990).
4) BLUMBERG, D. A., C. M. MINK, K. LEWIS et al.: Pathophysiology of reactions associated with pertussis vaccine. Presented at the International Symposium on Pertussis: Evaluation and Research on Acellular Pertussis Vaccines, Shizuoka, Japan, September 14–15, 1990.
5) CHERRY, J. D.: The epidemiology of pertussis and pertussis immunization in the United Kingdom and the United States: A comparative study. Cur. Probl. Pediatr. 14, 1–78 (1984).
6) CHERRY, J. D., P. A. BRUNELL, G. S. GOLDEN, D. T. KARZON: Report of the Task Force on Pertussis and Pertussis Immunization – 1988. Pediatrics 81, 939–984 (1988).
7) CHERRY, J. D., E. A. MORTIMER, J. G. HACKELL, J. V. SCOTT and The Multicenter APDT Vaccine Study Group: Clinical trials in the United States and Japan with the Lederle-Takeda and Takeda Acellular Pertussis-Diphtheria-Tetanus (APDT) Vaccines. Presented at the International Symposium in Pertussis: Evaluation and Research on Acellular Pertussis Vaccines, Shizuoka, Japan, September 14–15, 1990 (Biologicals im Druck).

8) CHERRY, J. D.: Pertussis Vaccine Encephalopathy: It is time to recognize it as the myth that it is. JAMA 263, 1679–1680 (1990).
9) CODY, C. L., L. J. BARAFF, J. D. CHERRY, S. M. MARCY, C. R. MANCLARK: Nature and rates of adverse reactions associated with DTP and DT immunization in infants and children. Pediatrics 68, 650–660 (1981).
10) GRIFFIN, M. R., W. A. RAY, E. A. MORTIMER, G. M. FENICHEL, W. SCHAFFNER: Risk of seizures and encephalopathy after immunization with the diphtheria-tetanus-pertussis vaccine. JAMA 263, 1641–1645 (1990).
11) HÄSLER, R.: Schäden nach Pertussis-Schutzimpfung als Problem bei der Prävention. Inaug. Diss., Freie Universität Berlin, 1982.
12) HOFFMANN, H. J., J. C. HUNTER, K. DAMUS et al.: Diphtheria-tetanus-pertussis immunization and sudden infant death: Results of the National Institute of Child Health and Human Development Cooperative Epidemiological Study of Sudden Death Syndrome Risk Factors. Pediatrics 79, 598–611 (1987).
13) KIMURA, M., H. KUNO-SAKAI: Developments in Pertussis Immunization in Japan. Lancet II, 30–32 (1990).
14) KOBISCH, M., P. NOVOTNY: Identification of a 68-Kilodalton outer membrane protein as the major protective antigen of Bordetella bronchiseptica by using specific-pathogen-free piglets. Inf. and Immun. 58, 352–357 (1990).
15) KUNO-SAKAI, H., M. KIMURA, K. OZAKI et al.: Japanese clinical trials with Takeda acellular pertussis vaccine. Tokai J. Exp. Clin. Med. 13 (suppl.), 15–19 (1988).
16) MILLER, D., J. WADSWORTH, J. DIAMOND et al.: Pertussis vaccine and whooping cough as risk factors in acute neurological illness and death in young children. Dev. Biol. Stand. 61, 389–394 (1985).
17) MORGAN, C. M., D. A. BLUMBERG, J. D. CHERRY et al.: Comparison of Acellular and Whole-Cell Pertussis Component DTP Vaccines: A Multicenter Double-Blind Study in 4 to 6-Year-Old Children. Am. J. Dis. Child 144, 41–45 (1990).
18) MORTIMER, E. A., M. KIMURA, J. D. CHERRY et al.: Protective efficacy of the Takeda acellular pertussis vaccine combined with diphtheria and tetanus toxoids following household exposure of Japanese children. AIDC 144, 899–904 (1990).
19) SHAHIN, R. D., M. J. BRENNAN, Z. M. LI, B. D. MEADE, C. R. MANCLARK: Characterization of the Protective Capacity and Immunogenicity of the 69-KD Outer Membrane Protein of Bordetella pertussis. J. Exp. Med. 171, 63–73 (1990).
20) SHIELDS, W. D., C. NIELSEN, D. BUCH et al.: Relationship of pertussis immunization to the onset of neurologic disorders: a retrospective epidemiologic study. J. Pediatr. 113, 801–805 (1988).
21) SOLBERG, L. K.: DPT Immunization, visit to a child health center and sudden infant death syndrome (SIDS). Report to the Oslo Health Council. S. 131, Oslo (1985).
22) STEHR, K., U. HEININGER: Aktueller Stand der Keuchhustenschutzimpfung. Päd. Prax. (August 1991, im Druck).
23) STIKO: Arbeitsergebnisse der 26. und 27. Sitzung der Ständigen Impfkommission des Bundesgesundheitsamtes. Bundesgesundhbl. 34, 189–190 (1991).
24) WALKER, A. M., H. JICK, D. R. PERERA et al.: Neurologic events following diphtheria-tetanus-pertussis immunization. Pediatrics 81, 345–349 (1988).

B. ENDERS

Die Entwicklung anti-parasitärer Vakzinen – Chancen und Risiken

Einführung

Parasitäre Erkrankungen des Menschen und der Tiere stellen insbesondere in den Entwicklungsländern erhebliche, soziale und ökonomische Probleme dar. Schätzungen belaufen sich auf 500–1000 Millionen Menschen, die in diesen Gegenden von Parasiten befallen sind (Tab. 1).

Aus der Veterinärmedizin sei erwähnt, daß z. B. Millionen Rinder jährlich an Parasitosen sterben und mindestens 700 Millionen einem Infektionsrisiko ausgesetzt sind. Allein in Afrika können 7 Millionen Quadratkilometer Grasland, ausreichend als Weiden für 120 Millionen Rinder, nicht genutzt werden und liegen brach, aufgrund der Prävalenz von zwei Protozoen-Krankheiten: Trypanosomiasis (Nagana) und Theileriose (Ostküstenfieber).

Ungeachtet einer Anzahl therapeutischer Möglichkeiten mit effektiven Arzneimitteln gegen die wichtigsten Parasitosen bei Mensch und Tier besteht neuerdings weltweit ein lebhaftes Interesse, gefördert durch WHO und andere inter-

Parasitose	Anzahl infizierter Menschen Mill.	Infektionsrisiko Mill.	Vorkommen in Länder**
Malaria	270	2.100	103
Schistosomiasis	200	600	76
lymphat. Filariose	90	900	76
Onchozerkose	17	90	34
Chagaskrankheit	16 – 18	90	21
Leishmaniose	12	350	80
Schlafkrankheit	25	50	36
Hakenwurm	400		weltweit

* TDR/STAC 12/90.3.
** Länder mit mehr als 100 registrierten Fällen

Tab. 1 Inzidenz parasitärer Tropenerkrankungen (WHO, 1990*), Malaria ist nur ein Problem in den Tropen nationale Institutionen, an der Erforschung immunologischer Grundlagen und Phänomenen bei Parasiten (insbesondere Evasions- oder »Escape«-Mechanismen) und deren Bedeutung hinsichtlich der Entwicklung wirksamer antiparasitärer Vakzinen.

Begründet werden diese Aktivitäten hauptsächlich durch zunehmende Resistenzen der parasitären Erreger (z. B. Protozoen) einerseits und ihrer Überträger andererseits gegen bisher erfolgreich angewandte und auch neuentwickelte Chemotherapeutika und Insektizide (Tab. 2).

In der Veterinärmedizin stellt das Hauptproblem die Massentierhaltung dar, bei der die Kontrolle und Bekämpfung des Parasitenbefalles über längere Zeiträume einen dauerhaften Einsatz großer Mengen von Chemotherapeutika bedarf, der oft zu den bekannten Problemen der Arzneimittelrückstände in Fleisch und Milch führt. Zusätzlich erweist sich eine Chemoprophylaxe und Therapie großer Tierbestände als schwierig durchführbar und zunehmend teuer.

Problematik antiparasitärer Vakzinen

Gründe, warum bis heute noch keine wirksamen und sicheren antiparasitären Vakzinen im Armentarium des Klinikers oder im öffentlichen Gesundheitswesen sowie gegen veterinärmedizinisch bedeutsame Parasitosen zur Verfügung stehen, sind nicht nur auf wissenschaftliche, d. h. parasitologische und immunologische Probleme zurückzuführen, sondern ebenso auf politisch-ökonomi-

- hohe und zunehmende Verbreitung parasitärer Erkrankungen weltweit
- chemotherapeutische Behandlung ist oft nur von kurzer Dauer, erfordert häufig Wiederholung und ist »flächendeckend« nur schwer durchführbar
- schnelle Resistenzbildung vieler Parasiten gegen bewährte und neue Medikamente
- zunehmende Resistenz der Überträger parasitärer Erkrankungen gegen wirksame Bekämpfungsmittel und verminderte Anwendung von Insektiziden und Moluskiziden (Ökologie!)
- neue Methoden der Immunologie und Biochemie/Molekularbiologie ermöglichen die Identifizierung und Isolierung schützender Antigene sowie ihre preiswerte Herstellung
- Impfstoffe können bei großen Bevölkerungszahlen in endemischen Gebieten relativ einfach eingesetzt werden.

Tab. 2 Warum antiparasitäre Impfstoffe?

sche Faktoren, und hier liegen vornehmlich die Risiken einer Impfstoff-Entwicklung.

Einige sollten genannt sein:

— Parasiten sind komplexe Organismen, die das Immunsystem ihrer Wirte mit einer Vielzahl verschiedener Antigene konfrontieren und effektvoll ablenken.
— Diese Antigenvielfalt wechselt in Qualität und Quantität während des komplizierten Entwicklungszyklus als Konsequenz der Parasiten-Differenzierung.
— Eine in vitro-Züchtung parasitärer Entwicklungsstadien als geeignetes Ausgangsmaterial für die Antigengewinnung ist nur in wenigen Fällen (z. B. Protozoen) möglich.
— Weiterhin sind bisher die vielfältigen, raffinierten Mechanismen der Parasiten zum Umgehen der Immunabwehr des Wirtes (»Escape«) noch nicht vollständig aufgeklärt. Wie bringt es der Parasit fertig, die Immunabwehr des Wirtes zu unterlaufen? Die Adaption der Parasiten an den Wirt ist das Ergebnis eines selektiven Druckes des Immunsystems auf die Evolution und Biologie des Parasiten.
— Parasitosen stellen hauptsächlich Gesundheitsprobleme in Ländern der 3. Welt dar. Im Gegensatz dazu konzentrieren sich die Forschungsaktivitäten der Industrieländer vornehmlich auf Krankheiten mit eigener Problematik, wie z. B. Krebs, AIDS, Herz und Kreislauf etc. Es ist offensichtlich, daß finanzielle Mittel oft zu Forschungszwecken kanalisiert werden, die meist Krankheiten von Menschen betreffen, die in der Lage sind, für Therapie und Prophylaxe entsprechend zu zahlen.

Immunität gegen Parasiten

Parasiten, speziell mit engem Gewebekontakt, induzieren normalerweise in ihren natürlichen Wirten starke Immunreaktionen, basierend sowohl auf humoralen als auch auf T-Zell-vermittelten Abwehrmechanismen.

Unabhängig von den aktuell beteiligten Effektorzellen, Molekülen und Mechanismen können die Abwehrkräfte des Wirtes in folgende Kategorien eingeteilt werden:

— begleitende Immunität (concomitant immunity): d. h. Resistenz gegen eine Reinfektion mit dem gleichen parasitären Erreger im bereits infizierten Wirt (Premunition, nicht sterile Immunität)
— sterile Immunität: entwickelt sich nur langsam und ist weitgehend abhängig vom Genotyp des Wirtes
— modulierende Immunität: wird definiert hinsichtlich einer Modifikation bzw. Veränderung des Parasiten (Reduktion der Fortpflanzungsraten und des Wachstums; Veränderung der antigenen Strukturen und Morphologie)

— angeborene Immunität (innate immunity): natürliche Resistenz; der Parasit ist nicht in der Lage, eine patente Infektion im Wirt hervorzurufen.

Immunevasionsmechanismen

Parasiten haben im Laufe der Evolution eine außergewöhnliche Vielfalt von Ausweichmechanismen entwickelt, die es ihnen ermöglicht, in Gegenwart natürlicher oder erworbener Immunität im Wirt zu überleben: z. B.

— Antigen-Variabilität der Zelloberflächen-Strukturen bei afrikanischen Trypanosomen
— Abwerfen oder Tarnen von Oberflächen-Strukturen bei Plasmodium-Sporozoiten (Circumsporozoit-Protein)
— Antigen-Varianz (Plasmodien): in verschiedenen Parasitenstämmen besitzen die gleichen Antigenmoleküle gerade in den relevanten Epitopbereichen unterschiedliche Aminosäuresequenzen (Polymorphismus)
— Antigen-Mimikry, z. B. der Schistosomen, die Wirtsproteine in das Integument (äußere Hülle) einbauen oder selbst wirtsähnliche Oberflächenproteine produzieren
— Überleben und Vermehrung in den Abwehrzellen des Wirtsorganismus (Leishmanien, Trypanosoma cruzi in Makrophagen)
— Immunsuppression des Wirtes durch Toxoplasmen, Trypanosomen.

Beide Mechanismen, sowohl die erfolgreiche Immunabwehr des Wirtes als auch das Umgehen der Immunantwort durch den Parasiten, haben weitgehende Konsequenzen bei der Entwicklung antiparasitärer Vakzinen. Die Erkenntnis, daß eine induzierte Immunreaktion gegen einen Parasiten einen Schutz gegen eine Reinfektion mit dem homologen Parasiten induzieren kann, bietet weitgehende Konzepte für die Entwicklung von Vakzinen zur aktiven Immunisierung.

Das Phänomen einer wirksamen Antikörper-vermittelten, begleitenden Immunität wurde bei vielen parasitären Invasionen in Labortieren nachgewiesen. Deshalb ist es möglich, einige relevante Aussagen hinsichtlich einer Vakzination zu geben:

— eine Impfung muß nicht unbedingt eine hochtitrige Immunantwort des Wirtes induzieren, sie sollte hauptsächlich das Immunsystem zu einer beschleunigten Reaktion sensibilisieren, die bei einer erneuten Parasiten-Exposition wirksam wird
— Vakzineantigene, die maßgeblich an der Stimulierung des zellulären Immunsystems beteiligt sind, sollten vornehmlich im invasiven und im etablierten Stadium des Parasiten lokalisiert sein. Deshalb ist es notwendig, besonders die relevanten protektiven Antigen-Strukturen eines Parasiten-

Entwicklungsstadiums zu identifizieren und zu charakterisieren, insbesondere im Hinblick auf die rekombinanten DNA-Technologien und die zukünftige Produktion dieser Antigene zur Vakzineherstellung
— die molekulare Basis der Parasiten-protektiven Mechanismen muß aufgeklärt werden, um wirksame immunologische Methoden und Konzepte zu etablieren.
— weiterhin sollten auch unspezifische protektive Immunmechanismen (aktivierte Makrophagen und deren Produkte: Interferon (IF-1), Tumornekrosefaktor (TNF), Interleukin (IL-1), etc.) stimuliert werden, denn sie könnten eine gewisse Rolle hinsichtlich des »Design« antiparasitärer Vakzinen spielen.

Wege zur Vakzinierung gegen Parasiten

Es gibt verschiedene Formen undefinierter Vakzinepräparationen, die in der Vergangenheit mit gutem Erfolg in der Veterinärmedizin oder als Prototypen von Laborvakzinen im Experiment eingesetzt wurden:
— Röntgen-behandelte Parasiten-Stadien
— ausgewählte, chemisch-attenuierte, lebende Parasiten
— kontrollierte Behandlung mit virulenten Organismen
— Extrakte aus undefinierten oder definierten Antigenen
— metabolische, exkretorische, sekretorische Antigene aus in vitro-Kulturen
— gereinigte Parasitenstadien (Tab. 3).

Mit diesen »Vakzinen« konnten eindeutig Schutzwirkungen im Modell und im Zieltier erreicht werden, jedoch hat keine dieser Totvakzinen bisher zu einem kommerziellen Produkt in der Humanmedizin geführt. Probleme, Risiken und Nachteile existieren:
— bezüglich der Herstellung und des Bedarfs parasitären Ausgangsmaterials (Kultivierung im großen Maßstab oder Gewinnung aus infizierten Tieren)
— hinsichtlich der Standardisierung der Antigenproduktion (d. h. Verhinderung des enzymatischen Abbaus und Instabilität von Rohantigenen und von Lebendvakzinen)
— hinsichtlich der Kontrolle von Qualitäts- und Sicherheitsstandards (Restpathogenität lebender Impforganismen, Toxizität von Antigenen)
— die hohen Erwartungen unserer Gesellschaft an eine absolute Effektivität und Sicherheit wie bei vielen Virus- und bakteriellen Toxoid-Impfstoffen machen die o.g. Parasiten-Vakzinen unakzeptabel für die Anwendung am Menschen.

Die Verimpfung komplexer, nicht charakterisierter Antigengemische mit einem möglicherweise undefinierten Adjuvans können unvorhersehbare Nebenwirkungen beim Impfstoffrezipienten hervorrufen. Lediglich für den Veterinärgebrauch sind einige Vakzinen kommerziell erhältlich.

Es ist übersichtlich, daß definierte (molekulare) Vakzinen z. Z. die einzigen Impfstoffe darstellen, die eine mögliche effektive und sichere Anwendung am Menschen zulassen würden. Sie sollten aus einem oder mehreren gereinigten, funktionellen, immunreaktiven, protektiven Antigenen oder Epitopen, die vorwiegend an der Parasitenoberfläche lokalisiert sind, bestehen.

Diese Vakzinen, die präzise auf molekularer Basis definiert sind, haben zahlreiche verschiedene Vorteile:
— optimale Qualitäts- und Stabilitätskontrolle

	Parasit	Anwendung		Wirkung
Lebendvakzinen	Anaplasma marginale	Rind	i.v.; s.c.	keine sterile Immunität
	Ancylostoma caninum (Röntgen-attenuierte infektiöse Larven)	Hund	oral	Senkung der Wurmbürde
	Babesia bovis (reduzierte Virulenz)	Rind	i.v.; s.c.	keine sterile Immunität
	Dictyocaulus viviparus (Röntgen-attenuierte infektiöse Larve III)	Rind	oral	> 95% Immunität
	Eimeria spp. attenuierte oder unreife Oozysten	Geflügel	oral	stabile Immunität (Impfdurchbrüche)
	Leishmania major (pathogene Erreger)	human	Skarifikation	Hautläsion induziert lebenslangen Schutz
	Theileria spp. Sporozoiten (potentiell letale Dosis)	Rind	i.v.	milde Infektion mit nachfolgender Chemotherapie; sterile Immunität
Totvakzinen	Anaplasma marginale (attenuiert, abgetötet)	Rind	i.v.; s.c.	schwache Immunität
	Leishmania tropica (ganze Kulturformen)	human	s.c.	schwache Immunität, keine Exazerbation der Erkrankung

Tab. 3 Existierende antiparasitäre Vakzinen

— die biologische oder chemisch-synthetische Herstellung der Vakzinen kann unter determinierten Bedingungen durchgeführt und stets verbessert werden, sie stellen den einzigen praktikablen Weg zur Produktion ausreichender Mengen von Impfantigenen dar
— die Möglichkeiten unvorhersehbarer Immunantworten, toxischer Reaktionen und Nebenwirkungen nach der Impfung sind wesentlich reduziert
— eine akkurate und interpretierbare Kontrolle der Immunantwort im Rezipienten ist gewährleistet, eine präzisere Bestimmung der Vakzineeffektivität wird möglich.

Inzwischen gibt es eine Reihe Beispiele für erfolgreiche experimentelle Immunisierungen mit rekombinanten Molekülen in Modellsystemen.

Es bestehen jedoch noch beträchtliche Schwierigkeiten hinsichtlich der Klonierung von Genen auf geeignete Polypeptide und deren Verwendung zur Herstellung praktikabler Vakzinen. Die Genomgröße ist abhängig von der Komplexität des Organismus und hat daher direkt Einfluß auf die Schwierigkeiten bei der Entwicklung eines Impfstoffes (Tab. 4).

Zusätzliche Schritte werden notwendig, um definierte Vakzinen mit geeigneten Adjuvantien in einer optimalen Darreichungsform zu konstruieren, die dem Immunsystem des Impflings die wesentlichen immunogenen protektiven Antigene präsentieren.

Mögliche Vakzinen sind:
— isolierte, gereinigte rekombinante Peptide, hergestellt in bakteriellen- oder Hefevektoren. Peptide, die α-helikale amphipatische Strukturen aufweisen, sind besonders geeignet, T-Zellen zu stimulieren
— artifizielle Epitopregionen, hergestellt mittels Peptidsynthese-Techniken. Solche Peptide müssen vorzugsweise an größere Proteine (carrier) mit höherem Molekulargewicht gekoppelt werden, um vom Immunsystem erkannt zu werden
— Verwendung lebender Virusvektoren zur Einschleusung von Parasitengenen (z. B. Geflügelpocken-Virus mit Tollwut- oder Coccidioseantigenen).

	Millionen Basenpaare
Virus	≈ 0.2
Protozoen (Trypanosoma, Plasmodium)	40
Helminthen	200–400
Mensch	4000

Tab. 4 Genom-Größe der DNA

Diese rekombinanten Produkte induzieren bekanntlich sowohl B- als auch T-Zell-Response. Zusätzlich ermöglicht die Persistenz der Antigen-Expression durch die Virus-infizierten Zellen einen nachdrücklichen Stimulus des Immunsystems mit den an der Zelloberfläche exprimierten Antigenen.

Ein wesentlicher Vorteil z. B. von Pockenvirus besteht darin, daß in deren relativ große Genome eine Anzahl individueller fremder Gene simultan insertiert werden können und somit die Herstellung einer multivalenten Vakzine ermöglichen. Diese Konstrukte induzieren eine Antikörper-Response gegen jede individuelle Komponente.

— Verwendung von oralen lebenden Salmonella-Vakzinen, die gentechnologisch so konstruiert sind, um z. B. Malaria-Antigene auf ihrer Oberfläche zu exprimieren. Solche Vakzinen würden aus enterisch behandelten Kapseln bestehen, die lyophilisierte rekombinante Bakterien enthalten.
— anti-idiotypische Antikörper wurden auf ihre Verwendung als »Vakzine« in einigen Systemen untersucht. Der erste Beweis einer protektiven Wirkung

<table>
<tr><th>Parasitose</th><th>Entwicklungsstadium/Ziel</th><th>erhoffte Wirkung</th></tr>
<tr><td>Leishmaniose (kutan, viszeral)</td><td>Oberflächenprotease (gp 63) aus Kulturform</td><td>Stimulierung von Makrophagen; effektive zelluläre Immunität</td></tr>
<tr><td>Malaria (P. falciparum)</td><td>Sporozoit, Merozoit, Gametozyt; funktionelle Proteine an Oberfläche und internen Organellen</td><td>humorale und zelluläre Immunität; Senkung von Morbidität und Mortalität</td></tr>
<tr><td>Toxoplasmose (T. gondii)</td><td>funktionelle Proteine; sekretorische und exkretorische Antigene; Tachyzoiten</td><td rowspan="2">starke T-Zell-Stimulierung</td></tr>
<tr><td>Chagas (T. cruzi)</td><td>Oberflächenprotein (90 kD) aus metazyklischen und Kulturformen</td></tr>
<tr><td>Hakenwurm (Ancylostoma spp.)</td><td>sekretorische Antigene (Proteasen); Larvenstadium</td><td>humorale Immunität gegen Kollagenstrukturen der Kutikula</td></tr>
<tr><td>Schistosomiasis</td><td>Membranproteine (Glykoproteine (GP 18, 38))</td><td>starke T-Zell-Stimulierung durch »cocktail«-Vakzine</td></tr>
</table>

Tab. 5 Entwicklung antiparasitärer Vakzinen via Gentechnologie zur Anwendung in der Humanmedizin

einer solchen Vakzine gelang SACKS und Mitarbeitern 1982 bei Infektionen mit Trypanosomen (Tab. 5).

Zusammenfassung

Parasitäre Erkrankungen des Menschen und der Tiere stellen insbesondere in den Ländern der Dritten Welt erhebliche medizinische, soziale und ökonomische Probleme dar. Schätzungen belaufen sich auf über eine Milliarde Menschen, die in diesen Gegenden von Parasiten befallen sind. Bisher gibt es noch keine antiparasitären Vakzinen für die humanmedizinische Anwendung. Gründe hierfür liegen als eukaryontische Organismen selbst und der daraus resultierenden vielfältigen Einwirkungen zahlreicher Antigene auf das Immunsystem des Wirtes. Andererseits verfügen Parasiten über raffinierte Mechanismen, mit denen sie sich dem Zugriff des Immunsystems entziehen können (antigene Variabilität und Varianz, Tarnung mit wirtseigenen Antigenstrukturen, Vermehrung in Zellen des Immunsystems, Immunsuppression etc.).

Diese Fähigkeit der Immunevasion macht es schwierig, wenn nicht sogar unmöglich, Vakzinen zur aktiven Immunisierung zu entwickeln. Es ist deshalb für das spezielle »vaccine design« eine wichtige Grundbedingung, die Wirt/Parasit-Beziehungen: die Mechanismen der zellulären und humoralen Immunantwort und der Immunevasion, aufzuklären, um wirksame Konzepte zu etablieren.

Voraussetzung einer erfolgreichen Vakzine-Entwicklung gegen die verschiedensten parasitären Entwicklungsstadien ist die Identifizierung protektiver Antigene, wobei hauptsächlich funktionelle Strukturen erkannt werden müssen, um eine optimale Reproduktion der entscheidenden immunogenen Epitope zu ermöglichen.

Mit modernen Methoden der Biochemie, Molekularbiologie und Immunologie war es in den letzten Jahren möglich, eine Anzahl protektiver Antigene verschiedener Parasiten zu identifizieren und zu charakterisieren. Viele relevante Gene wurden kloniert und in geeigneten Vektoren exprimiert; funktionelle Epitope wurden identifiziert, kartiert und als rekombinant oder peptidsynthetisch gewonnene Proteine auf Schutzwirkung in Tiermodellen geprüft.

Diese unbestreitbar wesentlichen wissenschaftlichen Erkenntnisse sind lediglich der erste Schritt zur Entwicklung wirksamer antiparasitärer Vakzinen, wobei die Gentechnologie der einzig machbare Weg zur Herstellung sein wird.

Weiterführende Literatur

CAPRON, A., J. P. DESSAINT et al.: Immunity to Schistosomes: Progress towards vaccine. Science 238, 1065–1071 (1987).

CAPRON, A., J. P. DESSAINT: Vaccination against parasitic diseases: Some alternative concepts for the definition of protective antigens. Ann. Inst. Pasteur/Immunol. 139, 109–117 (1988).

CAPRON, A., J. P. DESSAINT: Molecular basis of host-parasite relationship: Towards the definition of protective antigens. Immunol. Reviews 112, 27–48 (1989).

COX, F. E. G.: Non specific immunity against parasites. Clinics in Immunology and Allergy 2, 705–717 (1982).

CRYZ, Jr. S. J.: Vaccines against parasites. In: Immunotherapy and Vaccines. Vol. A14, 77–95 (1989).

ENDERS, B., E. WEINMANN et al.: Experimental Chagas' Diseases in Primates Macaca fascicularis and Cebus apella with special reference to preclinical trials and the evaluation of a living non replicating T. cruzi-vaccine. Behring Inst. Mitt. 71, 132–156 (1982).

ENDERS, B., E. HUNDT, B. KNAPP: Entwicklung eines Malaria-Impfstoffes. In: BMFT (Hrsg.): Moderne Methoden der Impfstoffentwicklung. ISBN 3-9801314-3-2, 331–339 (1988).

GODSON, G. N.: Molekularbiologische Suche nach Malaria-Impfstoffen. Spektrum der Wissenschaft. Juli, 66–74 (1985).

HEIDRICH, H. G.: Die Entwicklung moderner Impfstoffe gegen Parasitosen. PZ Pharmazie 135, Nr. 24, 32–39 (1990).

KNAPP, B., E. HUNDT, B. ENDERS, H. A. KÜPPER: A recombinant hybrid as antigen for an anti-blood stage Malaria vaccine. Behring Inst. Mitt. 88, 147–156 (1991).

KNAPP, B., E. HUNDT, B. ENDERS, H. A. KÜPPER: Protection of Aotus monkeys from malaria infection by recombinant hybrid proteins. Science (in press, 1991).

McLAREN, D. J., R. J. TERRY: Anti-parasite vaccines. Transact. Roy. Soc. Trop. Med. Hyg. 83, 145–146 (1989).

MILLER, L. H., R. J. HOWARD et al.: Research towards malaria vaccines. Science 234, 1349–1356 (1986).

MILLER, L. H., M. F. GOOD: The main obstacle to a malaria vaccine: The malaria parasite. Vaccine 6, 104–106 (1988).

MITCHELL, G. H.: Toward molecular vaccines against parasites. Parasite Immunology 6, 493–498 (1984).

MITCHELL, G. H.: Immunization against parasitic disease. Current Opinion in Infectious Diseases 2, 765–772 (1989).

MURRAY, P. K.: Prospects for molecular vaccines in veterinary parasitology. Vet. Parasitology 25, 121–133 (1987).

MURRAY, P. K.: Molecular vaccines against animals parasites. Vaccine 7, 291–299 (1989).

PLAYFAIR, J. H. L., J. M. BLACKWELL, H. R. P. MILLER: Modern Vaccines – Parasitic diseases. The Lancet No. 335, 1263–1266 (1990).

ROBBINS, A.: Progress towards vaccines we need and do not have. Lancet, June 16, 1436–1438 (1990).

WEBER-OLDECOP, H., B. ENDERS: Die Immunprophylaxe der Malaria. Z. Allg. Med. 67, 814–823 (1991).

H. W. KRETH

Die Varizellenimpfung – kritische Stellungnahme

Einleitung:

Daß es seit 1985 eine aktive Impfung gegen Varizellen gibt, ist nur wenigen Ärzten bewußt. Das liegt vermutlich an der sehr eingeschränkten Indikationsstellung.
Dabei hat dieser Impfstoff mehrere Besonderheiten: es ist der erste zugelassene Impfstoff gegen ein Virus der Herpesgruppe. Es handelt sich außerdem um das erste Impfvirus, von dem wir mit Sicherheit wissen, daß es vermutlich lebenslang im Körper persistiert. Darüber hinaus wurde dieser Lebendimpfstoff primär für bestimmte immungeschwächte Kinder entwickelt. Das ist ein bisher einmaliges Ereignis in der Geschichte der Schutzimpfungen, da Lebendimpfstoffe bei immundefizienten Patienten sonst kontraindiziert sind!

In der vorliegenden Übersicht wird über die bisherigen Erfahrungen mit diesem Impfstoff referiert.
Zunächst seien einige allgemeine Bemerkungen zur Klinik der Windpocken vorangestellt.

Wie gefährlich sind Windpocken?

Nach dem Rückgang von Masern, Mumps und anderen Erkrankungen sind Varizellen als klassische Kinderkrankheit geblieben. Varizellen sind eine hochkontagiöse Erkrankung, der sich kaum ein Mensch entziehen kann. Ungefähr 90% aller Kinder erkranken zwischen den 1. bis 14. Lebensjahr. Die Rate seronegativer junger Erwachsener wird bei uns auf ca. 5–6% geschätzt.
Windpocken können zwar sehr unangenehm verlaufen; im Vergleich zu Masern gelten sie jedoch als relativ harmlos. Man sollte jedoch nicht vergessen, daß alle Herpesvirus-Infektionen einen immunsuppressiven Effekt haben; sie können opportunistische Infektionen wie z. B. eine bakterielle Pneumonie oder eine Otitis media nach sich ziehen.

Die bei immunologisch gesunden Kindern beobachteten Komplikationen sind in Tab. 1 aufgeführt. Exakte epidemiologische Daten liegen darüber nicht vor. Neurologische Komplikationen treten bei Varizellen seltener auf als nach Masern. Am eindrucksvollsten ist die akute zerebelläre Ataxie im Rahmen einer Zerebellitis (Häufigkeit ca. 1:4000). Diese Komplikation hat eine sehr gute Prognose im Gegensatz zur selteneren Varizellen-Enzephalitis (Häufigkeit ca. 1:35000). Ob auch bei uns pathogenetische Zusammenhänge zwischen Varizellen (und Salicylaten) und dem Reye-Syndrom bestehen, ist bisher nicht gesichert.

— Bakterielle Superinfektionen der Haut (vor allem durch Streptokokken und Staphylokokken)
— ZNS-Beteiligung (Zerebellitis, Enzephalitis, Enzephalomyelitis)
— Pneumonien (viral, bakteriell)
— Hämorrhagien: postinfektiöse, thrombozytopenische Purpura, Purpura fulminans
- gelegentlich Myokarditis, Arthritis, Hepatitis, Glomerulonephritis u. a.
- Reye-Syndrom (?)

Tab. 1 Varizellen-Komplikationen bei immunologisch gesunden Kindern

Zu den **gefährdeten Gruppen** gehören seronegative Erwachsene, ungeborene Kinder und Patienten mit zellulären Immundefekten.
Das Risiko zentralnervöser und pulmonaler Affektionen steigt mit zunehmendem Lebensalter deutlich an. Auch die Letalität nimmt zu.
Bei ungeborenen Kindern kann es entweder zum »konnatalen Varizellen-Syndrom« kommen, wenn die Mutter bis zum 5. Schwangerschaftsmonat an Varizellen erkrankt, oder zu schwerst verlaufenden »neonatalen Varizellen«, wenn bei der Mutter entweder 4 Tage vor oder bis zu 2 Tage nach der Geburt floride Windpocken auftraten.
Das höchste Risiko besteht für Kinder mit angeborener oder erworbener Immunschwäche. Vor der Verfügbarkeit spezieller Immunglobuline und Virostatika waren Varizellen der Schrecken der Kinder-Onkologie. Die Letalität bei anbehandelten Kindern mit Leukämie und anderen malignen soliden Tumoren variierte je nach Behandlungszentrum zwischen 8 und 30%. Gerade diese hohe Gefährdung ergab den Ausschlag für die Entwicklung eines Impfstoffes.

Impfstoff-Entwicklung:

Der seit 1985 in der BRD zugelassene Impfstoff (VARICELLA-RIT der Fa. SmithKline Beecham) enthält abgeschwächte Varizella-Viren (Stamm OKA), die in menschlichen diploiden Zellkulturen vermehrt wurden.

Das Impfvirus geht auf ein Isolat zurück, das 1970 von dem japanischen Virologen TAKAHASHI aus Bläscheninhalt von einem 3jährigen Jungen namens Oka angezüchtet wurde (TAKAHASHI, 1986).
Die Attenuierung wurde durch multiple Zellkultur-Passagen mit einem Wechsel der Spezies, und zwar von humanen embryonalen Lungenfibroblasten auf Meerschweinchenfibroblasten, erreicht. Wild- und Impfvirus können sowohl hinsichtlich ihres biologischen Verhaltens als auch molekularbiologisch (DNA-Fragment-Polymorphismus nach Restriktionsenzym-Verdau; »fingerprinting«) voneinander unterschieden werden. Der derzeitige Impfstoff ist auf 2000 PFU (plaque forming units) eingestellt; er wird subkutan verabreicht. Das Impfvirus scheint genetisch stabil zu sein; Rückentwicklungen zum vollvirulenten Wildvirus wurden bisher nicht beobachtet.
Ein Nachteil ist die bisherige Instabilität bei normaler Kühlschranktemperatur. Der Impfstoff muß deshalb bis zur Verwendung bei −20° C gelagert werden.

Die Vakzine wurde inzwischen weltweit klinisch erprobt; und zwar an immunologisch gesunden Kindern, seronegativen Erwachsenen und Hochrisiko-Patienten (Übersicht bei GROSE und GILLER, 1988).

Erfahrungen bei immunologisch gesunden Probanden:

Die Impfung erzeugt sowohl eine humorale als auch eine zelluläre (T-Zell-spezifische) Immunität. Hinsichtlich Schutzfunktion kommt der zellulären Immunität bei Varizellen die größere Bedeutung zu. Sekretorische Antikörper treten im Gegensatz zur Wildvirusinfektion nicht auf.
Die Verträglichkeit des Impfstoffes ist ausgezeichnet. Papulöse Exantheme (bisher immer ohne Virusausscheidung) traten nur bei ca. 5% der Impflinge auf. Fieber im Zusammenhang mit der Impfung wurde nur sehr selten (< 1%) beobachtet. Die Serokonversionsraten **bei Kindern** betrugen in verschiedenen Studien nahezu 100% mit einer Persistenz spezifischer Antikörper über den gesamten Beobachtungszeitraum von bisher maximal 10–12 Jahren.
Der Schutzeffekt betrug > 90%, auch wenn die Kinder über ein erkranktes Geschwisterkind massiv im Haushalt exponiert wurden. Bei Impfdurchbrüchen verliefen die Windpocken meistens mild.
Inzwischen wurde auch über die Wirksamkeit der Inkubationsimpfung berichtet (ASANO et al., 1982).

Die Impfung ist auch für seronegative **Erwachsene** gut verträglich. Serokonversionsraten und Schutzeffekt scheinen jedoch bei Erwachsenen, soweit das anhand der kleinen Fallzahlen zu beurteilen ist, niedriger zu liegen als bei Kindern (HARDY und GERSHON, 1990). Bei einem Teil der erwachsenen Impflinge verschwanden die spezifischen Antikörper relativ rasch. Trotzdem scheinen diese Probanden, wohl aufgrund einer erworbenen zellulären Immunität, geschützt zu sein.

Ein interessanter Aspekt der Impfung von Erwachsenen ist, daß man die zelluläre Immunität bei bereits seropositiven Probanden signifikant boostern kann (HAYWARD et al., 1991). Möglicherweise eröffnet sich dadurch ein Weg, um die Zoster-Inzidenz im höheren Lebensalter zu senken.

Erfahrungen bei immunsupprimierten Kindern

Zahlreiche Studien, nicht zuletzt die große Kohortenstudie von GERSHON et al. (1989) haben gezeigt, daß es möglich ist, Kinder mit Leukämie aktiv zu immunisieren und sie dadurch vor Windpocken zu schützen.
Geimpft wird aber nur bei Vorliegen einer kompletten klinischen Remission. Außerdem sollte die zytostatische Erhaltungstherapie eine Woche vor und eine Woche nach der Impfung unterbrochen werden. Die Lymphozytenzahl sollte einen Wert von 1200/cmm Blut nicht unterschreiten.
Der Impfstoff ist bei diesem Patienten-Kollektiv deutlich stärker reaktogen. So traten in der großen kollaborativen Studie von GERSHON et al. (1989) bei 40% der Kinder, die sich noch unter einer Erhaltungschemotherapie befanden, makulopapulöse oder papulovesikuläre Exantheme (z. T. mit Virusausscheidung) auf. Die wenigen schweren Varizella-ähnlichen Krankheitsbilder konnten erfolgreich mit Acyclovir behandelt werden.
Die Serokonversionsraten betrugen in dieser Studie 88% nach einer Impfung und 98% nach 2 Impfungen im Abstand von 3 Monaten.
Die vorliegenden Daten sprechen für einen deutlichen Schutzeffekt, auch in solchen Fällen, wo eine massive Exposition über ein an Windpocken erkranktes Geschwisterkind vorlag.

Auch Patienten mit malignen soliden Tumoren können unter bestimmten Voraussetzungen aktiv gegen Varizellen geimpft werden (HEATH et al., 1987).

Die Varizellenimpfung bei Kindern mit Leukämie in CCR ist ein praktikables Vorgehen, dem sich auch mehrere Behandlungszentren in der BRD angeschlossen haben.

Diese Maßnahme ist bedeutend billiger als die passive Prophylaxe mit speziellen Immunglobulinen; allerdings sind mehrfache Impfungen und ggf. individuelle serologische Kontrollen erforderlich.

Die amerikanische Studie ergab außerdem einen sehr interessanten Nebenbefund: In dieser Studie erkrankten nur 10 von 462 geimpften Leukämie-Patienten (2%) an Herpes zoster, verglichen mit 11 von 84 Patienten (15%) mit positiver Windpocken-Anamnese.
Danach scheint die Zoster-Inzidenz nach Varizellenimpfung geringer zu sein als nach der Wildvirusinfektion!

Derzeitige und zukünftige Impfstrategie:

Bei der Varizellenimpfung handelt es sich zum gegenwärtigen Zeitpunkt um eine **Indikationsimpfung** par excellence. Einige Anwendungsgebiete sind in Tab. 2 aufgeführt.
Sinnvoll wäre z. B. auch die Impfung von Kindern mit Neurodermitis, da Windpocken hier schwer verlaufen können. Bei seronegativen Frauen mit Kinderwunsch müßte die Impfung mit einer 3monatlichen Antikonzeption kombiniert werden.

— Seronegative Kinder mit Leukämie in CCR unter Erhaltungschemotherapie, ggf. auch Kinder mit malignen soliden Tumoren*)

— Seronegative Geschwister von onkologischen Patienten*)

— Seronegative Erwachsene, insbesondere Angestellte im Gesundheitswesen*)

— Seronegative Kinder mit Autoimmunerkrankungen vor einer geplanten Immunsuppression oder im krankheitsfreien Intervall

— Seronegative Kinder mit Neurodermitis

— Seronegative Frauen mit Kinderwunsch

(Mit * sind bisher zugelassene Anwendungsgebiete bezeichnet.)

Tab. 2 Indikationen für die Varizellenimpfung

Die Alternative zur Indikationsimpfung ist die **Routine-Impfung** aller gesunden Kinder im Kleinkindesalter. Klinische Studien haben gezeigt, daß die gleichzeitige Impfung gegen Masern – Mumps – Röteln – Varizellen **(MMRV)** grundsätzlich möglich ist; und zwar entweder getrennt oder in einer Spritze als tetravalente Vakzine (ARBETER et al., 1986; BRUNELL et al., 1988; ENGLUND et al., 1989; VESIKARI et al., 1991). Bei Kombination in einer Spritze müssen allerdings Korrekturen an den Mengen der einzelnen Impfviren vorgenommen werden (BERGER und JUST, 1988).
Dieser Entwicklung stehen bisher 2 Hindernisse entgegen:
Erstens die Instabilität der gegenwärtigen Vakzine bei normaler Kühlschranktemperatur und zweitens

der hohe Preis (der Varizellenimpfstoff gehört mit ca. DM 500,– zu den teuersten Impfstoffen überhaupt).

Die Herstellerfirma erprobt im Augenblick bereits einen stabileren Impfstoff, der im lyophilisierten Zustand mindestens 1 Jahr lang bei + 2° bis + 8 °C gelagert werden kann. Mit der Zulassung dieses Impfstoffes ist evtl. 1993 zu rechnen.

Ob die Gefährlichkeit und die vielen Probleme, die Windpocken mit sich bringen, die allgemeine Durchimpfung aller gesunden Kleinkinder rechtfertigen, wird noch Gegenstand zahlreicher Diskussionen sein.
Ich persönlich bin aber der Meinung, daß diese Impfung in nicht allzu ferner Zukunft für alle gesunden Kleinkinder allgemein empfohlen wird.

Zusammenfassung

Bei dem Varizellen-Lebendimpfstoff handelt es sich um eine sehr interessante, gut immunogene und sichere Vakzine, die sich im klinischen Alltag bisher wenig durchgesetzt hat. Die breitere Anwendung wird durch die Instabilität erschwert. (Lagerung des Impfstoffes bei −20° C ist bisher noch erforderlich.) Im Augenblick handelt es sich um eine reine Indikationsimpfung für bestimmte Risikogruppen. Grundsätzlich wäre aber auch die Routine-Impfung aller Kinder (gleichzeitig mit MMR) möglich.

Literatur

ASANO, Y. et al.: Protective effect of immediate inoculation of a live varicella vaccine in household contacts in relation to the viral dose and interval between exposure and vaccination. Birken J. 25, 43–45 (1982).
ARBETER, A. M., L. BAKER, S. E. STARR, B. L. LEVINE, E. BROOKS, S. A. PLOTKIN: Combination measles, mumps, rubella, and varicella vaccine. Pediatrics 76 (suppl.), 742–747 (1986).
BERGER, R., M. JUST: Interference between strains in live virus vaccines II, combined vaccination with varicella and measles – mumps – rubella vaccine. J. Biol. Stand. 16, 275–279 (1988).
BRUNELL, P. A., V. M. NOVELLI, S. V. LIPTON, B. POLLOCK: Combined vaccine against measles, mumps, rubella and varicella. Pediatrics 81, 779–784 (1988).
ENGLUND, J. A., C. S. SUAREZ, J. KELLY, D. Y. TATE, H. H. BALFOUR: Placebo-controlled trial of varicella vaccine given with or after measles – mumps – rubella vaccine. J. Pediatr. 114, 37–44 (1989).
GERSHON, A. A., S. P. STERNBERG, and the Varicella Vaccine Collaborative Study Group of the National Institut of Allergy and Infectious Diseases: Persistence of immunity to varicella in children with leukemia immunized with live attenuated varicella vaccine. N. Engl. J. Med. 320, 892–897 (1989).
GROSE, C., R. H. GILLER: Varicella-zoster virus infection an dimmunization in the healthy and the immunocompromised host. Crit. Rev. Oncol. Hematol. 8, 27–64. (1988).

HARDY, I. R. B., A. A. GERSHON: Prospects for use of a varicella vaccine in adults. Infectious Disease Clinics of North America 4, 159–173 (1991).
HAYWARD, A., M. LEVIN, W. WOLF, G. ANGELOVA, D. GILDEN: Varicella-zoster virus-specific immunity after Herpes zoster. J. infect. Dis. 163, 873, 875 (1991).
HEATH, R. B., J. S. MALPAS, H. O. KANGRO, A. WARD, J. M. Mc ENIERY, J. E. KINGSTON: Efficacy of varicella vaccine in patients with solid tumours. Arch. Dis. Child. 62, 569–572 (1987).
TAKAHASHI, M.: Clinical overview of varicella vaccine: Development and early studies. Pediatrics 78 (suppl.), 732–741 (1986).
VESIKARI, T., A. ÖHRLING, M. BAER, A. DELEM, H. BOGAERTS, F. E. ANDRÉ: Evaluation of live attenuated varicella vaccine (OKA-RIT strain) and combined varicella and MMR vaccination in 13–17-month-old children. Acta Paediatr. Scand. 80, 1051–1057 (1991).

H. ISENBERG

Impfung gegen Haemophilus influenzae b (Hib): Notwendigkeit, Nutzen und Kostenanalyse

Einleitung

Haemophilus influenzae b-Bakterien sind weltweit verbreitet und nehmen im Gegensatz zu Meningokokken und Pneumokokken in den industrialisierten Ländern in den letzten Jahrzehnten deutlich zu. Von den bekapselten 6 Serotypen ist nur der Typ b in der Regel pathogen und für 95% aller durch Haemophilus influenzae hervorgerufenen systemischen Infektionen vor dem 5. Lebensjahr verantwortlich. Haemophilus influenzae Typ b ist der häufigste und gefährlichste bakterielle Erreger im Kindesalter überhaupt und verantwortlich für eine Reihe schwerer invasiver Kinderkrankheiten.

Fast aussschließlich werden in 90% Kinder zwischen dem 3. Monat und dem 5. Lebensjahr befallen. Nach dem 5. Lebensjahr treten nur noch 8–10% aller Hib-Infektionen auf. Weit im Vordergrund steht die Hib-Meningitis (45–75% aller Hib-Fälle), (ISENBERG, TAKALA), die die häufigste Ursache eines erworbenen hirnorganischen Schadens bei Kindern darstellt (HEYWARD). Unter den bakteriellen Meningitiden im Kindesalter ist die Haemophilus-Infektion mit 35–50% in Europa die weitaus häufigste (ISENBERG). Auf dem nordamerikanischen Kontinent macht die Hib-Meningitis sogar 60–80% aller bakteriellen Meningitiden aus (Tab. 1). Aufgrund seiner Invasivität verursacht Hib weitere schwerwiegende Krankheitsbilder wie Sepsis, Epiglottitis, Pneumonie, septische Arthritis, meist schlecht heilende Formen der Osteomyelitis, Epididymitis, Harnwegsinfekte, Neugeborenensepsis und in seltenen Fällen Perikarditis mit oft schwerem Verlauf und Panzerherzentwicklung. Kinder unter einem Jahr sind beson-

	Haemoph. influenzae Typ B	Meningokokken	Pneumokokken
BRD	34–36%	32%	10%
Europa	35–50%	18–32%	5–15%
USA	60–80%		

Tab. 1 Bakterielle Meningitiden nach den sie verursachenden Keimen

Strains	Common nasopharyngeal carriage rates*	Principal manifestations of pathogenicity
Capsulated, type b	2–4%	Meningitis, epigiottitis, pneumonia, suppurative arthritis, osteitis, otitis media, cellulitis, pericarditis. *Patients are usually young children. Infections commonly bacteraemic.*
Capsulated, other types	1–2%	Rarely incriminated as pathogens, but all 5 types have sometimes caused diseases as above.
Non-capsulated	50–80%	Exacerbations of chronic bronchitis, etc. Also otitis media, conjunctivitis, paranasal sinusitis. *Patients are commonly adults. Infections rarely bacteraemic.*

* Carriage rates vary widely between communities and with time. In general they are higher among children than among adults.

This table is reprinted from D. C. TURK (1982) *Haemophilus influenzae*. PHLS Monograph No. 17. Crown copyright. Reproduced with the permission of the Controller of Her Majesty's Stationery Office.

Tab. 2 Carriage and pathogenicity of H. influenzae

ders gefährdet für einen schweren Krankheitsverlauf im Sinne eines Waterhouse-Friderichsen-Syndroms. Das Haemophilus influenzae-Bakterium Typ b wird bei 2–5% der Kinder asymptomatisch im Rachenabstrich gefunden (TURK, Tab. 2). Nicht bekapselte Keime sind wesentlich häufiger zu finden und können in 60–90% vor dem 5. Lebensjahr nachgewiesen werden. Bei den meist älteren Kindern und bei fast allen Erwachsenen lassen sich Antikörper gegen diesen Erreger nachweisen, was bedeutet, daß Haemophilus influenzae-Bakterien bei jungen Kindern sehr viel häufiger sein müssen. Bei der Mehrheit der infizierten Kinder treten aber keine Krankheitssymptome auf, weil sie infolge stiller Feiung Antikörper gebildet haben oder die Infizierten leiden höchstens an einem leichten Katarrh. Disponierende Vorerkrankungen sind Pneumonien (30% aller bakteriellen Pneumonien durch Hib), Otitis media (4–10% durch Hib) (ISENBERG). Genetische Faktoren, immunsuppressive Erkrankungen, IgG-Subklassenmangel oder Mangelerkrankungen mit defizitärem C3-, C4-, C5-Komplement korrelieren mit einem erhöhten Risiko von Hib-Erkrankungen (Tab. 3). Die Sterblichkeit an Haemophilus influenzae-Meningitis und Epiglottitis dürfte unbehandelt 70% bis 100% betragen. Mit dem Fortschritt der modernen Intensivmedizin und Antibiotikatherapie beträgt die Letalität der Hib-Meningitis heute 3–8% (EDELSON), während die Epiglottitis wegen des oft perakuten Verlaufes und der fast immer zu spät kommenden Therapie heute noch 15–40% betragen kann (STEHR, STICKL).

Man schätzt auch für unsere Verhältnisse, daß trotz modernster und rasch einsetzender medizinischer Versorgung bei mindestens einem Drittel der Kinder

Hib-Inzidenzrate bei Risikopatienten erhöht.
1. Säuglinge und Kinder < 60 Monaten, Zwillinge jeden Alters. 2. Splenektomie/Asplenie, Sichelzellanämie, Down-Syndrom. 3. Kinder und Jugendliche mit Zerebralschaden. 4. angeborener und erworbener Immunmangel, C2-, C3-Komplementmangel, IgG_2-Mangel, selektiver IgA-Mangel. 5. angeborene und erworbene Liquorfisteln, (Meningomyelozele, Hydrozephalus, Schädelhirntrauma). 6. Mukoviszidose, nephrotisches Syndrom (konsumierende Erkrankungen), Malignome (Hodgkin) rezidivierende HNO-Erkrankungen und Schädelbasisfrakturen. 7. Naturvölker (Eskimos, Indianer, Hispanics, Schwarze). 8. nach durchgemachten Hib-Erkrankungen < 2 Jahren.

Tab. 3 Indikation zur HIB-Vaccinol-Impfung

a) 5% sehr ernst	a) Hörstörungen	6–11%
b) 23% ernst	b) Sprachstörungen	15%
c) 22% leicht	c) mentale Retardierung	10%
	d) motorische Störungen	3–7%
	e) Krämpfe	2–8%
	f) Sehstörungen	2–4%
	g) Hydrozephalus	1–2%
EDELSON 1989		

Tab. 4 Neurologische Schäden nach Hib-Meningitis

(25–30%), welche eine solche Hirnhautentzündung überstehen, irreversible, intellektuelle, psychische und physische Spätschäden resultieren (JUST, EDELSON, Tab. 4).

Epidemiologie

Jährlich erkranken in der BRD (alte BRD) 1500–2000 Kinder an Hib-invasiven Erkrankungen, bei denen in 700 bis 900 Fällen mit einer bakteriellen Meningitis zu rechnen ist (ISENBERG, STICKL). Die Inzidenz beträgt somit 1:400 bis 1:500 eines jeden Geburtsjahrganges oder ca. 45–50/100.000 Kinder vor dem 5. Lebensjahr bzw. 20–25 Kinder/100.000 vor dem 5. Lebensjahr, die an einer Hib-Meningitis leiden (JUST, ISENBERG, STICKL, Tab. 5).

In den nördlichen Staaten Europas (Finnland 52/100.000) (ESKOLA, Tab. 6) bzw. auf dem nordamerikanischen Kontinent ist die Inzidenzrate ungleich höher. Sie beträgt bei der kaukasischen Bevölkerung 60–120/100.000 (1:200 bis 1:300) bzw. bei Indianern und Eskimos bis 500/100.000 Kinder (zitiert bei ISENBERG).

1. Hibs*-Inzidenz/100.000 unter 5 Jahren			
	ISENBERG	46	1/428
	Europa	22–52	
2. Hibm*-Inzidenz/100.000 unter 5 Jahren			
	ISENBERG	23	1/856
	Europa	15–44	
3. Hib-Erkrankungen pro Jahr (ISENBERG)		1400–2000	
4. Sehr ernste Erkrankungen mit Folgeschäden pro Jahr		200–800	
5. Hib-Verstorbene pro Jahr		65–200	

*Hibs = Hib-Erkrankungen
*Hibm = Hib-Meningitiden

Tab. 5 Haemophilus influenzae Typ B epidemiologische Daten BRD pro Jahr

0– 2 Jahre	80/100.000	
0– 5 Jahre	52/100.000	(44–61)
0–15 Jahre	19/100.000	(16–22)
5–15 Jahre	4–10/100.000	
0–Erwachsene	2– 5/100.000	

ESKOLA 18. 1. 91

Tab. 6 Hib-Erkrankungen

So muß man in der BRD jährlich mit 65–200 Todesfällen durch Hib rechnen sowie 200–800 Kindern, die schwerst psychomotorische und geistige Entwicklungsstörungen haben (JUST, ISENBERG, STICKL). Mehr als 50% (Abb. 1) der Patienten leiden an einer Meningitis (in Frankfurt 1990/91 66%) (ZIELEN, SCHEURER, p.m.), die oft bleibende Schäden wie Hörverlust, Retardierung und zerebrale Anfallsleiden verursachen. Die Hälfte aller Hib-invasiven Fälle treten vor dem 2. Lebensjahr auf (ZIELEN, SCHEURER, p.m., JUST). Die Haemophilus Typ b-Meningitis hat ihr Inzidenzmaximum in 68–70% (JUST, ISENBERG) im 6. bis 24. Lebensmonat, während die Epiglottitis vorwiegend (82%) (JUST) nach dem 2. Lebensjahr auftritt. Auch die Pneumonie und die Sepsis liegen vorwiegend nach dem 2. Lebensjahr, während die Arthritis, Zellulitis und Pyelonephritis häufiger vor dem 2. Lebensjahr auftreten (ISENBERG). In den USA treten 80% aller Hib-Erkrankungen aufgrund unterschiedlicher Bevölkerungsstrukturen (Indianer, Schwarze, Eskimos) vor dem 2. Lebensjahr auf (zitiert bei ISENBERG).

Das Infektionsrisiko bei Haushaltskontakten ist 200–600x höher als das Kontaminationsrisiko in der Normalbevölkerung, weswegen Kleinkinder in kinderreichen Familien bzw. in Kindergärten und Kinderkrippen besonders gefährdet sind (ESKOLA).

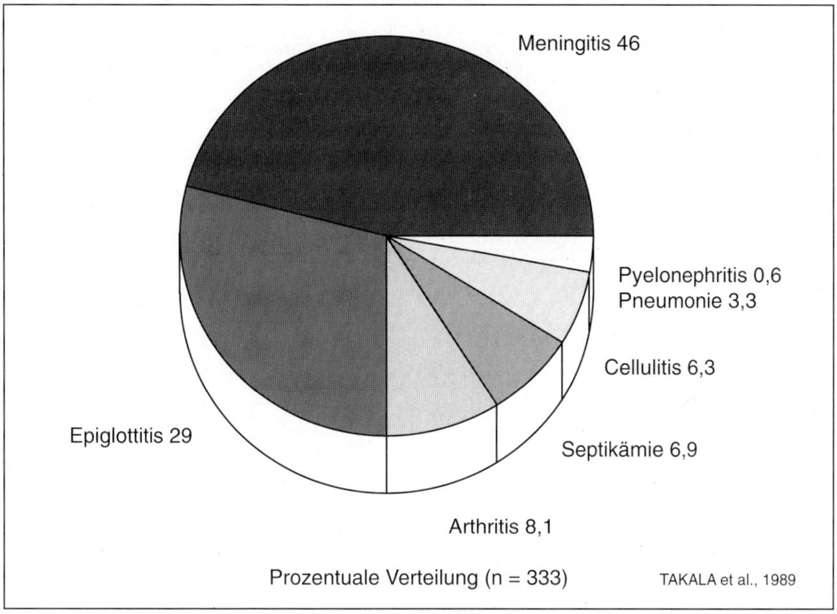

Abb. 1 Hib-Erkrankungen in Finnland 1985–1986

Was leistet der PRP-D-Impfstoff gegen Hib (HIB-Vaccinol®)

Mitte der 70er Jahre wurde der erste Impfstoff gegen Haemophilus influenzae Typ b (Hib) in finnischen Feldstudien klinisch erprobt (ESKOLA) und aufgrund der Ergebnisse in den USA 1985 für Kinder nach dem 24. Lebensmonat (bei Risikokindern nach dem 18. Lebensmonat) zur einmaligen Impfung zugelassen. Der Impfstoff enthielt ausschließlich das Polysaccharidkapselantigen (Polyribosyl-Ribitol-Phosphat, PRP). Polysaccharide wirken jedoch nur schwach immunogen; sie können zwar die Produktion von Antikörpern durch B-Zellen stimulieren (kurzlebige IgM-Antikörper in geringer Menge), aber die Titer fallen rasch wieder ab. Sie sind nicht in der Lage eine T-Zell-abhängige Immunantwort zu induzieren, weshalb auch nach der Immunisierung die T-Zell-abhängige Bildung von Memoryzellen unterbleibt. So kommt es bei Boosterung durch Auffrischimpfungen bzw. bei Serumerkrankungen nicht zu einem raschen Antikörperanstieg. Deshalb war der PRP-Impfstoff bei Kindern vor dem 18. Lebensmonat mit ihrem noch unreifen T-Zellimmunsystem unwirksam (alter Haemophilus influenzae-Impfstoff, unkonjugiert). Eine Schutzwirkung von über 75–90% war lediglich bei Kindern vorhanden, die älter als 18 bis 24 Monate alt waren. Um die Immunogenität der Vakzine zu verbessern, entwickelte man Anfang der 80er Jahre einen neuen Impfstoff, indem man Kapselpolysaccharide

(PRP) mit stärkerem immunogenen wirksamen Proteinen koppelte (Diphtherietoxoid, PRP-D). B- und T-Zell-stimulierende Protein-Antigene verursachen das bekannte Boosterphänomen, was für den Aufbau einer langdauernden Immunität mit Bildung von IgG-Antikörpern wichtig ist. Wegen der viel stärkeren immunogenen Wirkung des neuen Haemophilus-Impfstoffes (Konjugatimpfstoff) und weil durch mehrmalige Applikation eine Boosterwirkung infolge B- und T-Zell-Stimulierung erzeugt werden kann, läßt sich der neue Haemophilus-Impfstoff beim Säugling und Kleinkind mit Erfolg anwenden. Die neuen konjugierten Hib-Impfstoffe sind in ihrer antigenen Wirksamkeit den unkonjugierten Impfstoffen gegenüber in jedem Lebensalter eindeutig um das 20- bis 50fache ihrer antigenen Wirkung überlegen.

Dieser Impfstoff hat mittlerweile in mehreren finnischen Feldstudien (nach 1986) (ESKOLA) seine Wirksamkeit auch bei Säuglingen ab einem Lebensalter von 3 Monaten mit einer Effektivität nach drei Impfungen im 3., 4. und 6. Monat von 90% bzw. 100% nach der Boosterimpfung im 14. bis 18. Lebensmonat erbracht. Folglich entwickelte sich die Hib-Erkrankungshäufigkeit in Finnland zwischen 1976 und 1990 nach Einführung des Impfstoffes stark rückläufig von mehr als 150 Hib-invasiven Fällen pro Jahr (1986–1990) auf 6 Fälle im Jahr 1990 (Tab. 7/Abb. 3). In der finnischen Studie blieb die Erkrankungshäufigkeit

	1986	190 Erkrankungen
	1988	96 Erkrankungen
	1989	25 Erkrankungen
	1990	6 Erkrankungen
ESKOLA 18. 1. 91	1991	2 Erkrankungen

Tab. 7 Abnahme der Hib-Erkrankungen in Finnland

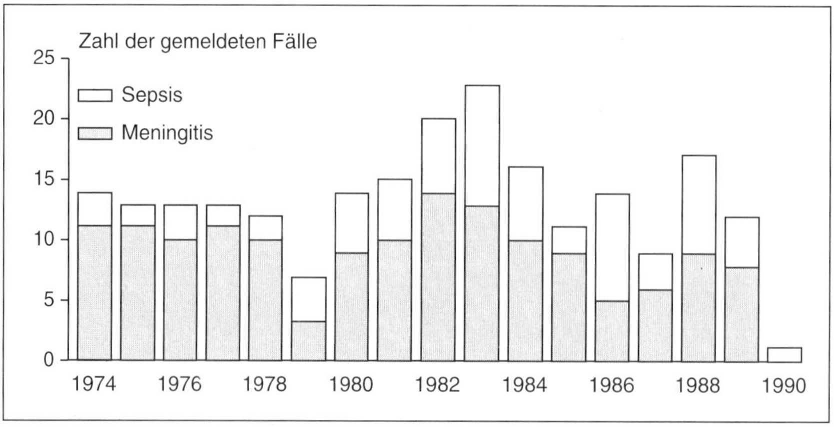

Abb. 2 Invasive Hib-Erkrankungen in Island (236 Fälle, 1974–1990)

bei Kindern über 5 Jahren und Erwachsenen dagegen konstant, was zeigt, daß der starke Rückgang der Infektionen bei Säuglingen in der Tat Folge der Impfung war.

Nachdem der gleiche PRP-D-Impfstoff 1989 in Island eingeführt wurde, sank dort die Erkrankungshäufigkeit von Hib-invasiven Fällen von durchschnittlich 15/a auf 1 Erkrankung im Jahr 1990 (ungeimpftes Kind) (OLAFSSON, Abb. 2). War man bisher der Meinung, daß Geimpfte noch Keimträger sein können, so konnte TAKALA 1990 nachweisen, daß keiner von 260 PRP-D-Immunisierten noch positive Rachenabstriche hatte, von 399 Ungeimpften waren dagegen 4,3% Hib-positiv.

Bei Betrachtung der Antikörperspiegel (sicherer langfristig anzunehmender Schutz über 1 μg/ml bzw. kurzfristiger Schutz über 0,15 μg/ml) (ANDERSON, ESKOLA) lag die immunologische Wirksamkeit unter Berücksichtigung auch einer Schweizer Studie (JUST 1987–1989) nach 2 bzw. 3 Impfungen im Säuglingsalter bei 77–92% und 100% nach der Boosterimpfung (JUST, ESKOLA).

Das heißt, daß Nonresponder bzw. Lowresponder (7–8%) (JUST) mit niedrigen Antikörpertitern nach 2 oder 3 Impfungen im Säuglingsalter mit sehr guter und ausreichender Antikörperproduktion nach der Boosterimpfung reagierten (ESKOLA, JUST). Bei 97% war der Antikörpergehalt in einem Bereich, der für eine langdauernde Persistenz der Antikörper spricht (JUST).

Es ist bei der guten Effektivität des Impfstoffes von 90–100% (ESKOLA) somit nicht so sehr der Antikörperspiegel als vielmehr das Priming (immunologische Erfahrung) mit der Bildung von Memoryzellen entscheidend, die dann nach erneuter Antigenexposition mit sehr hoher und schneller Antikörperproduktion

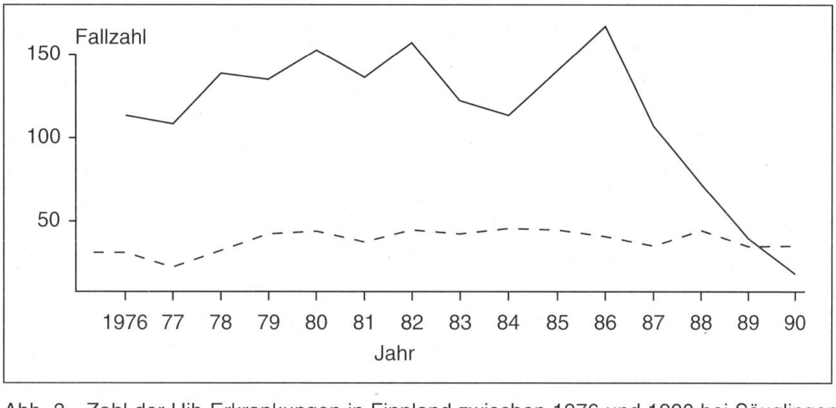

Abb. 3 Zahl der Hib-Erkrankungen in Finnland zwischen 1976 und 1990 bei Säuglingen (——) sowie bei ungeimpften Kindern über 5 Jahren und Erwachsenen (- - -) (nach ESKOLA)

reagieren (IgG_2-IgM-Antikörper). Impfstudien bei ethnischen Gruppen (Alaskastudie an knapp 2113 Eskimokindern) ergaben bei allerdings anderem Impfprogramm (2., 4., 6. Monat) lediglich eine Effektivität von 43% (WARD, SIBER). Andere epidemiologische und genetische Hintergründe dieser Bevölkerungsgruppen sind die Ursache für die mangelhafte Wirkung des Hib-Impfstoffes bzw. die Kinder hatten in der 6. bis 7. Lebenswoche zur ersten Impfung noch hohe mütterliche Antikörper (JUST).

Eine Zwischenbilanz

Am 2. 7. 1990 wurde von der Ständigen Impfkommission des Bundesgesundheitsamtes die flächendeckende Impfung mit »HIB-Vaccinol« empfohlen, nachdem am 27. 11. 1989 die Zulassung des Impfstoffes durch das PEI (Paul-Ehrlich-Institut, Bundesamt für Sera und Impfstoffe) erfolgte. Die Einführung in der alten BRD erfolgte am 10. 3. 1990.

Noch nie hat eine neue Impfung innerhalb so kurzer Zeit eine so hohe Akzeptanz in Ärzteschaft und Bevölkerung erreicht wie die Hib-Impfung. Voraussetzung dafür war die in großen internationalen Studien sehr gut dokumentierte Qualität des zur Diskussion stehenden PRP-D-Impfstoffes. Nachdem schon im Mai/Juni 1990 die Bundesländer Niedersachsen, Nordrhein-Westfalen, Hessen und Saarland die öffentlich-rechtliche Empfehlung aussprachen, folgte im September und Oktober 1990 die öffentliche Empfehlung der Bundesländer Berlin, Hamburg, Schleswig-Holstein, Bayern und Baden-Württemberg. Die Ersatzkassen und der AOK-Bundesverband sicherten die Übernahme der Kosten ab dem 25. 4. bzw. dem 19. 7. 1990 zu. Ab Januar 1990 erfolgte die Ausweitung der Empfehlung auf die neuen Bundesländer.

Bei durchschnittlich 670.000 Geburten pro Jahr in den Ländern der ehemaligen BRD ist mit rund 3,3 Millionen Kindern bis zu einem Alter von 5 Jahren zu rechnen.

8 Monate nach Beginn der konsequenten Durchimpfung (ab Juli 1990) wurden rund 1,5 Millionen Dosen verimpft. Extrapoliert man diese Zahl auf den zu erwartenden Zwölfmonatswert, also bis Juni 1991, so kommt man auf 2,7 Millionen Impfdosen, die in den alten Bundesländern zur Anwendung kommen würden. Dies entspricht einer Durchimpfungsrate von 63% (Masern 62%, Diphtherie-Tetanus 60–80%). Dabei ist davon auszugehen, daß die älteren Jahrgänge, 3. bis 6. Lebensjahr, eine niedrigere Impfbeteiligung aufweisen, während Säuglinge mit einer Impfrate geimpft werden, die den anderen Routineimpfungen gegen Polio, Diphtherie und Tetanus etwa gleichkommt (Impfrate geschätzt 19. bis 60. Lebensmonat 40–50%, 3. bis 18. Lebensmonat 80–86%).

Nach Gleichstellung der Hib-Impfung mit den anderen Routineimpfungen im Kindesalter durch die STIKO und öffentlichen Empfehlungen durch 10 der 11 alten Bundesländer ist auch im ärztlichen Impfverhalten ablesbar, daß die Hib-Impfung gesundheitspolitisch genauso wichtig eingeschätzt wird wie die Impfung gegen Diphtherie-Tetanus oder Polio. Eine Impfmüdigkeit ist im größten Teil der Bevölkerung und bei den meisten Ärzten nicht feststellbar.

Impfschema und Indikation der Impfung

Bei Säuglingen, die vor der ersten Impfung hohe mütterliche Antikörperwerte aufwiesen, war der Impferfolg geringer als bei Kindern, die bei Impfbeginn nur über geringe Antikörpermengen verfügen (JUST). Wegen des negativen Einflusses von mütterlichen Antikörpern wird sich die Haemophilus-Impfung nicht vor den 3. Lebensmonat verschieben lassen.

Der Impfstoff kann zeitgleich mit Diphtherie-Tetanus oder Diphtherie-Pertussis-Tetanus (DPT) und Polio bereits ab dem 3. Monat gegeben werden, so daß der Impfschutz gegen Hib-Erkrankungen rechtzeitig vor Erreichen des Häufigkeitsgipfels der Haemophilus-Infektionen am Ende des ersten Lebensjahres zu 90% und am Ende des 2. Lebensjahres zu nahezu 100% gewährleistet ist.

Wird mit der Impfung vor dem 18. Lebensmonat begonnen, sind 3 Teilimpfungen notwendig, nach dem 18. Lebensmonat reicht 1 Dosis aus (Impfkalender) (Tab. 8).

Kinder bis zum 18. Monat sollten laut Impfschema im ersten Jahr 2 Dosen »HIB-Vaccinol« erhalten, während die dritte Dosis zeitgleich mit Masern-Mumps-Rö-

1. Im 4. Monat (U4).
   a) Diphtherie-Tetanus i. m. oder DPT (1), HIB-Vaccinol (1) i. m., Polio oral
2. Im 6. Monat
   a) Diphtherie-Tetanus i. m. oder DPT (3), HIB-Vaccinol (2) i. m., Polio oral
3. Im 15.–18. Monat
   a) Masern-Mumps-Röteln subkutan
   b) HIB-Vaccinol (3) i. m.
   c) Diphtherie-Tetanus i. m. oder DPT (4).
   d) Polio oral
4. Ab 18.–60. Monat
   a) einmalige HIB-Vaccinol-Impfung (nicht geimpfte Kinder)
5. Nach vollendetem 5. Lebensjahr
   a) Nur besondere Risikogruppen

Tab. 8 Empfohlenes Impfschema

teln oder Diphtherie-Tetanus-Polio-Auffrischung (DPT) zwischen dem 14. und 18. Lebensmonat erfolgt. Kinder oberhalb von 18 Monaten erhalten insgesamt nur eine einzige Dosis, wenn man von Risikopatienten mit immunologischen Störungen absieht, die evtl. ein zweites Mal nachgeimpft werden sollten. Nach dem 5. Lebensjahr gilt die Impfempfehlung nur für Risikopatienten. Die simultane kontralaterale Gabe der Diphtherie-Tetanus-(DPT) und Hib-Impfung und die damit verbundene doppelte Injektion der Impfstoffe ist kein spürbarer Hinderungsgrund für die große Akzeptanz der Impfung bei Ärzten und Eltern.

Wie steht es mit den Nebenwirkungen der Impfung »HIB-Vaccinol«?

In der alten BRD wurden bis einschließlich Februar 1991 über 1,5 Millionen Impfungen durchgeführt. Es ist davon auszugehen, daß viele Säuglinge bereits zweimal, Kinder zwischen dem 18. Lebensmonat und 5 Jahren je einmal geimpft wurden. Es wurden insgesamt 72 sogenannte Nebenwirkungen gemeldet. Darunter sind 1 Epiglottitis und 7 Hib-Meningitiden, die im zeitlichen Zusammenhang von 2 Tagen bis 3 1/2 Monate nach der ersten bzw. nach der zweiten Impfung auftraten. Dabei handelt es sich selbstverständlich nicht um durch das Hib-Impfantigen ausgelöste Erkrankungen. Eine Infektion durch Totimpfstoff ist absolut unmöglich. Auch als Impfmißerfolg dürfen diese Fälle im allgemeinen nicht bezeichnet werden, da für die Induzierung schützender Antikörper ca. 2–4 Wochen erforderlich sind.

Es ist aus den großen finnischen Feldstudien bekannt, daß nach der ersten Impfung lediglich mit einer schützenden Effektivität von 50%, nach der dritten Impfung mit 90% und erst nach der Booster-Impfung mit 100% zu rechnen ist. (ESKOLA). Die in der finnischen Feldstudie beobachteten invasiven Hib-Erkrankungen (4 auf 220.000) nach Hib-Impfung heilten alle folgenlos aus und induzierten teilweise infolge Primings hohe Antikörperspiegel bei dem Kind (ESKOLA). Eine andere theoretische Möglichkeit ist eine erhöhte Anfälligkeit gegenüber Hib-Infektionen bei älteren Kindern kurze Zeit nach aktiver Immunisierung (MARCHANT). Ein vor der Impfung bestehender Antikörperspiegel bei Älteren könnte durch das Polysaccharidantigen vorübergehend gebunden werden und absinken.

Aufgrund epidemiologisch statistischer Kriterien (SCHEIFELE) ist bei einem von 30.000 ungeimpften Kindern innerhalb von einem Monat mit einer Hib-invasiven Erkrankung zu rechnen. Aus statistischen Gründen müßte deshalb im Zeitraum von 8 Monaten bei 1,5 Millionen Impfungen (1 Million Erstimpfungen und 500.000 Zweitimpfungen) mit dem Auftreten von 33 invasiven Erkrankungen innerhalb eines Monats nach Impfung gerechnet werden. In Wirklichkeit wurden 3 Erkrankungsfälle innerhalb von 30 Tagen p.v. gemeldet (Tab. 9).

a)	**Reaktionen über 72 Stunden** 1 Fieber über 6 Tage p.v. 1 Pseudomonas-Sepsis mit Fieber und Durchfall 3 Wochen p.v.	
b)	**Reaktionen ohne Kausalzusammenhang** 1 Epiglottitis 2 Tage p.v. 7 Hib-Meningititis 3 Tage, 7 Tage, 1 1/2 Monate 2 /1/2 Monate, 3 Monate p.v. 1 Meningoenzephalitis mit Fieberkrampf und Durchfall 3 Wochen p.v. 1 seröse Meningititis 12 Tage p.v. 1 Enzephalitis 10 Tage p.v. 1 Meningismus 3 Tage p.v. 1 Meningokokkensepsis mit Agranulozytose 2 Monate p.v. 1 Hydrozephalus 23 Tage p.v. 1 vorgewölbte Fontanelle mit Erbrechen, Fieber 6 Tage p.v.	
c)	**Varia** Ekzem, nuchale Lymphknoten, obstruktive Bronchitis (3) generalisierte Nebenreaktionen (DTP), Infekt	7

Tab. 9a HIB-Vaccinol-Impfung in der Bundesrepublik vom 2. 7. 90–28. 2. 91, 1,5 Mio. Impfungen, 72 Meldungen (91 Reaktionen)

1.	**Hautreaktionen** Urtikaria, Exantheme, Erytheme (rubeoliform, scarlatiform), Bläschen an Händen und Füßen (2), Papeln, Erythema exsudativum multiforme (1), Schönlein-Henoch'sche Purpura (1), fleckförmige Alopezie (1)	18
2.	**Zerebrale Symptome**	
	a) Unruhe, Schreiattacken, quengelig, quakig	9
	b) Absenzen (1), Verwirrtheit (1)	2
	c) nicht ansprechbar 10 Min. p.v. bis 1 Stunde p.v.	3
	d) Beinparalyse (1), ZKS (Hinfallen) (2)	3
	e) Fieberkrämpfe (3) generalisierte Krämpfe, teils ohne Fieber (4)	7
3.	**Fieber** bis 39 °C (6), über 39 bis 40,8 °C (8)	14
4.	**Lokale Schwellung, Rötung, Knötchen**	8

Tab. 9b HIB-Vaccinol-Impfung (1,5 Mio. Impfungen) 49 Meldungen (64 Reaktionen mit möglichem Kausalzusammenhang)

Die großen Studien in Nordamerika und Finnland lieferten übereinstimmend Beweise für die sehr gute Verträglichkeit des PRP-D-Impfstoffes. Nach ca. 1,5 Millionen verimpften Dosen in Deutschland läßt sich dieses Bild vollauf bestätigen. An Nebenwirkungen wurden in seltenen Fällen Lokalreaktionen im Bereich der Einstichstelle sowie Temperaturerhöhungen bis 40,8 °C beobachtet. Hauterscheinungen, wie urtikarielle Exantheme, wurden in Einzelfällen gemeldet.

Keinerlei Nebenwirkungen treten auf, wenn die Kinder bei der Impfung ganz gesund sind (kinderärztliche Erfahrungen p.m.). Trotzdem können Kinder mit banalen fieberhaften Erkrankungen geimpft werden. Sie stellen keine Kontraindikation dar. Die allgemeine Infektneigung der Kinder bessert sich durch die Impfung (p.m. kinderärztliche Erfahrungen).

Weiterhin wurden unerwünschte Wirkungen gemeldet, die noch nach mehreren Tagen und Wochen post vaccinatum auftraten. Im einzelnen waren es Fieberkrämpfe, Meningoenzephalitis, Absencen oder Bewußtseinsverluste.

Im übrigen besteht auch für Kinder ein normales Risiko für Fieberkrämpfe von 1–2% vor dem 5. Lebensjahr mit einem Häufigkeitsgipfel zwischen dem 12. und 24. Lebensmonat. In keinem einzigen Fall kam es zu bleibenden neurologischen Schäden, Todesfällen oder anaphylaktischen Reaktionen. Streng genommen sind auch nur die Nebenwirkungen als unerwünscht anzusehen, die in einem Zeitraum von 1/2 bis 72 Stunden nach der Impfung auftreten. Nach dieser Zeit ist nicht mehr mit einem kausalen Zusammenhang mit entsprechenden Reaktionen zu rechnen.

In einigen Fällen von Fieberkrämpfen oder Grandmal-Anfällen mit und ohne Fieber lag ohnehin eine entsprechende Anamnese vor der Impfung vor. Die Beobachtung, daß Kinder mit hirnorganischen Krampfleiden teilweise auch unter antikonvulsiver Therapie die monovalente Hib-Impfung symptomlos vertragen haben, spricht gegen einen ursächlichen Zusammenhang von Hib-Impfung und hirnorganischen Anfällen. Ein Teil der rubeoliformen oder scarlatiniformen Exantheme sowie nuchale Lymphknoten sind in Verbindung mit Fieber sicher auf begleitende virale Infekte zurückzuführen. Fieberreaktionen (unter Umständen bis 40,8 °C), Schreiattacken, Unruhezustände mit Schwellung und Rötung sind, wenn sie innerhalb von 72 Stunden auftreten, sicher in kausalem Zusammenhang mit der Impfung zu bringen. Es sind dies auch im Beipackzettel aufzunehmende unerwünschte Nebenwirkungen, bei denen oft nicht zu sagen ist, ob nicht ein Teil durch Diphtherie-Tetanus-Pertussis oder Polio-Impfstoff bedingt sind. In den finnischen Studien wie auch in amerikanischen und kanadischen Studien wurde festgestellt, daß durchaus Diphtherie-Tetanus-Pertussis häufiger zu entsprechenden Reaktionen als die Hib-Impfung führt. Selbst Kochsalzinjektionen (WEINBERG) können zur gleichen Symptomatik führen. Auch nach Studien von JUST mit 157 PRP-D geimpften Kindern traten nur minimale Nebenwirkungen auf, die auf der Seite der Diphtherie-Tetanus-Pertussis-Impfung häufiger nachweisbar waren als auf der Seite der Hib-Impfung. Insgesamt bestätigt werden konnte die Beobachtung aus der Literatur, daß die Zahl der unerwünschten Nebenwirkungen mit dem Alter des Kindes abnimmt.

Zu den häufigsten Nebenwirkungen gehören die Lokalreaktionen, die mit einer flüchtigen Rötung und Schwellung oder Knötchen am Injektionsort auftreten. Dieses wohl am häufigsten berichtete Ereignis ist harmlos und klingt innerhalb kurzer Zeit ab. Bei einem Teil der ebenfalls flüchtigen Hautausschläge ist auch an Organoquecksilberverbindungen als Konservierungsmittel, sowohl im DT-, wie auch im DPT- und Hib-Impfstoff zu denken. Jedenfalls steht fest, daß die zusätzliche simultane Hib-Impfung die Gesamtinzidenz von Hautausschlägen nicht erhöht hat.

Auch das Auftreten eines Hydrocephalus internus 3 Wochen nach gleichzeitiger Hib-, Diphtherie-Tetanus und oraler Polioimpfung sowie andere hirnorganische Krampfanfälle lassen einen Zusammenhang mit der Impfung nicht schlüssig erklären, da simultan auch 2 Kinder gegen Pertussis geimpft wurden. Auch eine Massierung von 4 oder 7 Antigenen beeinflußt die Verträglichkeit des Impfstoffes nicht (VADHEIM). Man muß feststellen, daß ein Großteil der beobachteten Symptome und Reaktionen mehrere Tage und Wochen nach der Impfung aufgetreten sind und eine ursächliche Beziehung unwahrscheinlich ist. Bei einem Teil, wie z. B. seröser Meningitis und anderen Symptomen ist möglicherweise ein zeitlicher Zusammenhang, aber kein kausaler Zusammenhang zu sehen, da es sich um rein statistisch zu erwartende Ereignisse handelt. Jedenfalls sind in einer gerade publizierten Untersuchung aus Finnland bei 230.000 verimpften Dosen keine serösen Meningitiden beobachtet worden und es wurden auch nur 31 milde lokale Reaktionen und Fieberzustände innerhalb von 72 Stunden berichtet (ESKOLA). Die Tabelle 10 zeigt die PRP-D Nebenwirkungen in Kanada 1989 (Tab. 10).

(18–60 Monate)
(38% 18–24 Monate)

5.263 kanadische Kinder – 7 Kinder Lokalreaktion ≥ 5 cm

4.677 Kinder < 48 Stunden – 12,5% geringe Reaktion (645) (< 30 Tage)

0,17% ärztl. Hilfe (12)	7,5% irritabel
2,3 % örtliche Reaktionen	4,8% Fieber
90,0 % kein Zusammenhang	1,9% lokale Schwellung
	1,3% appetitlos
	0,8% Rötung
	1 Kind Asthmaanfall
	1 Kind Krampfanfall
	1 Kind Hib-Meningitis (19 Monate) (= 48 Stunden)

Impfversager bei über 2,6 Mill. PRP-D-Dosen
15 Kinder = 95% Erfolg (McVerry 89)
(Hibs ≥ 14 Tage nach Impfung)
keine Zunahme der Hib-Infektionen < 14 Tage p.v.

Tab. 10 PRP-D-Nebenwirkungen (Scheifele 89)

Sicher auszuschließen ist ein Zusammenhang zwischen Impfung und Alopezie oder rezidivierenden obstruktiven Bronchitiden, die ohnehin in diesem Lebensalter eine hohe Inzidenz haben. Bläschenbildung an Händen und Füßen lassen auch an eine Hand-Fuß-Mundkrankheit oder an einen überstandenen Scharlach denken. Ein Entwicklungsstop bzw. eine zentrale Koordinationsstörung zwischen Beinen und Armen ist durch einen Totimpfstoff sicher nicht zu erklären und wurde bisher auch im internationalen Schrifttum nicht beobachtet. Bei einer schweren Purpura-Schönlein-Henoch handelt es sich um eine allergisch bedingte Vaskulitis. Keine Wertung bedarf es des Hinweises, daß ein Kind nach der Impfung fast jede Nacht aufwacht und grundlos lacht.

Weiterentwicklung

In der Zwischenzeit haben 3 weitere Firmen Haemophilus-Konjugat-Impfstoffe nach gleichen Prinzipien hergestellt, wobei die Unterschiede darauf beruhen, daß die verschiedenen Proteinantigene zur Koppelung mit dem Poly- bzw. den Oligosaccharidkomplexen verwendet worden sind (Tab. 11). In klinischen Prüfungen (Finnland und Amerika) stellte man fest daß diese Impfstoffe zum Teil höhere Antikörperspiegel induzierten, die klinische Effektivität aber nicht besser war und damit dem HIB-Vaccinol-Impfstoff (PRP-D) nicht überlegen sind (ESKOLA). Es besteht also kein Grund, HIB-Vaccinol nicht zu impfen, um auf angeblich bessere Impfstoffe zu warten, die zur Zeit noch nicht zugelassen sind.

	zugelassen	
1. PRP-Impfstoff (entwickelt 1972) (Polyribosylribitolphosphat)	USA	1985 (> 18 Monate)
2. **Connaught PRP-D** Polyribosylribitolphosphat konjugiert mit Diphtherie-Toxoid 27. 11. 89 PEI 02. 07. 90 Stiko	BRD Finnland Island USA Schweiz Kanada	1989 (> 3 Monate) 1989 (> 3 Monate) 1989 (> 3 Monate) 10/ 1990 (> 15 Monate) 1990 (> 3 Monate) 1988 (> 18 Monate)
3. **Praxis-Biologics HbOc/Oligo-CRM** Oligosaccharidprotein konjugiert mit Diphtherie-Toxin	BRD USA Finnland	11/ 1991 10/ 1990 (> 2 Monate) 1/ 1991 (> 3 Monate)
4. **Merck-Sharp-Dohme PRP-OMP** Polyribosylribitolphosphat konjugiert mit Outermembranprotein of neisseria meningitides b	BRD USA Schweiz	4/ 1991 12/ 1990 (> 2 Monate) 1/ 1991 (> 2 Monate)

Tab. 11 Hib-Impfstoffe

Daß auch Immune noch Keimträger sein können, aber durch Immunität invasiv-septische Erkrankungen verhütet werden, bedeutet, daß für die Zukunft möglichst viele Kinder über viele Jahrgänge gegen Haemophilus influenzae-Infektionen geimpft werden müssen, damit die Erkrankungen bis auf ein nicht zu verhütendes Minimum zurückgedrängt werden können (STICKL).

Kosten-Nutzen-Analyse

Bei einer volkswirtschaftlichen Betrachtung können nur betriebswirtschaftliche Größen, nicht aber psychosoziale Probleme wie emotionelles Trauma, Leid, Angst und mangelnde Lebensqualität aufgrund einer Erkrankung quantifiziert werden. Daß die Einführung eines Impfstoffes zur Vermeidung tödlich verlaufender Erkrankungen oder geistiger und körperlicher Behinderungen auch psychischem, physischem und sozialem Wohlbefinden des Patienten nutzt, ist unbestritten. Bei der Auflistung betriebswirtschaftlicher Größen lassen sich auch nur Krankenhaus-relevante Kosten sowie prä- und poststationäre Arztkosten summieren. Nicht berücksichtigt werden ambulante Medikamente, Transportkosten, Krankengymnastikkosten sowie Zeitaufwand der Eltern für ein pflegebedürftiges Kind oder Verdienstausfall bzw. Karriereverlust von Eltern. Rechnet man lediglich, die durch die Hib-Meningitis verursachten Kosten pro Jahr (5% Letalität, 5% sehr ernst geschädigte, 23% mäßig geschädigte und 22% leicht geschädigte Kinder), so ergeben sich bereits Kosten von mehr als 167 Millionen DM in den alten Bundesländern (ISENBERG). Würden alle Jahrgänge konsequent geimpft und unterstellt man lediglich eine Effektivität von 90%, so könnten nach Abzug der Impfstoffkosten und Arztkosten (93,6 Millionen DM), mehr als 57 Millionen allein an Kosten für die Hib-Meningitis eingespart werden (30% Kostenreduktion) (ISENBERG, Abb. 4). Die anderen Hib-induzierten Erkrankungen sind dabei nicht berücksichtigt. Es muß bei diesen Berechnungen berücksichtigt werden, daß eine Evaluation von nutzstiftender Leistung und kostenverursachender Leistung sehr schwierig ist und das humanitäre, kurative bzw. prophylaktische Denken eines Arztes überfordert. Nach einer Kosten-Nutzen-Analyse aus Kanada würde ein Impfprogramm mit einer Erfolgsrate von 90% die Kosten sogar um 64% absenken können (VAN EXAN, BARRETO).

Zusammenfassung

Durch die Hib-Vaccinol-Impfung kann die Morbiditätsrate von Hib-Erkrankungen um 95% und eine Kostensenkung von 30–64% erreicht werden. Bei einer kompletten Durchimpfung läßt sich ein volkswirtschaftlicher Schaden von jähr-

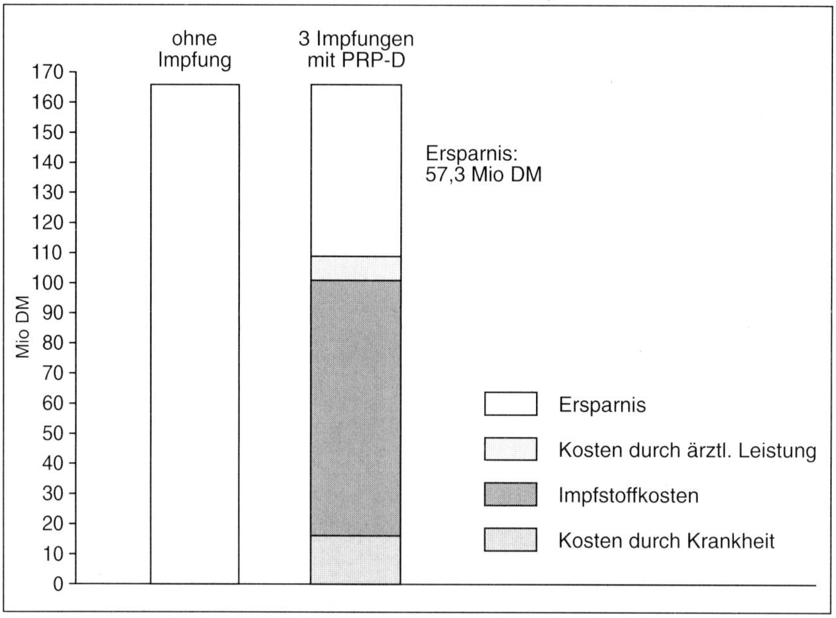

Abb. 4 Jährliche Kosten, verursacht durch Haemophilus-influenzae-b-Meningitiden und ihre Reduktion durch Impfung mit PRP-D-Impfstoff in der Bundesrepublik Deutschland.

lich 60 Millionen DM abwenden. In erster Linie gehen die Schäden mit Langzeitwirkung auf die meningitischen Verlaufsformen zurück. Da andere Hib-Infektionen nicht volkswirtschaftlich quantifizierbar sind, dürfte der Kosten-Nutzen-Index noch um ein beträchtliches höher zugunsten der Impfung liegen. Jede Kosten-Nutzen-Betrachtung läßt außeracht, daß bei einem durch die ernste Erkrankung geschädigten Menschen ein erheblicher Verlust an Lebensqualität eintreten kann. Aufwendungen für Lebensqualität aus anderen Sektoren unseres Lebens sind uns jedoch noch größere finanzielle Einsätze wert (STICKL). Die Schutzrate bzw. die Effektivität der Impfung liegt bei 94–100%, die Schutzdauer beträgt mindestens 3 Jahre. Impfen ist die effektivste und effizienteste Maßnahme zur Gesundheitsprophylaxe. Da durch diese Impfung außer einigen lokalen leichteren Nebenreaktionen keine systemischen stärkeren Reaktionen oder Dauerschäden bislang bekannt wurden, sollte auch dieser ideelle Nutzen für die Lebensqualität mit in den Ansatz bei Überlegung über die Impfindikation gebracht werden (STICKL). Der Impfstoff schützt nicht gegen die anderen Serotypen oder gegen unbekapselte Haemophilus influenzae-Erreger (Tab. 12).

Die in Aussicht stehende Kombination der Hib-Impfung mit Diphtherie-Tetanus-Impfung oder DPT wird eine noch größere Verbreitung der Impfung möglich

1. HIB-Vaccinol = 93–97% Erfolg 2. gehört zu den außerordentlich wirksamen Impfungen 3. Impfschutz 3–5 Jahre 4. Trotz Impfung – Rifampicinprophylaxe bei Kindern < 49 Monaten mit Kontakt 5. wirkt nicht Diphtherie-immunogen

Tab. 12 Abschluß

machen. Es muß doch möglich sein, daß 2 so ernsthafte Erkrankungen wie bakterielle Meningitis und Epiglottitis zum Verschwinden gebracht werden können. Wo bleibt hier die Moral, wenn im Zeitalter der High-Tech-Medizin Kinder infolge mangelnder Durchimmunisierung zu Tode kommen oder einen bleibenden Schaden für ihr Leben behalten.

Literatur

DAUM, R. S. et al.: Decline in serum antibody to the capsule of Haemophilus influenzae type b in the immediate postimmunization period. J. Pediat. 114 (5), 742–747 (1989).

EDELSON, P.: Control of Haemophilus influenzae type b disease: rationale for a vaccine based programm in the USA. Highlights of an International Workshop in Haemophilus influenzae type b: the role of vaccination. Oxford: The Medicine Group (UK) Ltd. (1989).

EINHORN, M. S., G. A. WEINBERG, E. L. ANDERSON, P. D. GRANOFF, D. M. GRANOFF: Immunogenicity in infants of Haemophilus influenzae type b polysaccharide in a conjugate vaccine with neisseria meningitidis outer-membrane protein. Lancet II, 299–302 (1986).

ESKOLA, J. et al.: Efficacy of Haemophilus influenzae type b polysaccharide-diphtheria toxoid conjugate vaccine in infancy. New Engl. J. Med. 317 (12), 717–722 (1987).

ESKOLA, J., H. KÄYTHY, L. K. GORDON: Simultaneous administration of Haemophilus influenzae type b capsular polysaccharide-diphtheria toxoid conjugate vaccine with routine diphtheria-tetanus-pertussis an inactivated poliovirus vaccinations of childhood. Pediat. Inf. Dis. J 7 (7), 480–484 (1988).

ESKOLA, J. et al.: A randomized, prospective field trial of a conjugate vaccine in the protection of infants and young children against invasive Haemophilus influenzae type b disease. New Engl. J. Med. 323, 1381–1387 (1990).

GRANOFF, D. M. et al.: Immunogenicity of Haemophilus influenzae Type b Polysaccharide – Outer Membrane Protein Conjugate Vaccine in Patients who Acquired Haemophilus Disease Despite Previous Vaccination with Type b Polysaccharide Vaccine. J. Pediatr. 114 (6), 925–933.

GRANOFF, D. M., R. S. MUNSON: Prospects for Prevention of Haemophilus influenzae Type b Disease by Immunization. The Journal of Infectious Diseases 153 (3), 448–461 (1986).

GREENBERG, D. P. et al.: Protective Efficacy of Haemophilus influenzae Type b Polysaccharide and Conjugate Vaccines in Children 18 Months of Age and Older. J. Am. Med. Assoc. 265 (8), 987–992 (1991).

HAY, J. W., R. S. DAUM: Cost-benefit analysis of Haemophilus influenzae type b prevention: conjugate vaccination at eighteen months of age. Pediatr. Inf. Dis. J 9 (4), 246–252 (1990).

ISENBERG, H.: Meningitis im Kindesalter und Neugeborenensepsis. II. Auflage, Steinkopff-Verlag Darmstadt (1990).

ISENBERG, H.: Haemophilus-Erkrankungen–der neue Impfstoff »Hib-Vaccinol«. Sozialpädiatrie 12 (9), 628–634 (1990).

ISENBERG, H.: Haemophilus influenzae Typ B – Infektionskrankheiten. Sozialpädiatrie 12, 19–26 (1990).

JUST, M., R. BERGER: Zur Impfprophylaxe von Haemophilus influenzae B-Infektionen. Der Kinderarzt 21, 42–44 (1990).
JUST, M.: Haemophilus type b PRP-D conjugate vaccine trial in 3-months-old children in Switzerland. Highlights of an International Workshop in Haemophilus influenzae type b: the role of vaccination. Oxford: The Medicine Group (UK) Ltd. (1989).
JUST, M.: Problemkeime und neuere Schutzimpfungen. Der Kinderarzt 12, 1770–1774 (1990).
LENOIR, A. A., P. D. GRANOFF, D. M. GRANOFF: Immunogenicity of Haemophilus influenzae Type b Polysaccharide-Neisseria Meningitidis Outer Membrane Protein conjugate Vaccine in 2- to 6-Month-Old Infants. Pediatrics 80 (2), 283–287 (1987).
LEPOW, M. L. et al.: Safety and Immunogenicity of Haemophilus influenzae Type b Polysaccharide-Diphtheria Toxoid Conjugate Vaccine (PRP-D) in Infants. The Journal of Infectious Diseases 156 (4), 591–596 (1987).
MARCHANT, C. D., E. BAND, J. E. FROESCHLE, P. H. McVERRY: Depression of anticapsular antibody after immunization with Haemophilus influenzae type b polysaccharide-diphtheria conjugate vaccine. Pediatr. Infect. Dis. J. 8 (8), 508–511 (1989).
MÄKELÄ, P. H., J. ESKOLA, H. PELTOLA, A. K. TAKALA, H. Z. KÄYHTY: Clinical Experience With Haemophilus influenzae Type b Conjugate Vaccines. Pediatrics Suppl. 651–653 (1990).
MÄKELÄ, P. H., H. KÄYHTY, H. PELTOLA, J. ESKOLA: Vaccines for Haemophilus influenzae type b as models for an otitis vaccine. Pediatric. Infect. Dis. J 8 (1), 573–575 (1989).
McVERRY, P.: Development of the PRP-D conjugate vaccine. Highlights of an International Workshop in Haemophilus influenzae type b: the role of vaccination. Oxford: The Medicine Group (UK) Ltd. (1989).
MOXON, E. R.: The carrier state: Haemophilus influenzae. Journal of Antimicrobial Chemotherapy 18, 17–24 (1986).
MOXON, E. R., R. RAPPUOLI: Haemophilus influenzae infections and whooping cough. The Lancet 335, 1324–1329 (1990).
PABST, H. F., D. W. SPADY: Effect of breast-feeding on antibody response to conjugate vaccine. Lancet 336 (8710), 269–270 (1990).
SCHEIFELE, D.: Postmarketing surveillance of advers reactions to ProHIBit vaccine in British Colombia. CMAL 141, 927–937 (1989).
SHAPIRO, E. D., L. A. CAPOBIANCO, A. T. BERG, M. Q. ZITT: The Immunogenicity of Hemophilus influenzae Type B Polysaccharide-Neisseria meningitidis Group B Outer Membrane Protein Complex Vaccine in Infants and Young Children. The Journal of Infectious Diseases 160 (6), 1064–1067 (1989).
SHAPIRO, E. D.: New Vaccines Against Hemophilus Influenzae Type b. Pediatric Clinics of North America 37, 567–584 (1990).
SIBER, G. R. et al.: Impaired antibody response to Haemophilus influenzae type b polysaccharide and low IgG4 concentrations in Apache children. N. Engl. J. Med. 323, 1387–1392 (1990).
SOOD, S. K., R. S. DAUM: Disease Caused by Haemophilus influenzae Type b in the Immediate Period After Homologous Immunization: Immunologic Investigation. Pediatrics, American Academy of Pediatrics.
STIEB, D. M. et al.: Effectiveness of Haemophilus influenzae type b vaccines. Can. Med Assoc. J. 142 (7), 719–733 (1990).
STICKL, H., M. PACHLER: Haemophilus influenzae-Infektionen im Kindesalter. Sozialpädiatrie 11 (10), 742 (1989).
STICKL, H.: Haemophilus influenzae b: – das Ende einer Erkrankung? Der Kinderarzt 21 (5), 745–750 (1990).
STEHR, K.: Haemophilus influenzae Typ B. Monatsschr. Kinderheilkd. 138, 240–243 (1990).
TAKALA, A. K. et al.: Risk factors of invasive Haemophilus influenzae type b disease among children in Finland. J. Pediat. 115 (5), 694–701 (1989).
TAKALA, A., J. ESKOLA, H. MÄKELÄ: Epidemiology of invasive Haemophilus influenzae type b disease among children in Finland before vaccination with Haemophilus influenzae type b conjugate vaccine. Pediatr. Infect. Dis. J. 8 (5), 297–302 (1989).
TAKALA, A.: Epidemiologic characteristics and risk factors for invasive Haemophilus influenzae type b disease in a population with high vaccine efficacy. Pediatr. Infect. Dis. J. 8 (6), 343–346 (1989).

TURK, D. C.: The Pathogenicity of Haemophilus influenzae. J. Med. Microbiol. 18, 1–16 (1984).
VADHEIM, C. M., D. P. GREENBERG, S. M. MARCY, J. FROESCHLE, J. I. WARD: Safety evaluation of PRP-D Haemophilus influenzae type b conjugate vaccine in children immunized at 18 months of age and older: follow-up study of 30.000 children. Pediatr. Infect. Dis. J. 9, 555–561 (1990).
WEINBERG, G. A., D. M. GRANOFF: Immunogenicity of Haemophilus influenzae Type b Polysaccharide-Protein conjugate Vaccines in Children With Conditions Associated With Impaired Antibody Responses to Type b Polysaccharide Vaccine. Pediatrics 85, 654–661 (1990).
WEINBERG, G. A., D. M. GRANOFF: Polysaccharide-protein conjugate vaccines for the prevention of Haemophilus influenzae type b disease. J. Pediatr. 113 (4), 621–631 (1988).
WARD, J.: Newer Haemophilus influenzae type b vaccines and passive prophylaxis. Pediatr. Infect. Dis. J. 6 (6), 799–803 (1987).
WARD, J., S. COCHI: Haemophilus influenzae Vaccines. In: PLOTKIN, S. A., E. A. MORTIMER (Eds.): Vaccines. W. B. Saunders Philadelphia. 300–332 (1988).
WARD, J., G. BRENNEMAN, G. W. LETSON, W. L. HEYWARD: Limited efficacy of a Haemophilus influenzae type b conjugate vaccine in Alaska native infants. N. Engl. J. Med. 323, 1393–1401 (1990).
WILFERT, C. M.: Epidemiology of Haemophilus influenzae Type b Infections. Pediatrics, America Academy of Pediatrics (1990).
ZIELEN, S., B. STASTNY, P. AHRENS: Haemophilus influenzae b-Impfung – ein wirksamer Schutz vor invasiver Erkrankung. Sozialpädiatrie 12 (7), 493–495 (1990).

S. ZIELEN, W. SOLDAN, P. AHRENS

Haemophilus influenzae b-Impfung bei Kindern mit partieller Immunschwäche

Einleitung

Die klinische Wirksamkeit der Haemophilus influenzae b-Diphtherie (Hib-D)-Konjugatimpfung wurde in großen Feldversuchen nachgewiesen. Die effektive Schutzrate lag zwischen 83–94% (1, 2). Hierbei zeichnete sich die Impfung durch eine besonders gute Verträglichkeit aus. Generalisierte, schwerwiegende Nebenwirkungen wurden bisher noch nicht beobachtet. Nach einer Untersuchung von VADHEIM et al. (3) an über 30.000 Kindern traten innerhalb von 48 Stunden nach Hib-D-Impfung nur in 2% der Fälle Fieber über 38 °C, bzw. eine lokale Rötung oder Schwellung auf.

Die ausgezeichnete Wirkung der Impfung wird weiter belegt durch einen drastischen Rückgang der invasiven Haemophilus-Erkrankungen in den Ländern, die flächendeckend die Impfung durchführen. So ging in Finnland die Anzahl der invasiven Hib-Erkrankungen von 190 im Jahr 1986 auf sechs Fälle im Jahre 1990 zurück (4).

Trotz dieser positiven Untersuchungsergebnisse ist weiterhin unklar, ob die Hib-D-Impfung bei genetisch determinierten Risikogruppen (Tab. 1) eine ausreichende Immunantwort induziert (5). Dies belegt die Untersuchung von WARD et al. (6), die bei Eskimos in der sogenannten Alaska-Studie nur eine effektive Schutzrate von 35% nachwies.

Die Absicht der vorliegenden Untersuchung war es daher, die Immunogenität der Hib-D-Impfung bei Risikopatienten mit und ohne IgG_2-Mangel zu untersuchen.

Sichelzellanämie
Maligne Erkrankungen, Chemotherapie
Immundefekte, IgG_2-Mangel
Kinder < 24 Monate mit nachgewiesener HIB-Erkrankung
Ethnische Faktoren (Apache, Eskimo).

Tab. 1 Risikogruppen mit eingeschränkter Immunantwort auf Polysaccharid-Impfstoffe

Patienten und Methoden

Das Untersuchungskollektiv bestand aus 36 Kindern mit rezidivierenden Atemwegserkrankungen, die zwischen Oktober 1988 und November 1990 in der pneumologisch immunologischen Sprechstunde der Universitätskinderklinik Frankfurt betreut wurden. Während dieses Zeitraumes wurden alle Patienten mit einem IgG_2-Mangel in die Studie aufgenommen und mit einer Patientengruppe ohne IgG-Subklassenmangel verglichen. Beide Patientengruppen entsprachen sich im Alter und in der Schwere der Erkrankung. Die klinischen Charakteristika unserer Patienten zeigt Tabelle 2. Bei allen Kindern wurde eine Mukoviszidose, ein Immotiles Ciliensyndrom und ein schwerer humoraler Immundefekt ausgeschlossen. Die Patienten wurden mit einer Dosis HiB Vaccinol geimpft und Blut vor und 4–6 Wochen nach der Impfung zur Bestimmung der IgG-Subklassen und Hib-spezifischen Antikörper abgenommen.

Die IgG-Subklassenkonzentration wurde mit der radialen Immundiffusion unter Verwendung polyklonaler Antikörper (Janssen Pharmaceutica, Beerse, Belgien) gemessen. Ein IgG-Subklassenmangel ist definiert als Wert unterhalb der 5. Perzentile des altersabhängigen Normalwertes (7).

Die Bestimmung der Hib-spezifischen Antikörper erfolgte mit einem ELISA. Als Referenzserum diente ein Standardserum mit einem Gehalt von 61 μg/ml Hib-IgG, das uns freundlicherweise von Carl Frash (Office of Biologics, Bethesda, USA) zur Verfügung gestellt wurde. Da die Quantifizierung des Referenzse-

	ohne Subklassenmangel	mit Subklassenmangel
Alter (Jahre)	4,7	4,1
	1–13,2	1–13,7
n	18	18
	(♂ 11, ♀ 7)	(♂ 11, ♀ 7)
Rezidiv. Infektionen (%)		
Pneumonie	94	72
Otitis	28	33
Sinusitis	33	17
Klinik Asthma	28	22
Allergie*	11	17

* definiert durch RAST und/oder Prick-Test ≥ 3

Tab. 2 Klinische Charakteristika von Patienten mit rezidivierenden Atemwegserkrankungen

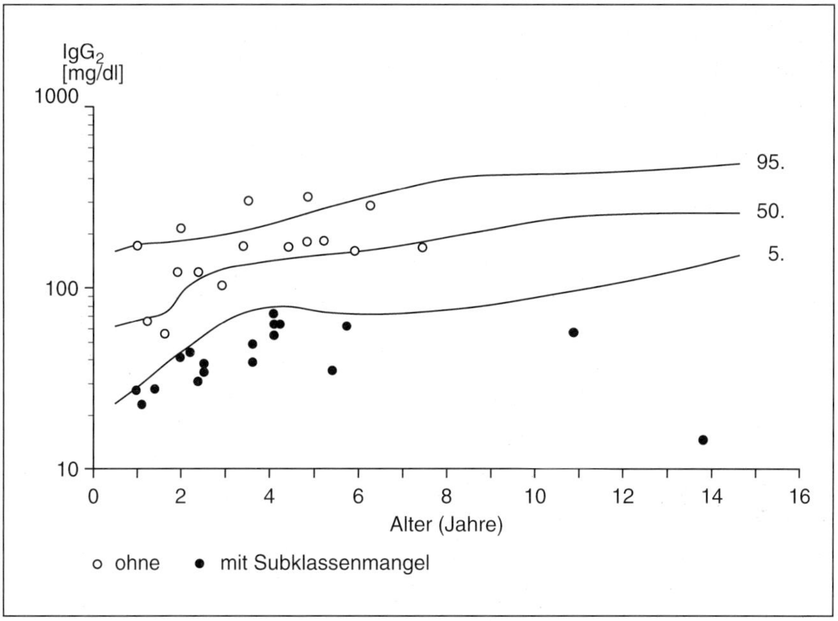

Abb. 1 IgG_2-Spiegel bei Patienten mit rezidivierenden Atemwegserkrankungen

rums mit einer anderen Methode erfolgte, wird die Konzentration der Hib-IgG-Antikörper in U/ml angegeben, wobei 1 U in etwa 1 μg/ml entspricht.

Ergebnisse

Die Ergebnisse der IgG_2-Bestimmung zeigt Abb. 1. Es ist klar zu erkennen, daß bei 18 Patienten ein IgG_2-Mangel nachweisbar war.

Die Bestimmung der Hib-spezifischen IgG-Antikörper ergab bei allen Patienten ohne Subklassenmangel einen Antikörperanstieg auf über 1 U/ml. Der Median Hib-spezifischer Antikörper lag in dieser Gruppe bei 15,5 U/ml. Von den 18 Patienten mit einem IgG_2-Mangel zeigten 14 nach der Impfung einen Antikörperanstieg in gleicher Höhe wie die Patienten ohne Subklassenmangel (Abb. 2). Der Median lag nach Impfung bei 26,7 U/ml. Vier Patienten mit einem IgG_2-Mangel waren Nonresponder.

Diskussion

Die vorliegende Studie untersuchte die Immunogenität der Hib-D-Impfung bei Risikokindern mit und ohne IgG_2-Mangel.

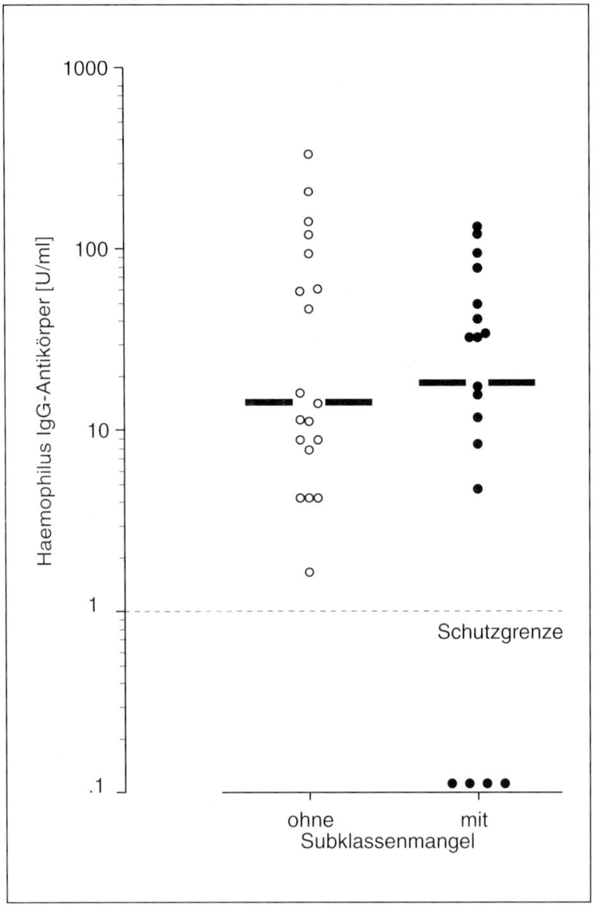

Abb. 2 Hib-Antikörper nach Hib-D-Impfung bei Patienten mit rezidivierenden Atemwegserkrankungen

Der IgG_2-Mangel ist eine partielle Immunstörung, bei der die Patienten überwiegend an rezidivierenden Infektionen der tiefen Atemwege leiden. Das Keimspektrum wird bestimmt von Infektionen mit bekapselten Bakterien wie Haemophilus influenzae und Pneumokokken. Immunologisch besteht eine reduzierte Immunantwort auf das Hib-spezifische Kapselpolysaccharid (PRP) (8).

Seit einigen Jahren stehen neue Hib-Konjugatimpfstoffe zur Verfügung, bei denen das schwach immunogene PRP an ein stark wirksames Protein gekoppelt wurde. Wir haben daher eine spezielle Risikogruppe von Kindern mit und ohne IgG_2-Mangel ausgewählt, um die Immunogenität des Hib-D-Impfstoffes zu überprüfen.

Unsere Ergebnisse zeigen, daß alle Patienten ohne IgG-Subklassenmangel nach einmaliger Impfung schützende Antikörper größer als 1 U/ml bilden, d. h. es wurde ein hoher Impfschutz erreicht. Kinder mit rezidivierenden Atemwegserkrankungen entsprechen also in ihrer Immunreaktion gesunden Kindern. Auch in der Mehrzahl der Patienten mit IgG_2-Mangel (72%) kam es zu einer gleichstarken Immunantwort. Nur 4 Patienten mit IgG_2-Mangel waren Nonresponder.

Im Unterschied zu unseren Ergebnissen zeigen die Befunde an Eskimos, daß diese Population eine Sonderstellung innerhalb der Risikokollektive einnimmt. Eskimos leiden an einer ungewöhnlich hohen Inzidenz an Hib-Erkrankungen (9). Die Inzidenz liegt mit 705 Erkrankungen auf 100000 Einwohner rund sechsmal so hoch wie bei Kindern unter 5 Jahren von Nicht-Eingeborenen (10). Weiterhin unterscheiden sich Eskimos von den Nicht-Eingeborenen durch den frühen Beginn der Erkrankung und den Krankheitstyp. So erkranken Eskimos häufiger an Meningitiden, Pneumonien und septischer Arthritis, aber selten an Haemophilus-Otitiden.

Da auch mehrfache Impfungen und die Verwendung des Hib-D-Konjugatimpfstoffes nur eine Effektivität von 35% aufwiesen, wird angenommen, daß bei Eskimos eine noch nicht näher charakterisierte Hib-spezifische Immunschwäche vorliegt (4, 11).

Im Gegensatz zu der Untersuchung an Eskimos wurde die Effektivität der Hib-D-Impfung bei anderen Risikogruppen bestätigt. Wirkungsvoll war die Hib-D-Impfung bei Patienten mit Sichelzellanämie und Leukämie (5). Auch bei Patienten mit rezidivierenden Atemwegserkrankungen und polysaccharidspezifischer Immunschwäche war eine andere Konjugatimpfung erfolgreich. Die Autoren SCHNEIDER et al. (12) und HERROD et al. (13) immunisierten 15 bzw. 8 Kinder mit fehlender Immunantwort auf PRP und fanden in 15 von 15 bzw. 7 von 8 Fällen einen Antikörperanstieg auf über 1 μg/ml.

Diese Ergebnisse und unsere Ergebnisse verdeutlichen, daß in der Mehrzahl der Patienten mit eingeschränkter Immunantwort auf Polysaccharid-Impfstoffe die neuentwickelten Hib-Konjugatimpfstoffe die polysaccharidspezifische Immunschwäche überwinden.

Patienten mit fehlender Immunantwort auf Hib-D stellen ein Risikokollektiv dar und sollten klinisch und immunologisch überwacht werden.

Zusammenfassung

Die klinische Wirksamkeit der Haemophilus influenzae b-Diphtherie-Konjugatimpfung (Hib-D) wurde in großen Feldversuchen nachgewiesen. Unklar allerdings ist es, ob die Impfung bei genetisch determinierten Risikogruppen eine Immunantwort induziert. Wir haben daher die Immunogenität der Hib-D-Impfung bei 36 Patienten mit rezidivierenden Atemwegserkrankungen mit und ohne IgG-Subklassenmangel untersucht. Hiervon war bei der Hälfte der Patienten ein IgG_2-Mangel nachweisbar. Alle Patienten wurden mit einer Dosis HIB-Vaccinol geimpft.

Die Bestimmung der Hib-spezifischen IgG-Antikörper ergab bei allen Patienten ohne IgG-Subklassenmangel einen Antikörperanstieg auf über 1 U/ml. Der Median Hib-spezifischer Antikörper lag bei 15,5 U/ml. Von 18 Patienten mit einem IgG_2-Mangel zeigten 14 nach der Impfung einen Antikörperanstieg in gleicher Höhe wie die Patienten ohne IgG-Subklassenmangel. Der Median lag nach der Impfung bei 26,7 U/ml. Nur 4 Patienten mit einem IgG_2-Mangel waren Impfversager.

Wir folgern daher, daß die Hib-D-Impfung bei Patienten mit rezidivierenden Atemwegserkrankungen gut immunogen ist und auch in der Mehrzahl der Patienten mit IgG_2-Mangel eine protektive Antikörperantwort induziert.

Literatur

1) ESKOLA, J., H. PELTOLA, A.K. TAKELA et al.: Efficacy of Haemophilus influenzae type b polysaccharide/diphtheria toxoid conjugate vaccine in infancy. New Engl. J. Med 317, 717–722 (1987).
2) ZIELEN, S., B. STASTNY, P. AHRENS: Die Haemophilus influenzae b-Impfung – ein wirksamer Schutz vor invasiver Erkrankung. Sozialpädiatrie: 12, 493–495 (1990).
3) VADHEIM, C. M., D. P. GREENBERG, S. M. MARCY, J. FROESCHLE, J. I. WARD: Safety evaluation of PRP-D Haemophilus influenzae type b conjugate vaccine in children immunized at 18 month of age and older: follow-up study of 30000 children. Pediatr. Infect. Dis. J. 9, 555–561 (1990).
4) ESKOLA, J., H. KAYHTY, A. K. TAKELA et al.: A randomized, prospective field trial of a conjugate vaccine in the protection of infants and young children against Haemophilus influenzae type b disease. New. Engl. J. Med. 323, 1381–1387 (1990).
5) WEINBERG, G. A., D. M. GRANOFF: Immunogenicity of Haemophilus influenzae type b polysaccharide-protein conjugate vaccines in children with conditions associated with impaired antibody responses to b polysaccharide vaccine. Pediatr. 85, 654–662 (1990).
6) WARD, J., G. BRENNEMAN, G. W. LETSON, W. L. HEYWARD: Limited efficacy of a Haemophilus influenzae type b conjugate vaccine in Alaska native infants. New Engl. J. Med. 323, 1393–1400 (1990).
7) ZIELEN, S., P. AHRENS, R. KOTITSCHKE, C. RIEBARTSCH, P. BAUSCHER, D. HOFMANN: IgG Subklassenspiegel bei gesunden Kindern. Monatsschr. Kinderheilkd. 138, 377–380 (1990).

8) UMETSU, D. T., D. M. AMBROSINO, I. QUINTI et al.: Recurrent sinopulmonary infection and impaired antibody response to bacterial capsular polysaccharide antigen in children with selective IgG-subclass deficiency. N. Engl. J. Med. 313, 1247–1251 (1985).
9) WARD, J. I., H. S. MARGOLIS, M. K. LUM, D. W. FRAZER, T. R. BENDER, P. ANDERSON: Haemophilus influenzae type b disease in Alaska Eskimos: characteristics of a population with an unusual incidence of invasive disease. Lancet I, 1281–1285 (1981).
10) WARD, J. I., M. K. LUM, D. B. HALL, D. R. SILIMPERI, T. R. BENDER: Invasive Haemophilus influenzae type b disease in Alaska: background epidemiology for a vaccine trial. J. Infect. Dis. 153, 17–26 (1986).
11) WINKELSTEIN, J. A., B. CHILDS: Genetically determined variation in the immune system: implications for host disease. Pediatr. Infect. Dis. 8, 31–34 (1989).
12) SCHNEIDER, L. C., R. A. INSEL, G. HOWIE, D. V. MADORE, R. F. GEHA: Response to a Haemophilus influenzae type b diphtheria CRM_{197} conjugate vaccine in children with a defect of antibody production to Haemophilus influenzae type b polysaccharide. J. Allergy Clin. Immunol. 85, 948–953 (1990).
13) HERROD, H. G., S. GROSS, R. INSEL: Selective antibody deficiency to Haemophilus influenzae type b capsular polysaccharide vaccination in children with recurrent respiratory tract infection. J. Clin. Immunol. 9, 429–434 (1989).

E. MEYER, K. STEHR

Klinische Erfahrungen mit einem neuen Hib-Konjugatimpfstoff

Haemophilus influenzae Typ B ist häufiger Erreger bei Meningitiden und fast ausschließlich der akuten Epiglottitis. In den USA werden mehr als 50% der bakteriell verursachten Meningitiden durch Haemophilus influenzae Typ B hervorgerufen (2). Im eigenen Krankengut der Jahre 1983–1988 waren 36% der eitrigen Meningitiden Folge einer Haemophilus-Infektion.

Antikörper gegen die Polysaccharidkapsel der Erreger schützen mit einer Wirksamkeit von über 90% gegen die Erkrankung (3, 6). Kinder gelten als geschützt, wenn der Antikörperspiegel über 1 mcg/ml liegt (1). Die Kapselpolysaccharide sind jedoch im Alter bis zu 2 Jahren wenig immunogen (2, 3, 5). Deshalb werden Substanzen mit T-Zell-stimulierenden Eigenschaften mit den Polysacchariden konjugiert (3, 4). Der älteste verwendete Konjugatimpfstoff, die sog. Connaught-Vakzine, in der in Deutschland zugelassenen Form, besteht aus Hib-Kapselpolysacchariden und Diphtherietoxoid (6). Auch mit dieser Vakzine ist eine ausreichende Titerhöhe im ersten Lebensjahr zu erwarten (5).

Im Juni 1990 wurde von der Ständigen Impfkommission des Bundesgesundheitsamtes die Hib-Impfung empfohlen. Das Impfschema beginnt ab dem 3. Lebensmonat mit 2 Impfungen im Abstand von 2 Monaten und endet mit einer Wiederimpfung im 18. Lebensmonat. Simultane Impfungen mit Polio- oder DPT-Impfstoffen sind möglich (1).

Da etwa 80% der Hib-Infektionen in den ersten zwei Lebensjahren auftreten, ist ein möglichst frühzeitiger Impfschutz erwünscht (5, 6). Aus diesem Grunde wurde nach stärkeren und frühzeitiger immunogenen Vakzinen gesucht (1).

Methodik und Ergebnisse

Die von uns bei 98 Kinder verwendete Vakzine ist ein Konjugat aus Kapselpolysaccharid von Haemophilus influenzae Typ B und einem Membranprotein von B-Meningokokken. Hersteller ist die Firma MSD SHARP & DOHME.

39 unserer Impflinge waren Säuglinge, 59 waren 1–5 Jahre alt. Die Impfung erfolgte bei den Säuglingen mit 2 Injektionen im Abstand von 2 Monaten. Die Kleinkinder erhielten eine einmalige Injektion. Die Impfdosis betrug jeweils 15 mcg Antigen pro Impfdosis. Blutentnahmen erfolgten vor Impfung, 1 Monat nach der zweiten bzw. bei älteren Kindern nach der einzigen Impfung. Eine Kontrolle des Titerverlaufes wurde bisher bei 18 Kindern 9–12 Monate nach Erstimpfung durchgeführt.

Dieser Konjugatimpfstoff erwies sich als ebenso verträglich wie die Connaught-Vakzine und weniger reaktogen als die DT-Vakzine (1, 3, 4). Er zeigte jedoch im Gegensatz zur Connaught-Vakzine bereits nach einer Injektion bei 8 von 13 Säuglingen im 2.–4. Lebensmonat einen Antikörperanstieg in den schützenden Bereich. Er ist also im frühen Säuglingsalter stärker immunogen.

Die Titerbestimmungen erfolgten mittels RIA. Sie wurden zum Teil in den Laboratorien des Herstellers in den USA und zum Teil von Herrn Prof. Belohradsky im Dr. v. Haunerschen Kinderspital in München mit gleicher Methode durchgeführt. Herrn Belohradsky möchten wir an dieser Stelle für seine Mitarbeit sehr herzlich danken.

Im ersten Lebensjahr zeigten 83,9% der Impflinge 2 Monate nach der Erstimpfung einen schützenden Titer. 1 Monat nach der 2. Impfung waren alle bisher untersuchten Impflinge nach der Titerhöhe geschützt. In der Altersgruppe der Kleinkinder waren 1 Monat nach der Erstimpfung 91,9% der Impflinge im schützenden Bereich. 2 Impflinge mit nicht ausreichendem Impfschutz befanden sich im Beginn des 2. Lebensjahres, ein dritter war 2 1/2 Jahre alt.

Bei den Kontrollen 9–12 Monate nach Erstimpfung zeigte sich, daß bei einem von fünf Säuglingen der Titer unter die schützende Grenze abgefallen war. Bei den Kleinkindern war der Schutz mit 92,7% gleich hoch geblieben, aber auch hier war bei einem Kind ein Abfall unter die Schutzgrenze zu beobachten (Tab. 1 und 2).

Die Grafik (Abb. 1) zeigt die mittleren Titerverläufe bei Säuglingen (durchgezogen) und Kleinkindern (gestrichelt). Man erkennt, daß beide Kollektive deutlich über der Schutzschwelle liegen. Auffallend ist bei den Kleinkindern der hohe Anstieg nach erster und einziger Impfung. Es erfolgte danach ein deutlicher Rückgang der Titerhöhe innerhalb eines Jahres.

Altersgruppe: 2–11 Monate (n = 39)			
Monate nach Erstimpfung	Antikörpertiter < 1 mcg/ml	Antikörpertiter > 1 mcg/ml	gesamt
0 (1. Impfung)	35 (92,1%)	3 (7,9%)	38 (100%)
2 (2. Impfung)	5 (16,1%)	26 (83,9%)	31 (100%)
3	0	11 (100 %)	11 (100%)
9–12	1 (20 %)	4 (80 %)	5 (100%)
Univ.-Klinik m. Poliklinik f. Kinder u. Jugendl. Erlangen, 1991			

Tab. 1 Titerverläufe nach HiB-OMPC-Impfung

Altersgruppe: 1–5 Monate (n = 59)			
Monate nach Erstimpfung	Antikörpertiter < 1 mcg/ml	Antikörpertiter > 1 mcg/ml	gesamt
0	51 (91,1%)	5 (8,9%)	56 (100%)
1–3	3 (8,1%)	34 (91,9%)	37 (100%)
9–12	1 (7,7%)	12 (92,7%)	13 (100%)
Univ.-Klinik m. Poliklinik f. Kinder u. Jugendl. Erlangen, 1991			

Tab. 2 Titerverläufe nach HiB-OMPC-Impfung

Diskussion der Ergebnisse

HiB-Titer vor Impfung:

Bei den 39 Säuglingen waren 3 Kinder, das entspricht 7,9%, vor der Impfung im schützenden Antikörperbereich. Sie waren zwei Monate alt, so daß passiv übertragene Antikörper in Betracht gezogen werden müssen.

Bis zum vollendeten dritten Lebensjahr hatten keine weiteren untersuchten Kinder nachweisbare Antikörper im schützenden Bereich. In der Altersgruppe der 4–5jährigen hatten nur 1/5 schützende Antikörpertiter. Anhand dieser Ergebnisse ist zu überlegen, ob nicht bis auf weiteres auch ältere Kinder geimpft werden sollten. Dafür spricht auch, daß bei gelegentlicher Bestimmung der Antikörper außerhalb unserer Impfstudie 4 Kinder zwischen 6 und 10 Jahren ohne schützende Antikörper gefunden wurden.

Titerverläufe:

Die von uns verwendete HiB-OMP-Vakzine zeigte sich zwar immunogener als die Connaught-Vakzine. Dennoch ergaben die Titer-Verläufe bei Säuglingen,

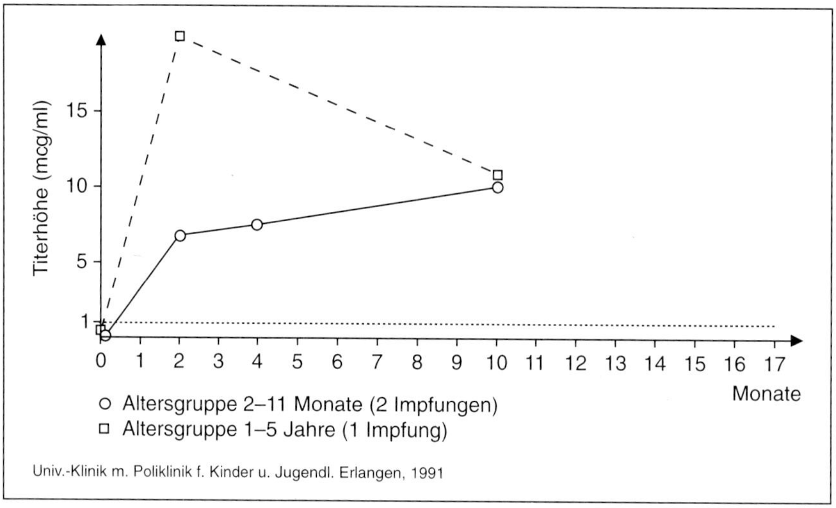

Abb. 1 Titerverläufe nach HiB-OMPC-Impfung

daß 2 Impfungen im ersten Lebensjahr nicht immer schützende Titer länger als 1 Jahr erzeugen. Auch bei jüngeren Kleinkindern im Beginn des 2. Lebensjahres erwies sich eine Impfung nicht immer als ausreichend.

Das von der Ständigen Impfkommission des Bundesgesundheitsamtes empfohlene Impfschema einer zweimaligen Impfung im ersten und einer Wiederholungsimpfung im 2. Lebensjahr ergibt nach bisheriger Erfahrung mit diesem Impfstoff einen ausreichend hohen Impfschutz für Säuglinge und Kleinkinder (4).

Die Zulassung der von uns untersuchten Vakzine ist für die Bundesrepublik Deutschland kürzlich erfolgt. Dem Vernehmen nach soll der Impfstoff um die Jahreswende erhältlich sein.

Literatur

1) Committee on Infectious Diseases: Haemophilus influenzae Typ b Conjugate Vaccine. Pediatrics 81, 908–911 (1988).
2) HINER, E. E., E. E. TRASCH: Spectrum of Disease Due to Haemophilus Influenzae Type b Occuring in Vaccinated Children. The Journal of Infectious Diseases 343–348, August 1988.
3) MOXON, E. R., R. RAPPUDI: Modern Vaccines. The Lancet June 2, 1324–1329 (1990).
4) SHAPIRO, E. D., L. A. CAPOBIANCO, A. T. BERG, M. Q. ZITT: The Immunogenicity of Haemophilus Influenzae Typ b Polysaccharide – Neisseria Meningitidis Group B Ou-

ter Membrane Protein Complex Vaccine in Infants and Young Children. The Journal of Infectious Diseases 160, 1064–1067 (1989).
5) WALTER, E. B., M. v. MOGGIO, R. P. DRUCKER, C. M. WILFERT: Immunogenicity of Haemophilus b Conjugate Vaccine in Children with prior Invasive Haemophilus Influenzae Type b Disease. Pediatr. Infect. Dis. J. 9, 632–635 (1990).
6) WARD, J. et al.: Limited efficacy of a Haemophilus Influenzae Type b Conjugate Vaccine in Alaska Native Infants. N. Engl. J. Med. 1323–1393 (1990) .

S. MEUER

Ursachen des Versagens konventioneller Schutzimpfungen: Ansätze zur Induktion von Immunantworten bei Nonrespondern

Die unterschiedlichen Reaktionen auf Schutzimpfungen sind Ausdruck unterschiedlicher Funktionen des zellulären Immunsystems geimpfter Personen. Gestörte Immunreaktivität bei verschiedensten Formen von Abwehrschwäche (s. Tab. 1) bildet die Grundlage des Versagens ansonsten wirksamer Schutzimpfungen. Auch wenn ein Impfversagen in unselektierten Kollektiven von Empfängern in der Regel eher selten ist, so beobachtet man in Hochrisiko-Kollektiven für die Entwicklung schwerer und persistierender Infektionskrankheiten nicht selten die höchsten Nonresponder-Raten (1, 2). Dies liegt daran, daß gestörte Immunreaktivität gegenüber pathogenen Mikroorganismen die Grundlage persistierender und schwer verlaufender Infektionen, gleichzeitig aber auch von Unreaktivität gegenüber den jeweiligen Impfstoffen bedeutet. Gerade hochgefährdete Individuen bedürfen jedoch protektiver Maßnahmen (s. Abb. 1).

Eine Lösung dieser Problematik kann nur gefunden werden, wenn es gelingt, die Grundlagen gestörter Immunfunktionen beim Menschen aufzuklären, sie auf eine molekulare Grundlage zurückzuführen und daraus gezielte Strategien zu entwickeln, die es erlauben, gestörte Immunfunktionen zu korrigieren (3).

Die immunologische Forschung hat gerade im vergangenen Jahrzehnt deutliche Fortschritte gemacht. Mittels monoklonaler Antikörper ist es gelungen, die verschiedenen, für eine Reaktion auf Fremdantigene (inklusive Impfstoffe) verantwortlichen immunkompetenten Zellen quantitativ zu erfassen. Diese Forschungsrichtung ist weiterhin durch die Verfügbarkeit gentechnologisch hergestellter Faktoren, die die Funktion immunkompetenter Zellen des Menschen regulieren, sehr begünstigt worden.

Die besondere Rolle von T-Lymphozyten wurde deutlich in den Vordergrund gestellt. T-Lymphozyten stellen die zentralen Steuerelemente der Immunantwort dar. Ohne sie ist z. B. keine Antikörperbildung durch B-Lymphozyten möglich (B-Lymphozyten müssen dazu »Hilfe« von T-Lymphozyten erhalten). Weiter-

Immundefizienzen		
Primär	Sekundär	Physiologisch
— Angeboren (SCID u.v.a.)	— Iatrogen (Therapie)	— Alter
— Immuntoleranz (genetisch)	— Metabolisch (Organversagen)	— Grenzflächen (z. B. Darm, Lunge)
	— Infektion (Viral)	
	— Stress	

Tab. 1 Immundefizienzen haben vielfältige Ursachen. Neben primären und sekundären Formen kann man auch physiologische Gründe für Immundefizienzen definieren. Dabei handelt es sich vor allem um die Abwehrschwäche im Alter sowie die besonderen Verhältnisse an Grenzflächen, wie etwa die Schleimhäute des Gastrointestinaltraktes und des Respirationsapparates.

hin gibt es eine Fülle von Effektor-Aktivitäten (z. B. zytolytische Funktion gegenüber Virus-infizierten körpereigenen Zellen), die von T-Lymphozyten, nicht aber anderen Zelltypen, ausgeführt werden können und die für die Bewältigung gerade viraler Infektionen von fundamentaler Bedeutung sind (4). In der effizienten Aktivierung antigenreaktiver T-Zellen besteht die entscheidende Grundlage einer Reaktion auf Schutzimpfungen und Krankheitserreger.

Untersuchungen zu Aktivierungsvorgängen menschlicher T-Lymphozyten haben eine Kaskade von Reaktionen entdecken lassen, durch die aus ruhenden T-Zellen nach Kontakt mit Antigenen aktivierte, immunologische kompetente T-Lymphozyten entwickelt werden (5). Diese Reaktionsketten lassen sich mittlerweile zum Teil in vitro darstellen. Damit existiert ein, wenn auch hochexperimentelles Werkzeug, um vergleichende Untersuchungen zwischen Gesunden und immun-inkompetenten Individuen durchzuführen. Solche Untersuchungen sind erstmals auf Impfversager gegenüber der Hepatitis B-Impfung angewendet worden (6).

Bei Patienten mit chronischer Niereninsuffizienz kommt es durch die veränderte metabolische Situation zu einer allgemeinen Abwehrschwäche (7). Diese Patienten sind höher gefährdet, chronische Virusinfektionen zu entwickeln – auch bakterielle Infektionen verlaufen in der Regel klinisch anders als bei Gesunden. Die Responder-Rate auf die Hepatitis B-Impfung in diesem Patientenkollektiv ist deutlich niedriger (nur ca. 50–60%) als bei Gesunden (ca. 95%). Vergleichende Untersuchungen an Nonrespondern und Respondern in einem Dialysepatientenkollektiv der Universitätsklinik Mainz zeigten (2), daß bei Nonrespondern relativ häufig ein Defekt der T-Zell-Aktivierung beobachtet wird, der verhindert, daß nach Antigenkontakt in ausreichender Weise aktivierte T-Lymphozyten entstehen (6). Obwohl die genaue molekulare Ursache dieses Defektes noch unbekannt ist, lassen sich folgende charakteristischen Symptome feststellen:

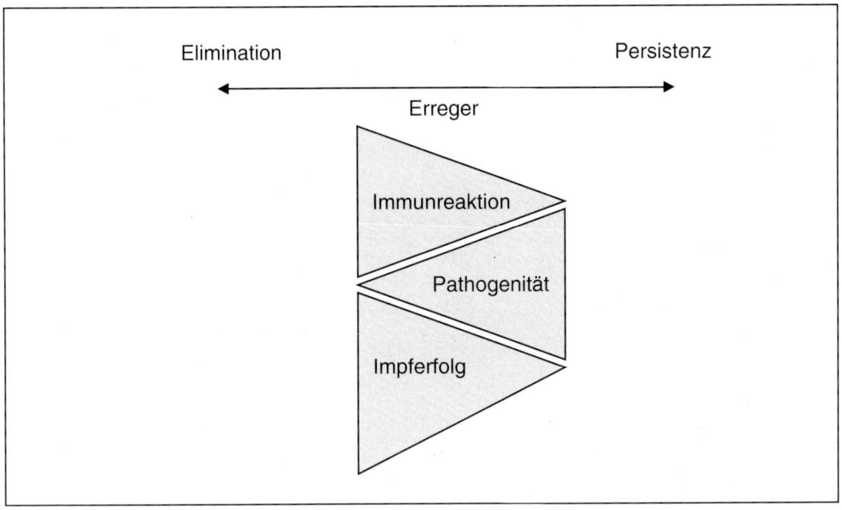

Abb. 1 Immunreaktion bei Infektionskrankheiten steht in der Regel in einem umgekehrt proportionalen Verhältnis zur Gefährlichkeit (relativen Pathogenität) von Krankheitserregern. Adäquate Immunreaktionen führen zur Erregerelimination und Heilung. Reduzierte Immunreaktionen erlauben Erregerpersistenz mit schweren Dauerkomplikationen. Der Erfolg von Schutzimpfungen steht in einem direkten Verhältnis zur Funktion des Immunsystems (Immunreaktion). Daraus folgt, daß bei gestörter Immunreaktivität des Wirtes der Erfolg von Schutzimpfungen konventioneller Art von vornherein unwahrscheinlicher ist. Gerade diese Individuen haben jedoch mit großer Wahrscheinlichkeit komplizierte Verläufe von Infektionskrankheiten und benötigen den Impfschutz umso dringender.

Nach Stimulation bilden T-Lymphozyten von Nonrespondern zu geringe Mengen des essentiellen T-Zell-Wachstumsfaktors Interleukin-2. Allerdings findet sich eine erhöhte Expression des Interleukin-2-Rezeptors bei diesen Patienten. In vitro-Untersuchungen verdeutlichten, daß diese erhöhte Bildung von Interleukin-2-Rezeptoren zu einer erhöhten Sensitivität gegenüber exogen zugeführtem Interleukin-2 führt (6). Aus diesen Befunden ließ sich schließen, daß möglicherweise eine Substitution des endogen nicht genügend vorhandenen Interleukin-2 während der Impfung die gestörte Reaktionsfähigkeit auf die Hepatitis B-Vakzine bei vorherigen Nonrespondern beheben könnte. Nachdem dies durch Versuche in vitro bestätigt werden konnte, hat man anschließend eine klinische Pilotstudie mit Nonrespondern aus dem Dialysepatientenkollektiv durchgeführt. Die Patienten wurden erneut mit demselben Hepatitis B-Impfstoff und derselben Impfstoffdosis immunisiert, diesmal jedoch unter Verabreichung einer Dosis von natürlichem Human-Interleukin-2 (2,5 x 10^5 μ/ml); (BIOTEST-Pharma GmbH/Dreieich). Nicht unerwartet kam es bei einem Prozentsatz von ca. 60% vorheriger Nonresponder zur Entwicklung protektiver Antikörpertiter. Die Serokonversionsrate bei Patienten, die die erneute Impfung ohne Interleukin-2 erhielten, lag bei ca. 20% (8).

Diese Untersuchungen sind ein erstes Beispiel dafür, daß rationale Eingriffe in das menschliche Immunsystem unter Einsatz körpereigener Immunmediatoren möglich sind. Im Falle abwehrschwacher Patienten kann so die Effizienz eines Impfstoffes erhöht und damit hochgefährdeten Individuen ein Schutz vor chronischen Virusinfektionen verliehen werden.

Zusammenfassung

Die Grundlage des Versagens ansonsten wirksamer Schutzimpfungen existiert in einer gestörten Immunreaktion des Wirts. Neben physiologischen Formen (Immuntoleranz aufgrund genetischer Konstellationen, Alter) gibt es eine Vielfalt sekundärer Immundefizienzen, deren Charakteristikum es ist, daß bei hohem Krankkeitsrisiko gleichzeitig eine reduzierte Immunantwort besteht. Diese Konstellation erfordert den gezielten Eingriff in das Immunsystem, welcher mittlerweile durch gentechnisch verfügbar gemachte körpereigene Immunmediatoren möglich ist. Erste Hinweise auf einen sinnvollen Einsatz dieser Substanzen gibt es aus Studien zur Hepatitis B-Impfung bei Dialysepatienten. Hier erhöht die gleichzeitige Gabe von Impfstoff und Interleukin-2 die Responder-Rate. Der rationale Einsatz von Immunmediatoren erfordert jedoch Informationen über die Grundlagen der vorhandenen Immunschwäche.

Literatur

1) HAYWOOD, A. M.: Patterns of persistent viral infections. N. Engl. J. Med. 315, 939–948 (1986).
2) KÖHLER, H., W. ARNOLD, G.RENSCHIN, H. H. DORMEYER, K. H. MEYER ZUM BÜSCHENFELDE: Active hepatitis B vaccination of dialysis patients and medical staff. Kidney Int. 25, 124–128 (1984).
3) MEUER, S. C.: The Molecular Basis of Human Immunodeficiencies. A Contribution to Cancer Prevention. Interdiscipl. Science Review 14, No. 3 (1989).
4) MEUER, S. C., D. A. COOPER, S. F. SCHLOSSMANN, L. REINHERZ: Clonal Analysis of Human Immunoregulatory and Effector T Lymphocytes in Viral Infection. Contr. Oncol. 19, 1–20 (Karger, Basel) (1984).
5) MEUER, S. C., M. HAUER, K. DEUSCH, U. MOEBIUS, K. H. MEYER ZUM BÜSCHENFELDE: Two Pathways of T cell activation. Behring Inst. Mitt., No. 81, 15–30 (1987).
6) MEUER, S. C., M. HAUER, P. KURZ, K. H. MEYER ZUM BÜSCHENFELDE, H. KÖHLER: Selective Blockade of the Antigen-Receptor-Mediated Pathway of T Cell Activation in Patients with Impaired Immune Responses. J. Clin. Invest. 80, 743–749 (1987).
7) TOLKOFF-RUBIN, N. E., R. H. RUBIN: Uremia and Host defenses. N. Engl. J. Med., 770–772 (1990).

8) MEUER, S. C., H. DUMANN, K.-H. MEYER ZUM BÜSCHENFELDE, H. KÖHLER: Low-Dose Interleukin-2 induces systemic immune responses against HBsAg in immunodeficient non-responders to Hepatitis-B vaccination. Lancet 15–18 (1989).
9) SMITH, K. A.: Interleukin-2: ein Hormon im Immunsystem. Spektrum der Wissenschaft 72–82, Mai (1990).
10) TIOLLAIS, P., M. A. BUENDIA: Das Hepatitis-B-Virus. Spektrum der Wissenschaft, 126–134, Juni (1991).

G. MAASS

Impfschutzdauer und notwendige Auffrischimpfungen – Virusimpfungen

Aufgrund der Kenntnisse über den Ablauf von Infektionen mit unterschiedlichen Mikroorganismen und der entsprechenden Immunreaktionen des infizierten Organismus muß ein Impfstoff im Impfling folgendes bewirken (1):

— Aktivierung der Antigen-präsentierenden Zellen, um die verschiedenen Stufen der Antigenpräsentation und die Produktion von Interleukinen einzuleiten;

— Aktivierung sowohl der B- als auch der T-Lymphozyten, um die Bildung immunologischer Gedächtniszellen anzuregen;

— Bildung von T-Helferzellen und zytotoxischer T-Zellen gegen verschiedene Epitope, um die variablen Immunreaktionen in dieser Zellpopulation als Folge des MHC-Polymorphismus auszugleichen;

— Persistenz des Antigens– wahrscheinlich auf den Follikelzellen im lymphoiden Gewebe, in dem auch immunologische Gedächtniszellen vom B-Zelltyp entstehen –, so daß kontinuierlich Antikörper-produzierende Zellen gebildet werden.

Offensichtlich erfüllen vor allem Lebendimpfstoffe gegen verschiedene Viruskrankheiten diese Idealforderungen, so daß man in der allgemeinen Diskussion unterstellt, daß Schutzimpfungen mit Lebendimpfstoffen gegen Viruskrankheiten – trotz der nach Schutzimpfungen stets geringeren Immunreaktionen als nach natürlicher Infektion – einen wahrscheinlich lebenslangen Schutz bewirken. Um so mehr beunruhigten in den vergangenen Jahren Berichte über gehäufte Mumps- und vor allem Masernerkrankungen in Bevölkerungsgruppen, in denen mehr als 90% der Personen zuvor gegen Masern geimpft worden waren (3, 4, 5, 6, 12, 13).

Die Masernimpfung bewirkt aufgrund der Untersuchungsergebnisse bei über 2-jährigen Kindern eine Antikörperkonversion bei 96–100% der Impflinge (7,

10, 13, 16), die Mumps-Schutzimpfung bei 90–100% (7, 10, 13). Es stellt sich natürlich die Frage, ob es sich bei den an Masern oder vereinzelt auch an Mumps Erkrankten, die als Kleinkinder gegen Masern oder Mumps geimpft worden waren, um primäre Impfversager handelt, die durch eine mangelhafte oder nicht erfolgte Serokonversion nach der Impfung bedingt sind. Oder handelt es sich um sekundäre Impfversager, bei denen der Impfschutz nach erfolgter Serokonversion im Laufe der Zeit verschwindet?

Bei der Diskussion der Frage nach der Persistenz der Immunität nach Schutzimpfung sind die Masern wegen der Erkrankungshäufigkeit, der hohen Komplikationsrate und der – vor allem in Entwicklungsländern – hohen Letalität von besonderer Bedeutung. In den USA wurde nach Einführung der Masern-Schutzimpfung im Jahr 1963 und der Etablierung eines Masern-Ausrottungsprogrammes im Jahr 1978 ein deutlicher Rückgang der Erkrankungszahlen an Masern registriert; die geringste Erkrankungszahl wurde 1983 mit 1784 Masernfällen ermittelt (12). In den folgenden Jahren stieg die Häufigkeit an Masern aber kontinuierlich an. Eine Ursache für dieses vermehrte Auftreten von Masern war der unzureichende Impfschutz bei Kindern, die – wie anfänglich empfohlen – bereits als Säuglinge im Alter von 9–12 Monaten gegen Masern geimpft worden waren. Offensichtlich können in diesem Lebensalter die passiv übertragenen mütterlichen Antikörper die Vermehrung des Impfvirus im Impfling verhindern. So fand man, daß 15–21% der im Alter von 9–12 Monaten Geimpften keine Serokonversion aufwiesen, während nur bei 6% der im Alter von 13–18 Monate Geimpften die Antikörperbildung unterblieb (13).

Sehr bald zeigte sich jedoch, daß Masern-Erkrankungen auch bei Kindern und Erwachsenen in Bevölkerungsgruppen auftraten, in denen mehr als 95% nach dem 15. Lebensmonat gegen Masern geimpft worden waren (3, 4, 5, 6, 12, 13). Nach den Ermittlungen der CDC (12) waren von den rd. 17.000 Masernkranken in den Jahren 1985–1988 etwa 43% korrekt geimpft worden (mehr als 90% der Erkrankten in dieser Gruppe waren älter als 5 Jahre), 26% der Erkrankten waren aufgrund medizinischer Kontraindikationen oder aufgrund ihrer Zugehörigkeit zu Bevölkerungsgruppen, die für derartige Maßnahmen nicht ansprechbar sind, nicht geimpft worden; die verbleibenden 32% der Masernkranken waren Ungeimpfte, die nach der gültigen Empfehlung hätten geimpft werden sollen. Diese gehäuft aufgetretenen Masern-Erkrankungen in den letzten Jahren in den USA zeigten unterschiedliche epidemiologische Verhaltensweisen; außer Masern-Ausbrüchen unter nicht-geimpften Kindern im Vorschulalter wurden Erkrankungshäufungen auch unter Schulkindern und in den letzten Jahren auch unter Studenten beobachtet. Die Erkrankungsrate bei gehäuften Masern in Schulen war meist nur niedrig; es erkrankten nur 1–2% der Kinder – vorwiegend Schüler, die als Kleinkind im Alter von 12–14 Monaten (also vor dem 15. Lebensmonat) geimpft worden waren.

Wegen der fehlenden Meldepflicht der Masern können ähnliche Feststellungen für Deutschland – zumindest für die westlichen Bundesländer – nicht getroffen werden. Um vielleicht einen gewissen Anhalt für die Häufigkeit von Impfdurchbrüchen zu erhalten, wurden gemeinsam mit FESCHAREK und QUAST (8) die den Behringwerken bekannt gewordenen Impfversager nach Masern- und Mumps-Impfung ermittelt. In den 14 Jahren zwischen 1976 und 1989 wurden etwa 5,5 Mio. Dosen Impfstoffe mit Mumps- und Masernkomponente verkauft. In diesem Zeitraum wurden dem Hersteller 192 Fälle von Impfversagern mitgeteilt, wobei allerdings nur bei 10% der gemeldeten Erkrankungen die Diagnose Mumps oder Masern durch entsprechende Labordiagnostik verifiziert wurde. Bei 105 Mumps-Erkrankungen und bei 54 Masern-Erkrankungen ist der Zeitabstand zwischen Impfung und Erkrankung bekannt. In Abb. 1 ist die zeitliche Verteilung dieser Erkrankung dargestellt.

Je größer der Zeitabstand von der Impfung, desto geringer wird die Anzahl der gemeldeten Impfversager. 76% der Masern-Erkrankungen traten innerhalb der ersten 3 Jahre nach der Impfung auf, dagegen nur 41% der Mumps-Erkrankungen. Nach den eingangs genannten Konversionsraten von 97% für die Masern- und 95% für die Mumpsimpfung betragen die zu erwartenden Impfversager also 3% für die Masernkomponente und 5% für die Mumpskomponente. Diese unterschiedlichen Versagerquoten spiegeln sich auch in der Häufigkeit der vermeintlichen Impfdurchbrüche wider – 129 Mumps-Erkrankungen, 63 Masern-Erkrankungen.

Bei der genannten Häufigkeit fehlender Serokonversionen sind bei den abgegebenen 5,5 Mio. Impfstoffdosen 250.000 Impfversager für Mumps und 150.000 für Masern in den letzten 14 Jahren zu erwarten. Die demgegenüber sehr geringe Zahl gemeldeter Impfdurchbrüche ist wahrscheinlich Ausdruck des Meldesystems in Deutschland, wonach »nicht-schwerwiegende Ereignisse« nur selten gemeldet werden.

Bei derartigen Erörterungen muß daran erinnert werden, daß die Diagnose exanthematischer Erkrankungen häufig fehlerhaft ist. Masern werden nicht selten mit Röteln verwechselt, Exantheme können nach Infektionen mit verschiedenen Enteroviren auftreten usw. So wurde in einer Untersuchung von GERIKE (9) von 247 Masern-Impfversagern in den Ländern der früheren DDR gezeigt, daß es sich nur bei etwa 25% der als Masern-Impfversager Gemeldeten um Masern handelte, bei 40% wurden Röteln festgestellt, bei den verbleibenden 35% wurde keine Ursache für die exanthematische Erkrankung gefunden. Gleichsinnige Befunde wurden von anderen Untersuchern bei Mumps-Impfversagern gefunden (13).

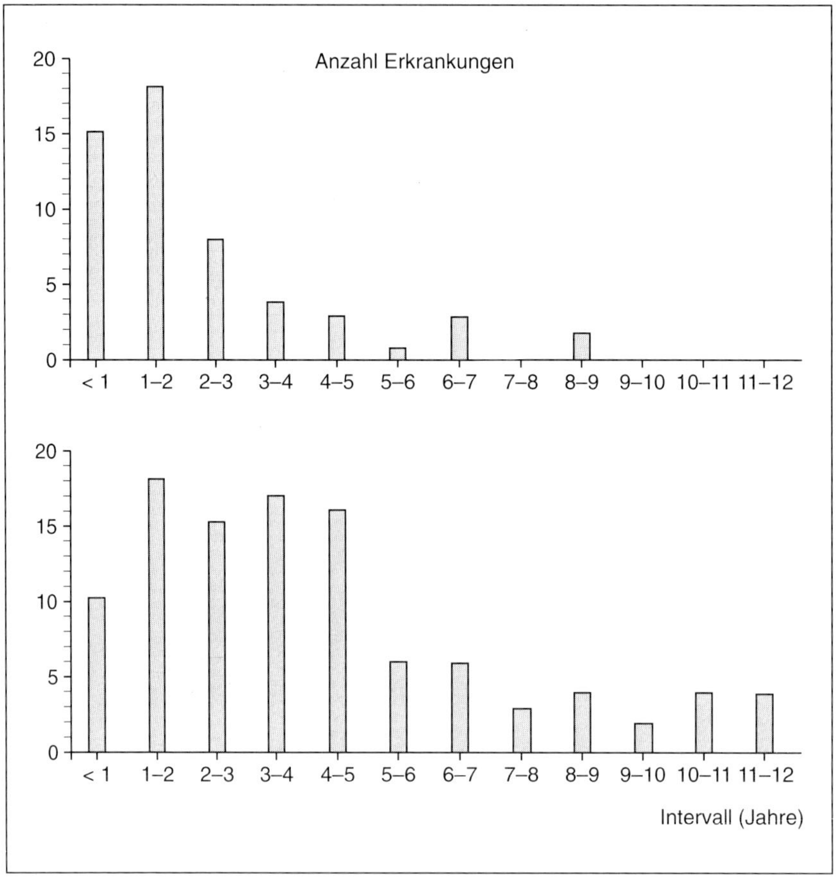

Abb. 1 Impfversager, Intervall zwischen Verabreichung des Impfstoffes und Auftreten der Erkrankung. Oben: Masern (n = 54); Unten: Mumps (n = 105) (8).

Bei den in Abb. 1 zusammengestellten Impfversagern handelt es sich also wahrscheinlich um primäre Impfversager. Hätte der Impfschutz nach Jahren nachgelassen, so hätte man eine umgekehrte Tendenz der Impfdurchbrüche erwarten müssen, d. h. die Anzahl von Mumps- und Masern-Erkrankungen hätte mit zunehmendem Abstand von der Impfung zunehmen – nicht dagegen abnehmen – müssen. Einschränkend muß natürlich gesagt werden, daß die vorgelegten Daten nur einen Eindruck vermitteln können, für eine gesicherte Aussage reichen sie selbstverständlich nicht aus.

Aus diesen Feststellungen, daß es sich bei den beobachteten Masern-Erkrankungen bei zuvor Geimpften sowohl in den USA, in Großbritannien als auch in der früheren DDR um primäre Impfversager handelt, nicht dagegen um einen im Laufe der Zeit nachlassenden Impfschutz, leitet sich die Forderung nach einer zweimaligen MMR-Schutzimpfung ab, wobei die erste Impfung ab dem 15. Lebensmonat und die zweite Impfung etwa zum Zeitpunkt der Einschulung – d. h. nach dem 6. Lebensjahr – erfolgen sollte. Derartige Empfehlungen bestehen bereits für die USA, für Schweden und Finnland (12). Das Ziel dieser 2. MMR-Impfung besteht im Schließen von Impflücken. Ein epidemiologischer Effekt dieser zweimaligen MMR-Impfung ist bei der geringen Impfbeteiligung in Deutschland nicht zu erwarten. Aus Abb. 2 ist zu entnehmen, daß – entsprechend den der Bundes-KV vorliegenden Zahlen über Schutzimpfungen im Rahmen der gesetzlichen Krankenversicherung im Jahr 1989 und im 1. Halbjahr 1990 – nur etwa 70–75% eines Geburtsjahrganges gegen Masern und/ oder Mumps geimpft wurden (19).

Als nächstes soll kurz die wahrscheinliche Dauer des Impfschutzes nach Polio-Lebendimpfung erörtert werden. Der Erfolg dieser Schutzimpfung, der drastische Rückgang der Anzahl von Poliomyelitis-Erkrankungen ist bekannt (2, 10, 14, 15) und soll nicht erörtert werden. Die Immunität der Bevölkerung gegen Polioviren wird seit 1969 von der DVV durch seroepidemiologische Untersuchungen kontrolliert (14), die letzte derartige Untersuchung wurde im vergangenen Jahr durchgeführt (17); die Ergebnisse dieser Untersuchung sind zusammen mit den Befunden früherer Studien in Abb. 3 zusammenfassend dargestellt.

Art der Impfung	1989	1990 (1. u. 2. Quartal)
Einzelimpfstoff		
Diphtherie	70,2	35,4
Hepatitis B	99,0	50,3
Influenza	1.457,5	47,1
Pertussis	4,0	1,5
Poliomyelitis	977,2	527,8
Masern	5,2	2,2
Mumps	15,5	7,5
Röteln	58,8	30,4
BCG	113,8	56,3
FSME	1.271,1	672,2
Mehrfachimpfstoff		
DPT	271,5	141,4
DT	1.392,6	768,4
Ma-Mu	141,8	67,3
Ma-Mu-Rö	300,6	171,8

Abb. 2 Anzahl Schutzimpfungen im Rahmen der gesetzlichen Krankenversicherung im Jahr 1989 und im ersten Halbjahr 1990 (Häufigkeit in Tausend) (19).

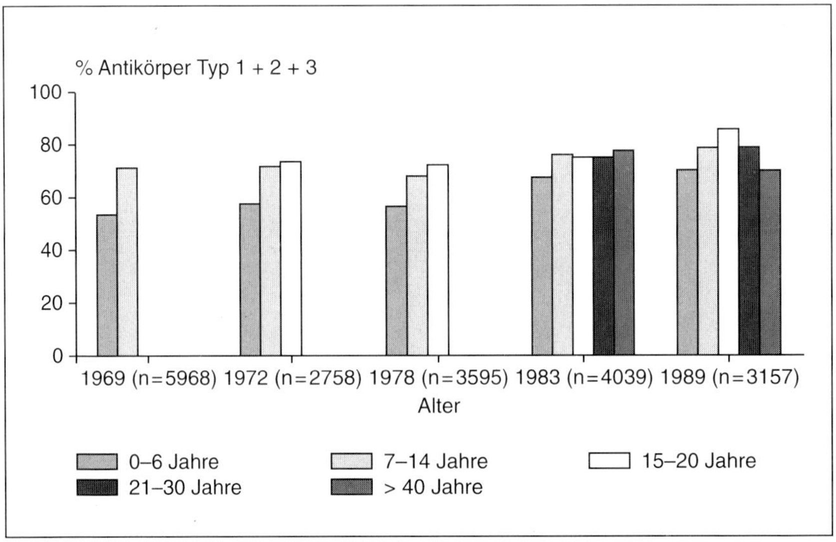

Abb. 3 Relativer Anteil von Probanden mit Antikörpern gegen die 3 Poliovirustypen; Vergleich der Ergebnisse der DVV-Studien in den Jahren 1969, 1972, 1978, 1983 und 1989 (19).

Die Häufigkeit von Personen mit neutralisierenden Antikörpern gegen die drei Poliovirustypen hat sich in den untersuchten Altersgruppen bis zu 30 Jahren gegenüber der letzten Untersuchung im Jahr 1983 leicht verbessert. Weiterhin verfügen jedoch etwa 20% der Kinder im Alter zwischen 7 und 14 Jahren und der nachfolgenden Jahrgänge über keine komplette Immunität gegen die drei Poliovirustypen. Erstmalig wurde im vergangenen Jahr eine größere Gruppe von über 40-Jährigen in die Untersuchung einbezogen; 34% der Untersuchten in diesem Alter besaßen keine komplette Immunität gegen Poliovirus Typ 1, 2 und 3. Die Häufigkeit tripel-negativer Personen in dieser Altersgruppe beträgt weniger als 1%. Es fällt jedoch auf, daß die Häufigkeit von Personen ohne Antikörper gegen Poliovirus Typ 2 und Typ 3 höher (17% bzw. 14%) liegt als in jüngeren Altersgruppen (Altersgruppe der 21–30-Jährigen: 9% bzw. 12%).

Es kann nicht gesagt werden, ob diese niedrigeren Antikörperfrequenzen bei über 40jährigen Erwachsenen im Vergleich zu jüngeren Altersgruppen Ausdruck einer fehlenden Immunität gegen einzelne Typen sind, oder ob lediglich die Antikörperkonzentration mit zunehmendem Lebensalter abfällt und deshalb mit dem verwendeten Standard-Neutralisationstest nicht nachgewiesen wurde. Nach der von SABIN (18) bereits vor mehreren Jahren geäußerten Ansicht können auch Antikörperkonzentrationen, die nur mit Hilfe besonders empfindlicher Neutralisationstests nachweisbar sind, als Indikator für eine

Immunität gewertet werden. Einschränkend muß zur Wertung dieser Befunde darauf hingewiesen werden, daß alle in diese Untersuchung einbezogenen Seren aus dem üblichen Einsendegut virologisch-diagnostischer Laboratorien entnommen wurden, so daß durch ein evtl. nicht erkennbares Vorherrschen einzelner Patientengruppen unter den untersuchten Probanden eine Verfälschung der Ergebnisse eingetreten sein könnte.

Die Befunde belegen jedoch die unveränderte Empfehlung, daß zusätzliche Indikationsimpfungen, z. B. vor Reisen in Polio-Endemiegebiete oder bei beruflicher Exposition unbedingt erhalten bleiben müssen. Die Ergebnisse der erstmals bei der vorjährigen Untersuchung überregional erfaßten Altersgruppe der über 40-jährigen Probanden belegt diese Forderung nachdrücklich.

Zusammenfassung

Das Auftreten von Masern bei Personen, die als Kleinkinder nach dem 15. Lebensmonat gegen Masern (bzw. Mumps, Masern und Röteln) geimpft worden waren, beruht nicht auf einem im Laufe der Zeit nachlassenden Impfschutz gegen Masern; es handelt sich um primäre Impfversager, die bei etwa 3% der Impflinge nach einer Masern-Schutzimpfung zu erwarten sind. Aufgrund dieser Feststellung ist die Notwendigkeit einer zweimaligen MMR-Schutzimpfung aller Kinder zu diskutieren, wobei die erste MMR-Impfung nach dem 15. Lebensmonat und die zweite MMR-Impfung etwa zum Zeitpunkt der Einschulung erfolgen könnte. Diese zweite MMR-Impfung dient dem Schließen von Impflükken.

Bei den in regelmäßigen Abständen vorgenommenen Untersuchungen zur Überwachung der Immunität der Bevölkerung gegen Poliomyelitis wurden bei den im Jahr 1989/1990 untersuchten Kollektiven erstmals auch über 40jährige Probanden untersucht. Die Häufigkeit von Personen in dieser Altersgruppe ohne Antikörper gegen Poliovirus Typ 1, 2 und 3 beträgt weniger als 1%. Dagegen besaßen 34% der Untersuchten in dieser Altersgruppe keine komplette Immunität gegen die drei Poliovirustypen, die Häufigkeit von Personen ohne Antikörper gegen Poliovirus Typ 2 und Typ 3 liegt höher als bei jüngeren Probanden. Die Befunde belegen die Empfehlung für zusätzliche Indikationsimpfungen gegen Poliomyelitis, z. B. vor Reisen in Polio-Endemiegebiete.

Literatur

1) ADA, G. L.: The immunological principles of vaccination. Lancet 335, 523 (1990).
2) BEALE, A. J.: Poliovaccine, time for a change in immunization policy? Lancet 335, 839 (1990).

3) Centers for Disease Control: Measles, United States 1988. Morb. Mort. Wkly. Rept. 38, 601 (1989).
4) Centers für Disease Control: Measles, United States, 1989 and first 20 weeks 1990. Morb. Mort. Wkly. Rept. 39, 353 (1990).
5) Centers for Disease Control: Measles, Washington 1990. Morb. Mort. Wkly. Rept. 39, 473 (1990).
6) Centers for Disease Control: Measles outbreak, New York City, 1990–1991. Morb. Mort. Wkly. Rept. 40, 305 (1991).
7) ENDERS, G.: Schutzimpfungen gegen Masern und Mumps. In: SPIESS, H.: Schutzimpfungen. Med. Verl. ges., Marburg (1985).
8) FESCHAREK, R., U. QUAST, G. MAASS, W. MERKLE, S. SCHWARZ: Measles-mumps vaccination in the FRG, an empirical analysis after 14 years of use. I. Efficacy and analysis of vaccine failures. Vaccine 8, 333 (1990).
9) GERIKE, E., D. SANDOW: Untersuchungen zur ätiologischen Klärung exanthematischer Erkrankungen bei maserngeimpften Kindern. Dtsch. Gesundh. wesen 31, 1949 (1976).
10) GLATHE, H.: Virusimpfstoffe. Akademie-Verlag, Berlin (1991).
11) HINMAN, A. R., W. A. ORENSTEIN: Immunization practice in developed countries. Lancet 335, 707 (1990).
12) Immunization Practices Advisory Committee (ACIP): Measles Prevention. Morb. Mort. Wkly. Rept. 38, No. S-9 (1989).
13) ISAACS, D., M. MENSER: Measles, mumps, rubella and varicella. Lancet 335, 1384 (1990).
14) MAASS, G.: Schutzimpfungen gegen Poliomyelitis. In: SPIESS, H.: Schutzimpfungen. Med. Verl. ges., Marburg (1985).
15) MAASS, G.: Poliomyelitisschutzimpfung. In: SPIESS, H.: Impfkompendium. G. Thieme-Verlag, Stuttgart–New York (1987).
16) MAASS, G.: Masernschutzimpfung. In: SPIESS, H.: Impfkompendium. G. Thieme-Verlag, Stuttgart–New York (1987).
17) MAASS, G., B. WEBER, H. W. DOERR: Untersuchungen zur Immunitätslage gegen Poliomyelitis. Dtsch. med. Wschr. (im Druck).
18) SABIN, A.: Paralytic poliomyelitis, old dogmas and new perspectives. Rev. Infect. Dis. 3, 543 (1981).
19) WARLO, H. J.: pers. Mittlg.

C. E. PILARS DE PILAR, H. SPIESS

Auffrischimpfungen gegen Diphtherie und Tetanus

Jährlich erkranken nur etwa ein Dutzend Menschen in Deutschland an Wundstarrkrampf – meist ältere Frauen –, woran mehr als ein Drittel versterben. Nur halbsoviele erkrankten in den letzten Jahren an Diphtherie – Jugendliche und Erwachsene –, von denen etwa 1/10 verstarben: von 1975 bis 1989 wurden fast 300 Erkrankungen gemeldet[1], von den ersten 100 starben jedoch 22%[2]. Es wäre aus drei Gründen falsch, mit der bisherigen Impfstrategie gegen Tetanus in den alten Bundesländern seit 1980 bzw. gegen Diphtherie und Tetanus im vereinten Deutschland zufrieden zu sein.

1. Toxoidimpfungen bauen einen Individualschutz vor Vergiftungen auf, der Ansteckung und Ausbreitung nicht verhindert.
2. Die Bildung von antitoxischen Antikörpern erreicht beim Einzelnen nach Impfung oder nach Diphtherieinfektion eine sehr unterschiedliche Höhe und Dauer. Die Intervalle und die Dosis der Auffrischimpfungen müssen sich nach den schlechten Antikörperbildern richten.
3. Bestimmte Anteile der Bevölkerung in den alten Bundesländern wurden von den früheren Impfstrategien nicht erfaßt, weil eine Systematik wie bei der Pockenimpfung oder wie in den neuen Bundesländern für Tetanus nicht möglich war. In den alten und neuen Bundesländern wurde die Diphtherie-Auffrischimpfung bei Erwachsenen nicht systematisch durchgeführt.

Fragestellung, Probanden, Methoden

Da bei uns die Individualimpfung seit 15 Jahren zunehmend praktiziert wurde, haben wir es für notwendig erachtet, regelmäßig durch Stichproben an repräsentativen Gruppen von Kindern und Jugendlichen – z. T. auch bei Erwachsenen – den Effekt unserer Impfangebote an die Bevölkerung zu überprüfen.

Hierfür eigneten sich Blutproben unseres sozial sehr gut verteilten Gemisches an Kindern der Poliklinik, Seren von Rekruten, Studenten und von Mädchen, die in Medizinalberufen ausgebildet wurden; zusätzlich von Blut- und Plasmaspendern.

Unterstützung erhielten wir vom Bundesministerium für Gesundheit und vom Deutschen Grünen Kreuz.

Die Bestimmung der Antikörperhöhe in IE/ml mit Hilfe des indirekten Hämagglutinationstest (HAT), zum Teil durch den ELISA, wurde durch Seren in reproduzierbarer Form über Jahre ermöglicht, deren Mäuseschutzeinheiten gegen Tetanus bzw. Diphtherieschutzeinheiten im Meerschweinchenhauttest durch die Behringwerke und die Tiermedizinische Fakultät München festgelegt waren. Die Toxoide wurden von den Behringwerken bezogen; sie wurden zusammen mit Glutaraldehyd an Null-Erythrozyten adsorbiert bzw. an Mikrotiterplatten mit 5 μg/ml bei pH 9,6.

Beurteilung der Immunität im Falle einer Infektion (Abb. 1)

Meßergebnis		Symbol	Bewertung
nicht meßbar	=	∅	seronegativ, z. T. auffrischbar
0,01–0,1 I.E./ml; 1:10–1:80 im HAT	=	(+)	unsicher geschützt, auffrischbar
0,1–10 I.E./ml; ab 1:100 im HAT	=	+ – +++	ausreichend bis sicher geschützt
über 10 I.E./ml; ab 1:10000 im HAT	=	++++	überhöhter Schutztiter

Abb. 1 Bewertung der Diphtherie- und Tetanus-Antitoxintiter, gemessen mit dem HAT (oder ELISA), geeicht an Seren mit bekannten Tierschutztitern (I.E./ml)

Bei nicht meßbaren Antikörpern (unter 0,01 IE/ml) kommt eine aktive Impfung meist deshalb zu spät, weil die Inkubationszeit in schweren Fällen kürzer als 1 Woche beträgt. Selbst bei einer versteckten Grundimmunität steigen bei Auffrischimpfung die Antikörper nicht ausreichend vor 1 Woche an.

Auch bei niedrigen Antikörpern (0,01 bis 0,09 IE/ml oder 1:10 bis 1:80) kommt es je nach Toxinmenge noch zur Erkrankung trotz Auffrischung am Tage der Ansteckung oder der Verletzung. Tetanus mit Serumtitern von ca. 0,1 IE/ml sind beschrieben worden (3/4). Bekanntlich schützt eine frühere Diphtherie zwar vor Tod und schweren Erkrankungen, weniger eindeutig vor Wiedererkrankung bzw. Infektionen nach vielen Jahren. Nicht alle Antikörper neutralisieren, weshalb erst Antikörper von mehr als 0,1 IE/ml im ELISA oder höheren Titer als 1:100 im indirekten HAT als ausreichend, ab 0,5 IE als sicher gelten. Gegen Tetanus, nicht gegen Diphtherie findet man in der deutschen Bevölkerung überhöhte Titer von mehr als 1:10.000 im HAT oder mehr als 10 IE/ml selbst viele Jahre nach der letzten Injektion, sozusagen Hyperimmunseren.

Ergebnisse

1976–1980 haben wir bereits viele Seren von Kindern mit fehlenden oder unvollständigen Toxoidimpfungen untersucht und damals noch zahlreiche seronegative gefunden (5). Dies ist seit Jahren eine Rarität, da selbst Kinder mit einer oder zwei Injektionen für einige Zeit Antikörper bilden und zwar eher gegen Tetanus als gegen Diphtherie und da es offenbar kaum mehr völlig ungeimpfte Kinder gibt, wie das bei Erwachsenen nach einer Impfung erkennbar wurde, die keine Serokonversion zeigten.

Tetanus-Antikörper

Eine willkürlich ausgewählte Gruppe von 70 Kindern aus dem Jahre 1979 haben wir mit einer von 375 Kindern aus den Jahren 1988/89 verglichen: Statt 4% gab es 1989 nur mehr 0,8% seronegative Kinder von 2–17 Jahren, gemessen mit derselben Methode und den gleichen Kontrollseren. Interessant ist bei den 375 Kindern der zunehmende *Anteil Überimmunisierter:* bis 5 Jahre 6,5%, nach Beginn der Schule 20%, von 11–17 Jahre 30,3% (– vielleicht ein Einfluß der Schulärzte –). Die unsicher vor Tetanus Geschützten mit 0,01–0,09 IE/ml Serum sind bis zum 5. Jahr selten (2,1%), nehmen mangels Auffrischimpfungen bei einigen 6–10 Jährigen auf 6,2% zu, ab da auf 7,1% bis zum 17. Jahr (Abb. 2).

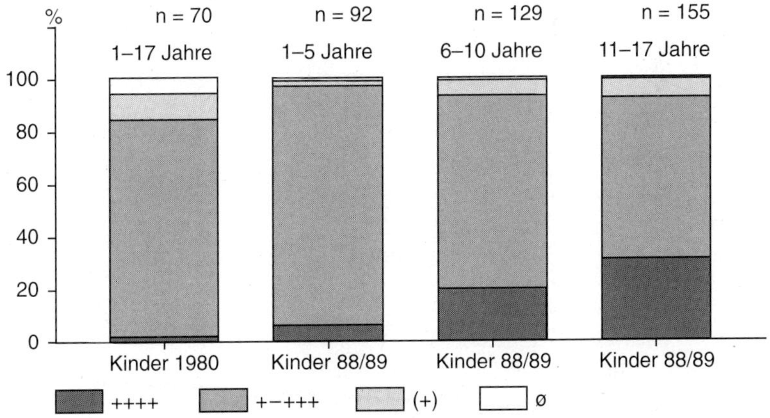

ø	4%	1,1%	0,8%	0,6%
+	10	2,2	6,2	7,1
+–+++	53	90,2	72,9	62
++++	33	6,5	20,2	30,3

Abb. 2 Tetanus-Antikörper (HAT) bei Kindern 1–17 Jahre

Erfreulich war die stetige Abnahme seronegativer 18–22 Jähriger zwischen 1980 über 1984 bis 1989 von 10% über 4% auf 0%! Auch die Rate der unsicher Geschützten mit niedrigen Titern nahm von 15% über 11% auf 3,4% in diesem Zeitraum ab (Abb. 3). Überimmunisierte, die auf Abb. 3 nicht eingezeichnet sind, gab es 1980 in 25%. Auf dem nächsten Bild 4 sind auch die Überimmunisierten bei den 525 Probanden von 1988/89 wieder vermerkt, die nach Geschlechtern getrennt aufgeführt wurden. 1988/89 wurden übrigens 278 Rekruten, 15 Plasmaspenderseren sowie 232 Frauenseren von 18–22 Jahren untersucht, weil wir zunächst 200 anonyme Rekrutenseren vom Bundeswehrlabor erhielten, die offenbar erst 1–2 Wochen nach Dienstantritt zur Blutgruppenbestimmung gewonnen waren. Auf Bitten erhielten wir weitere 78 Seren von Beginn des Wehrdienstes und von 15 Plasmaspendern ohne Wehrdienst. Während sich diese 93 Seren von 18–22jährigen Männern kaum von denen der Altersgenossinnen unterschieden, hatten doppelt soviele Rekruten wenige Wochen nach Dienstantritt exorbitant hohe Titer in 75% von 200. Offenbar wurden mit der üblichen Dosis von 75 IE Tetanustoxoid (ohne Diphtherietoxoidanteil!) sehr viele geimpft, da die 4,3% in Sichergeschützte überführt bzw. die 35% Überimmunisierten auf 75% vermehrt wurden (ohne Verbesserung der Diphtherieimmunität). Der Zusammenhang zwischen hohen Antikörpern und der Rate an verstärkten Impfreaktionen ist lange bekannt (7/8). Daß sie nicht immer lokal sind, sondern selten auch zu Polyneuritis und Tod führen können, haben jüngst 2 Kollegen der Bundeswehr aus Koblenz betont (9).

Wie wir 1985 bei einer Tagung des Deutschen Grünen Kreuzes berichtet haben (6), gelang es uns bei über 100 Studenten mit niedrigen bzw. fehlenden Tetanustitern mit Hilfe von 5 IE Toxoid (1/15 Dosis) alle Probanden auf Titer von mehr als 1:1000 zu bringen, also auf über 1 IE/ml Serum innerhalb von 1–2

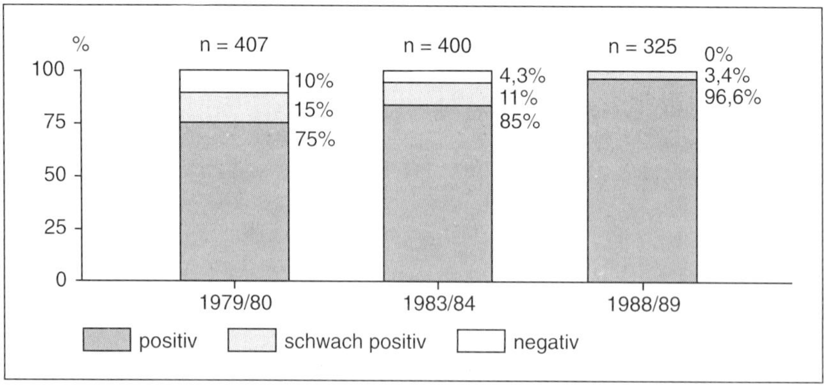

Abb. 3 Tetanus-Serumantikörper (HAT) 18–22 Jahre

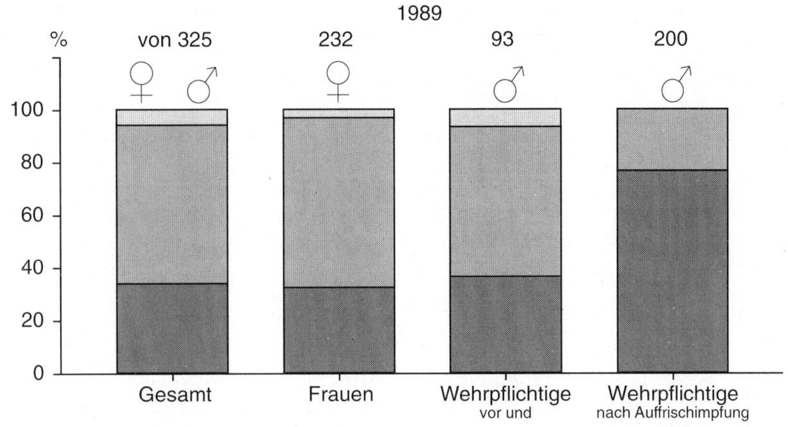

	Gesamt	Frauen	Wehrpflichtige vor und	Wehrpflichtige nach Auffrischimpfung
(+)	3,4%	3,1%	4,3%	0%
+−+++	63,1%	64,7%	60,2%	25%
++++	33,5%	32,2%	35,5%	75%

++++ +−+++ (+)

Abb. 4 Tetanus-Antikörper (HAT) nach Geschlecht, 18–22 Jahre

Wochen (außer einem 40jährigen Studenten). Wer in der Bundeswehr gedient hat, weiß, daß ihre Impfpraxis häufig lokale Nebenwirkungen auslöst und damit Impfverdrossenheit.

Diphtherie-Antikörper

Obwohl die Diphtherie-Impfung bei Kindern und Jugendlichen nicht so stark und so lange zu wirken scheint (10/11) wie die gegen Tetanus, wurde sie sträflich vernachlässigt, wie wir auf dem folgenden Bild 5 sehen, wo 375 Kinder von 1989 in 3 Gruppen aufgeteilt und mit 595 18–25 Jährigen verglichen wurden: Insgesamt 5% der Kinder sind seronegativ bis zum 17. Lebensjahr, 4% waren es vor 10 Jahren. Der Anteil Schwachpositiver ist vom 2.–17. Lebensjahr mit 23–30% relativ konstant wie jener der Seronegativen, so als ob es gute und schlechte Antikörperbildner gäbe. Eine Zunahme Sichergeschützter bzw. solcher mit hohen Titern wie bei Tetanus ist wegen fehlender Auffrischimpfung nicht zu verzeichnen. Der Verkauf von T/d-Toxoid war ja nach Auskunft der Firma Behring sehr gering.

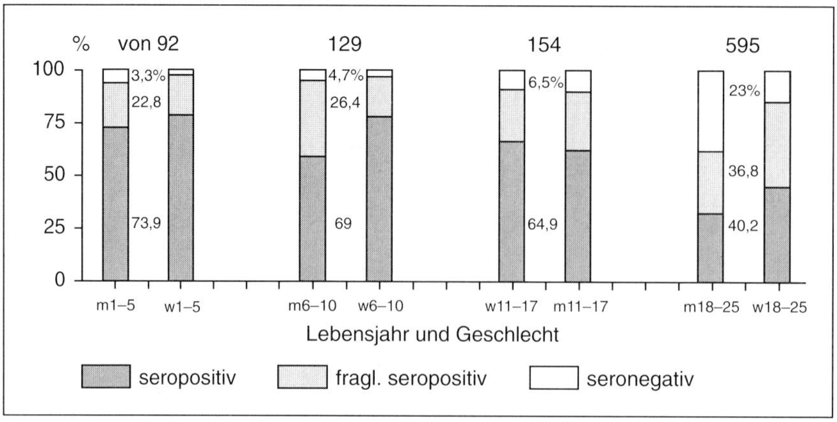

Abb. 5 Diphtherie Antikörper HAT 1988/89 in Bayern von 1–25 Jahren (n = 970) getrennt nach Geschlecht: Die Schutzraten in Prozent von beiden Geschlechtern stehen zwischen den Säulen. Sie nehmen vom 2. bis zum 17. Lebensjahr wenig ab – 74 bis 65% weisen einen sicheren Schutz auf –, ab 18.–25. Jahr sinken sie auf 40% ab.

Ab dem 18. Lebensjahr nimmt deshalb bei den jungen Erwachsenen die Rate Seronegativer 1989 ebenso stark zu wie früher: auf mehr als 20%. Nur mehr 40% haben sichere Schutztiter, wie wir auf dem nächsten Bild 6 sehen. Hier sind 407 18–22 Jährige von 1979/80 mit 447 vergleichbaren Probanden von 1989 verglichen: Wäre die öffentliche Empfehlung, statt mit 75 E Tetanustoxoid mit 50/5 E T/d zu impfen, umgesetzt worden, müßte die gute Grundimmunität der jungen Bevölkerung besser aufgefrischt worden sein. Die abfallende Immunität der jungen Erwachsenen kann auch kaum die Folge davon sein, daß mit 5 E Diphtherie-Toxoid nur eine geringere Antikörpersteigerung zu erzielen ist als

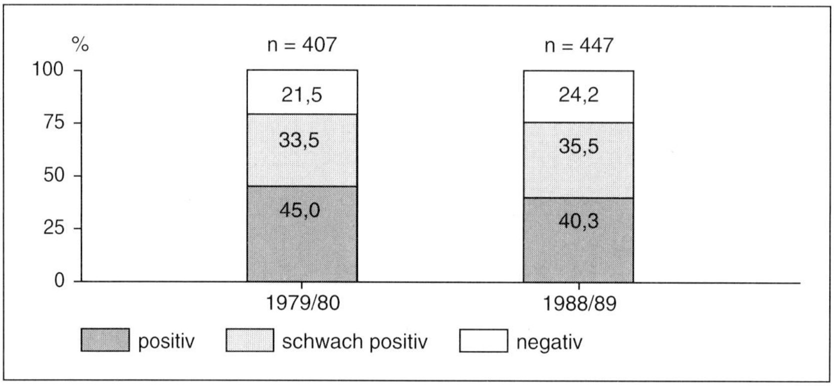

Abb. 6 Vergleich der Diphtherie-Immunität zu Beginn und Ende der 80er Jahre

mit 50–75 E. 5 E Diphtherie- oder Tetanustoxoid reichen zur Auffrischung jedenfalls aus, wie wir 1985 demonstriert haben.

Tetanus- und Diphtherie-Antikörper bis zum 60. Lebensjahr (1984):

Abb. 7 zeigt die Raten seropositiver Probanden bis zum 60. Lebensjahr, neben den erwähnten Gruppen bis zum 22. Jahr Medizinstudenten von 22–25 Jahren und Blutspender bis zum 60 Lebensjahr mit Linien verbunden, um den Grad des Schutzes über die verschiedenen Lebensalter zu zeigen. Die gestrichelten Linien verbinden Gruppen mit Antikörpern ab ≥ 0,01 IE/ml, die durchgehenden Linien Altersgruppen mit ≥0,1 IE/ml (ohne Berücksichtigung des Geschlech-

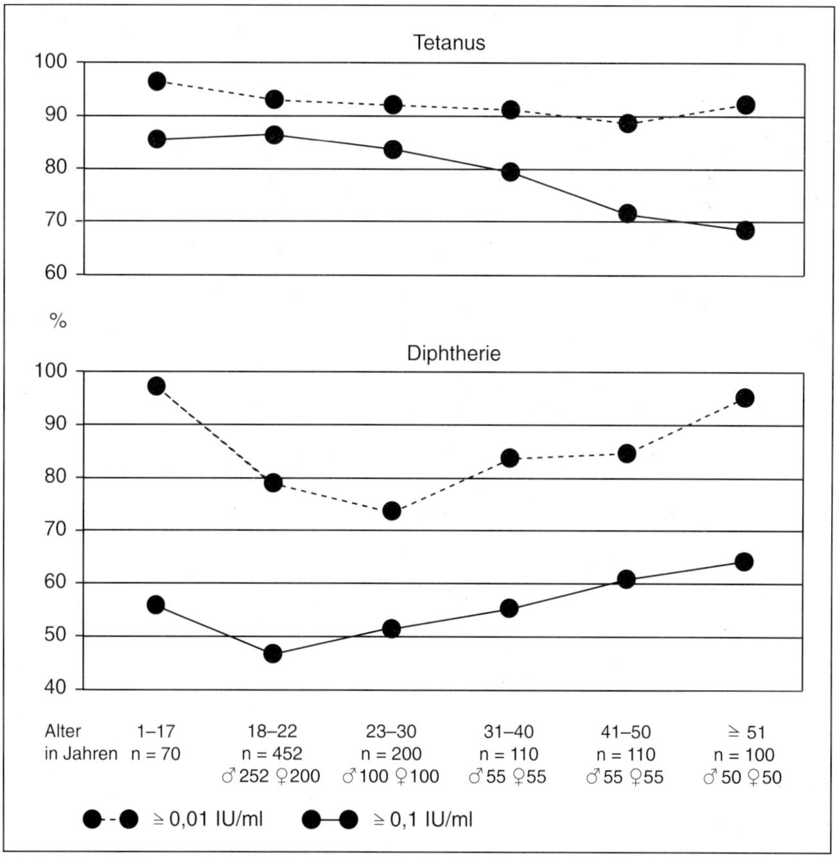

Abb. 7 Tetanus und Diphtherie-Antikörper (HAT) bei 1042 Probanden 1984 von 2–60 Jahren, die Titer von ≥ 0,01 IE/ml (---x---) bzw. ≥ 0,1 (—x—) haben)

tes). Der Tetanusschutz fällt gleichmäßig bis zum 60. Lebensjahr ab. Dennoch dürften ≥ 90% auffrischbar sein. Wer mit Sicherheit einmal im Leben mit einer höheren Dosis Tetanus- oder Diphtherie-Toxoid geimpft wurde, sollte mit einer Dosis T/d gut auffrischbar sein, auch ab dem 60. Lebensjahr (14). Wer bereits mehrmals mit hoher Tetanustoxoiddosis geimpft wurde, kann mit 5–10 IE Toxoid ausreichend gut beboostert werden, wenn keine Wunde zur Eile drängt.

Die Diphtherieschutzrate ist zwischen 23 und 30 Jahren am niedrigsten (70% seropositive ≥ 0,01 IE/ml), steigt dann wegen früherer Diphtherieinfektion bis zum 60. Lebensjahr auf mehr als 90% an. 404 Medizinstudenten, von denen 72,1% seropositiv waren, konnten wir mit 5 IE Diphtherietoxoid innerhalb von 2 Wochen in 90% gut schützen (5), da eine verborgene Grundimmunisierung bei 2/3 von 113 Seronegativen geweckt wurde. Die verbliebenen 10% Ungeschützter entsprechen genau der Rate von 10% Seronegativen gegen Tetanus von

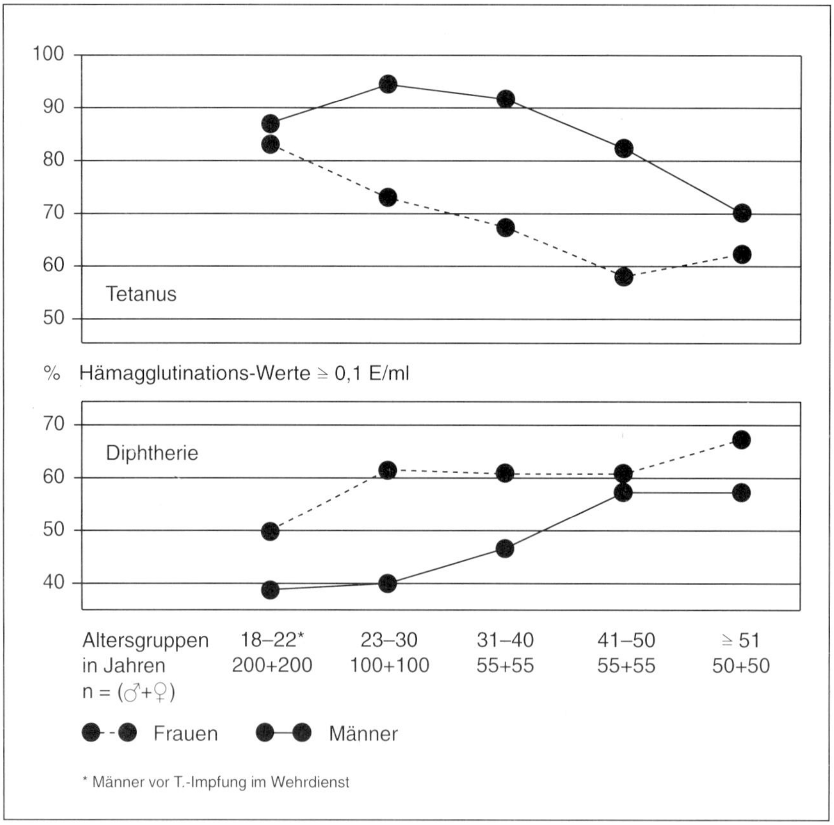

Abb. 8 Serumantikörper (HAT) bei 920 Probanden von 18–60 Jahren 1984, die Titer über 1:80 bzw. ≥ 0,1 IE/ml Serum haben

1980, welche Gruppe wohl nicht als Kind DT erhalten hatte. Ähnliche Ergebnisse mit niedrigen Dosen Diphtherietoxoid erzielten auch andere (Übersicht bei 15). Auf dem letzten Bild 8 wurden dieselben Männer und Frauen von 18–60 Jahren verglichen, die ausreichende bis gute Schutztiter gegen Diphtherie und Tetanus hatten ($\geq$ 0,1 IE/ml, 1984). Der bessere Tetanusschutz der Männer läßt sich unschwer durch Wehrdienst und Betriebsärzte bzw. Beruf erklären. Warum Frauen aber 1984 und 1989 konstant häufiger und höhere Diphtherietiter hatten (Vergleich Bild 4), bleibt ungeklärt. 1980 gab es keinen Unterschied (5).

Schlußfolgerung und Impfempfehlung für Diphtherie und Tetanus:

Der Individualschutz vor Diphtherie, deren Erreger vereinzelt in Europa und in den Tropen noch regelmäßig vorkommen, sowie der Schutz vor Tetanus, dessen Erreger ubiquitär vorkommen und selbst durch Bagatellverletzungen das Leben gefährden, müssen bei jedem Einzelnen zeitlebens aufrecht erhalten werden. Hierzu sind nach Grundimmunisierung mit 3 höheren Toxoiddosen (40–70 IE) Auffrischimpfungen alle 10 Jahre mit niedrigen Dosen (5–10 IE) wirksam. Zu häufige Impfungen mit hohen Dosen verprellen die impfwillige Bevölkerung wegen Schmerzen, Rötung und Schwellung. Die seit Jahren empfohlene fixe Kombination Td (50/5 IE Toxoid) wurde von der Ärzteschaft und der Bevölkerung mangels geeigneter Information nicht umgesetzt. Deshalb muß uneigennützige Werbung verstärkt und verbessert werden. Neue Impfungen für Kinder sollten mit DT(P) kombiniert werden, ältere wie FSME mit dt, um die Zahl der Injektionen zu reduzieren (Kombinations- oder Mehrfachimpfstoffe).

Zusammenfassung:

Seit Ende der siebziger Jahre haben wir anhand von Serumantikörpern die Schutzrate von Kindern und Erwachsenen gegen Diphtherie und Tetanus gemessen, um den Effekt der Vorsorgeuntersuchungen und der Individualimpfungen zu verfolgen. 1979/80 fehlten bei 4% der Kinder meßbare Antikörper gegen Diphtherie und Tetanus, 1989 bei 5% gegen Diphtherie, aber nur mehr bei 1% von 375 gegen Tetanus. Bei mehr als 600 der 18–22 Jährigen hatten 1989 alle Antikörper gegen Tetanus, ein Drittel mit überhöhten Titern, 1980 nur 90%.

Ein sicherer Diphtherieschutz lag bei 18–40 Jährigen nur bei 40–45% vor; Antikörpernachweis gelang noch bei 70–80%. Auffrischbar waren mit 5 IE Toxoid zwei Drittel der seronegativen, so daß insgesamt noch 90% kurzfristig potentiell geschützt werden könnten. Bei Älteren nahm der Diphtherieschutz wegen früherer Infektionen auf über 90% bis zum 60. Lebensjahr zu, während der Tetanusschutz besonders bei den Frauen bis zum 60. Lebensjahr kontinuierlich abfiel. Diese Gruppe weist die größte Morbidität an Wundstarrkrampf auf.

Aufgrund dieser Impflücken sollten statt des Tetanustoxoid alleine ausschließlich Tetanus-Diphtherie-Impfstoffe (T/d) ab dem 6. Lebensjahr alle 10 Jahre zur Aufrechterhaltung der guten Grundimmunität der Bevölkerung angeboten werden. Dies müßte durch breite Werbung und nicht nur bei Verletzungen oder betrieblicher Vorsorge geschehen. Die zu häufigen, hochdosierten Tetanusimpfungen der letzten Jahre führten vermehrt zu schmerzhaften Lokalreaktionen und verschlechterten so die Akzeptanz weiterer notwendiger Impfungen.

Literatur

1) Statistisches Bundesamt: Gesundheitswesen, Fachserie 12, Reihe 1 und Reihe 2 (1989).
2) NAUMANN et al.: DÄ 51/52, 17–24 (1989).
3) BERGER et al.: JAMA 204, 769 (1978).
4) GOULON et al.: Nouv. Press med. 1, 3049–3050 (1972).
5) PILARS DE PILAR et al.: DMW 106, 1341–1344 (1981).
6) PILARS DE PILAR, C. E.: Schutzimpfungen, Herausgeber H. Spiess, Medizin. Verlagsgesellschaft, Marburg/Lahn 1985.
7) WEGMAN et al.: Schweiz. Med. Wochenschrift: 109, 1409 (1979).
8) COLLIER et al.: Lancet I, 1364 (1979).
9) SCHRÖDER et al.: Münchner Med. Wochenschrift 133, 10 (1991).
10) NELSON et al.: Pediatrics 61/5, 703–710 (1978).
11) RAMSHORST et al.: Handbuch der Schutzimpfungen v. A. Herrlich, Springerverlag, S. 703–710 (1965).
12) ALLERDIST, H.: DMW 106, 1737 (1981).
13) NAUMANN, P. et al.: DMW 108, 1060–1066 (1983).
14) RUBEN et al.: Amer. J. Epidem. 108, 145 (1978).
15) ALLERDIST, H. et al.: DMW 107, 1755 (1982).

J. F. HALLAUER

Schutzimpfungen als Aufgabe des öffentlichen Gesundheitsdienstes

Dem öffentlichen Gesundheitsdienst obliegt die Überwachung des Infektionsgeschehens in der Bevölkerung. Als eine Hauptinformationsquelle dienen die Meldungen von übertragbaren Krankheiten gemäß Bundes-Seuchengesetz (BSeuchG). Aufgrund der Lagebeurteilung sind dann geeignete Maßnahmen zur Verhinderung der Ausbreitung von Infektionskrankheiten einzuleiten. Als Präventionsmittel par excellence haben sich Impfungen, insbesondere Toxoidimpfungen und Impfungen gegen Viruskrankheiten erwiesen. Zum einen läßt sich durch die Impfung ein Individualschutz gegen die jeweilige Erkrankung erreichen; zum anderen werden bei genügend großer Beteiligung der Bevölkerung Infektionsketten unterbrochen und somit die Ausbreitung eines Erregers erfolgreich verhindert. Dies kann bei konsequenter Anwendung, wie im Falle der Pocken, sogar zur Ausrottung einer Krankheit und ihres Erregers führen. Eine große Beteiligung an Impfungen liegt im öffentlichen Interesse. Deshalb besteht die gesetzliche Möglichkeit (§ 14 BSeuchG) Pflichtimpfungen einzuführen. Derzeit gibt es in der Bundesrepublik Deutschland keine gesetzlich vorgeschriebenen Impfungen. Zum Schutz der Gesundheit sind jedoch Impfungen von den obersten Landesgesundheitsbehörden, also den jeweiligen Landesgesundheitsministern, empfohlen (§ 14 Abs. 3 BSeuchG). Für ihre prinzipiell unabhängige Entscheidung, welche Impfungen öffentlich empfohlen werden, legen die Länder die Empfehlungen der Ständigen Impfkommission des Bundesgesundheitsamtes (STIKO) zugrunde. Die fachlich wissenschaftlichen Empfehlungen der STIKO entfalten zwar keine unmittelbare rechtliche Wirkung, sind jedoch sowohl für den öffentlichen Gesundheitsdienst, der über seine Vertreter an der Erarbeitung beteiligt ist, als auch für die impfenden Ärzte in der Praxis von großer Bedeutung, da die freiwillige Kostenübernahme für Impfleistungen durch die Krankenkassen weitgehend an der Empfehlung der Impfungen durch die STIKO gebunden ist.

Von den **Landesgesundheitsbehörden** werden über die Gesundheitsämter unentgeltliche Schutzimpfungen in öffentlichen Terminen auch selbst durchgeführt (§ 14 Abs. 4 BSeuchG). So ist die erfolgreiche Bekämpfung der Poliomyelitis in der Bundesrepublik Deutschland eindeutig das Verdienst der durch den öffentlichen Gesundheitsdienst durchgeführten Impfungen, mit denen über 95% der zu impfenden Bevölkerungsgruppen erreicht werden konnten. Durchschlagende Erfolge bei der von der WHO in Angriff genommenen Ausrottung der Poliomyelitis und der weitgehenden Zurückdrängung der Masern, sowie von Tetanus neonatorum, Diphtherie und kongenitalen Röteln sowie Hepatitis B können ohne die aktive Beteiligung des öffentlichen Gesundheitsdienstes an den Impfungen nur schwerlich erzielt werden. Bedauerlicherweise haben in der letzten Zeit eine Reihe von Bundesländern ihre Haushaltsmittel für Impfungen durch den öffentlichen Gesundheitsdienst drastisch zurückgefahren.

Bei der derzeitigen epidemiologischen Situation kann der Staat nach allgemeiner Überzeugung auf einen Impfzwang verzichten. Vielmehr ist in unserem freiheitlichen Rechtssystem vom Bürger selbst Eigenverantwortung und freiwillige Bereitschaft zum Schutz der eigenen Gesundheit und dem Beitrag zum Gesundheitsschutz der Allgemeinheit zu erwarten. Bei der Vielzahl der zur Verfügung stehenden Impfungen und der inzwischen nicht mehr ganz einfachen optimalen Abfolge zur Erreichung eines umfassenden Immunschutzes, ist der einzelne Bürger, bisweilen ja auch der Arzt, auf sachgerechte Informationen und Rat angewiesen. Diese Aufgabe kommt fachlich kompetenten und dem Gemeinwohl verpflichteten Stellen, also den Gesundheitsbehörden zu. Neben dem Rat an die Bürger, sich gegen bestimmte Infektionskrankheiten durch Impfung zu schützen, hat die Staatliche-Öffentliche-Empfehlung die Konsequenz, daß im Falle eines Impfschadens der Geimpfte eine Entschädigung nach den Maßgaben des Versorgungsrechtes erhält (§ 51 ff BSeuchG). Im internationalen Vergleich ist diese staatliche Impfschadenshaftung, die übrigens ganz analog auch in der früheren DDR bestand, vorbildlich.

Unbestritten setzt der Nutzen für den Gesundheitsschutz der Allgemeinbevölkerung erst dann ein, wenn gegen bestimmte Erkrankungen eine Impfbeteiligung von je nach Zielkrankheit 80–95% erreicht wird. Nur dadurch kann ein sicheres Unterbrechen von Infektketten und eine Verhinderung der Zirkulation der Krankheitserreger erreicht werden. Deshalb sind in einer Reihe von europäischen Nachbarländern z. B. in England, Frankreich, Schweiz oder Italien von staatswegen Impfprogramme kampagnenmäßig konsequent durchgeführt worden. In der Bundesrepublik Deutschland sind wir diesbezüglich in doppelter Weise in einer schwierigen Situation:

I. Im Bereich des öffentlichen Gesundheitswesens bestehen 16 unterschiedliche oberste Landesgesundheitsbehörden die,

   1.1 **unterschiedliche öffentliche Impfempfehlungen** haben.
   Die epidemiologische Situation in der Bundesrepublik Deutschland rechtfertigt unterschiedliche Empfehlungen weitgehend nicht. Auch De-

tailunterschiede oder verspätete Umsetzungen neuerer Empfehlungen der Ständigen Impfkommission tragen zur Verunsicherung der Impfwilligen und Ärzte bei. Die Impfempfehlung des 94. Deutschen Ärztetages und der Beschluß der 64. Konferenz der Gesundheitsminister zielen auf eine rasche Vereinheitlichung der öffentlichen Impfempfehlung unter Zugrundelegung der aktuellen Empfehlungen der STIKO.

1.2 **je nach Region verschiedene Schutzimpfungen öffentlich unentgeltlich anbieten.**
Das über das Angebot der Säuglingsimpfungen hinausgehende Tätigwerden insbesondere bei Impfungen im Schulalter, ist von Land zu Land sehr unterschiedlich. Zunehmend scheinen nicht infektionspräventive Zweckmäßigkeiten sondern finanztechnische Notwendigkeiten den Umfang des öffentlichen Impfangebotes zu bestimmen.

1.3 **unterschiedlich intensiv Zielgruppen erreichen.**
So sind z. B. EDV-gestützte, das Melderegister nutzende Einladungssysteme zu den Kinderimpfungen bei weitem nicht flächendeckend eingeführt. Problemgruppen, wie z. B. ausländische Kinder werden häufig nicht spezifisch angesprochen.

1.4 **abweichende Kataloge meldepflichtiger Krankheiten haben.**
Einige der neuen Bundesländer haben die Liste der meldepflichtigen Krankheiten nach BSeuchG erweitert, um eine Fortführung der bewährten Erfassung von Krankheitsfällen wie z. B. Masern und Keuchhusten zu gewährleisten. Eine Überarbeitung und Vereinheitlichung des Katalogs der meldepflichtigen Erkrankungen sollte bei der vorgesehenen Änderung des BSeuchG erfolgen.

1.5 **unterschiedliche Intensität der Erfassung von Durchimpfungsraten aufweisen.**
Durchimpfungsraten können durch den öffentlichen Gesundheitsdienst im wesentlichen nur durch Schuleingangsuntersuchungen erfaßt werden. Die systematische Erfassung und handlungssteuernde Auswertung der Ergebnisse dieser Untersuchung, variieren von Land zu Land stark.

II. Ein System der kassenärztlichen Versorgung, das

2.1 **den größten Teil der Schutzimpfungen durch niedergelassene Kinderärzte und Allgemeinärzte durchführt.**
Derzeit werden schätzungsweise 85% aller Impfungen durch niedergelassene Ärzte durchgeführt.

2.2 **derzeit keinerlei Überblick über die tatsächlich durchgeführten Impfungen gewährt.**

Zwar ist die Gesamtzahl der kassenärztlich abgerechneten Impfungen bekannt, jedoch ist keine systematische Erfassung, nicht einmal eine nach unterschiedlichen Impfungen differenzierte Aufschlüsselung möglich. Insbesondere ist ein Rückschluß auf die Durchimpfung bestimmter Jahrgänge nicht zu erheben. Es muß jedoch betont werden, daß es auch nicht Aufgabe des kassenärztlichen Abrechnungssystems ist epidemiologische Daten zu liefern. Keinesfalls sind die verfügbaren Angaben geeignet, ein zielgerichtetes epidemiologisches Instrumentarium zur Erfassung des Impfgeschehens zu ersetzen.

2.3 **unterschiedliche Kostenübernahmeregelungen der Krankenkassen aufweist.**

In der Regel werden heute zwar die Kosten für Impfungen durch den Kassenarzt als freiwillige Leistung von den Krankenkassen übernommen. Im Detail bestehen jedoch zwischen einzelnen Kassenarten und einzelnen gebietsbezogenen Kassen Unterschiede, die sich durchaus als Hindernis für Impfungen erweisen. Als vorbildlich kann die Vereinbarung zwischen der Kassenärztlichen Bundesvereinigung und den Ersatzkassen gelten, die eine Übernahme der Kosten für Impfungen, die von der STIKO empfohlen werden, vorsieht.

2.4 **keine Vernetzungen mit den Vorsorgeuntersuchungen im Kindesalter vorsieht.**

Aus historischen Gründen ist beim Vorsorgeuntersuchungsprogramm für Kinder (U 1 bis U 9) keine systematische Abfrage nach den gemäß Impfkalender im jeweiligen Alter vorgesehenen Impfungen enthalten. Ein gravierender Nachteil besteht darin, daß Angaben zu durchgeführten Impfungen nicht im Befundteil, der zentral ausgewertet wird, enthalten sind und somit dieses bewährte Instrument, das bei den ersten Untersuchungen ca. 90% der Jahrgänge erreicht, bisher für Impffragestellungen ungenutzt bleibt;

2.5 **zu sehr unterschiedlichen Beratungen und Impfempfehlungen durch einzelne Ärzte führt.**

Dem Fortbildungs- und Erfahrungsstand des einzelnen Arztes entsprechend ist die Intensität und der Erfolg der Impfberatungen stark variierend. Der Aufklärungs- und Beratungsbedarf der Patienten, insbesondere bei neuen Impfungen, die nicht zum Erfahrungsgut der heutigen Elterngeneration gehören, ist enorm gestiegen. Die derzeitige kassenärztliche Vergütungspraxis trägt dem nicht ausreichend Rechnung.

Erschwerend hinzu kommt die Unterentwicklung der Epidemiologie, auch der Infektionsepidemiologie in der Bundesrepublik Deutschland, die auch mangels zentralstaatlicher Kompetenz und Einrichtungen derzeit nicht den wissenschaftlichen Hintergrund für die erfolgreiche Durchführung von Impfprogrammen zur Verfügung stellen kann. Gegenwärtig wird im wesentlichen vom öffentlichen Gesundheitsdienst nur gegen Tetanus, Diphtherie und Polio sowie vereinzelt gegen Röteln geimpft. Einige Länder wie Niedersachsen und die neuen Bundesländer impfen auch weiterhin BCG. Die Problematik der fehlenden epidemiologischen Daten werden am Beispiel der Pertussis-, Masern- und Hepatitis B-Impfung erläutert.

Pertussis

In den westlichen Bundesländern ist die Erkrankung an Keuchhusten nicht meldepflichtig, so daß keine systematischen Daten vorliegen. In der ehemaligen DDR war Keuchhusten meldepflichtig. Hier liegen Zahlen über die Erkrankungshäufigkeit vor. Für das Land Niedersachsen können hochgerechnete Erkrankungshäufigkeiten aufgrund einer Erhebung des Niedersächsischen Sozialministeriums angegeben werden.

Jahr	1986	1987	1988	1989	1990
DDR	76	60	244	94	57 Fälle pro Jahr
Niedersachsen		9380	1440	4450	Fälle pro Jahr

Davon ausgehend, daß in Niedersachsen ca. 11% der Kinder Westdeutschlands wohnen, muß damit gerechnet werden, daß die Gesamtzahl der Erkrankungsfälle in der Bundesrepublik Deutschland ca. neunmal so hoch liegt, d. h., in Jahren mit reger Keuchhustenaktivität 50–80.000 Erkrankungsfälle zu verzeichnen sind. Damit nimmt die Bundesrepublik Deutschland unter den 28 europäischen Ländern, für die epidemiologische Keuchhusten-Daten vorliegen, eine absolute Spitzenposition ein. Die umgekehrte Situation ergibt sich für die Durchimpfungsraten gegen Keuchhusten. Soweit zu ermitteln, wurden im Jahre 1989 im Rahmen der gesetzlichen Krankenversicherung und durch den öffentlichen Gesundheitsdienst zusammen nicht mehr als 20% der zu impfenden Kinder gegen Keuchhusten geschützt.

Masern

In den alten Bundesländern besteht keine Meldepflicht für die Erkrankung an Masern. In der ehemaligen DDR waren Masern meldepflichtig; einige neue Bundesländer führen die Meldepflicht für Masernerkrankungen fort.

Jahr	1986	1987	1988	1989	1990
DDR	199	189	17	45	190 Fälle pro Jahr
Nieder- sachsen		980	3740	3330	Fälle pro Jahr

Nochmals davon ausgehend, daß die niedersächsischen Angaben für die alten Bundesländer hochgerechnet werden können, muß für die Bundesrepublik Deutschland von 10 – 30.000 Masernerkrankungsfällen pro Jahr ausgegangen werden. Die regelmäßig verzeichneten Todesfälle an Masern lassen ebenfalls den Schluß auf Erkrankungshäufigkeiten in dieser Größenordnung zu. Aus der Zahl der kassenärztlich abgerechneten Impfungen ergibt sich für 1989, unterstellt, daß diese Impfungen in der altersgerechten Zielgruppe durchgeführt wurden, eine Durchimpfungsrate der Masern-Mumps-Röteln-Impfungen von gut 42%. Zusätzlich sind Masern-Mumps-Kombinationsimpfungen für 20% der Jahrgangsstärke durchgeführt worden. Bei steigender Tendenz ist selbst unter Hinzunahme der privatversicherten Kinder und der durch den ÖGD Geimpften davon auszugehen, daß die Durchimpfungsrate für 1989 für Masern im Bereich von 65–75% liegt. Datenquellen wie die Anzahl der verkauften Impfdosen oder die Zahl der abgerechneten Impfungen können nur zu groben Abschätzungen führen, sind jedoch nicht geeignet, jahrgangs- und regionalbezogene Beurteilungen über den Erfolg von Impfprogrammen zuzulassen.

Hepatitis B

Die Zahl der gemeldeten Erkrankungsfälle an Hepatitis B ist zwar zwischen 1980 und 1987 etwa um die Hälfte zurückgegangen, steigt jedoch seit 1988 wieder langsam an. Mit über 4.500 gemeldeten Neuerkrankungen pro Jahr in ganz Deutschland stellt sie die folgenschwerste durch Impfung verhütbare Infektionskrankheit dar. Die bisherige Risikogruppen-orientierte Impfstrategie hat offensichtlich keinen hinreichenden Einfluß auf die Morbiditätsentwicklung gehabt. Im wesentlichen wurde nur das Medizinalpersonal erreicht, dessen Anteil an den Erkrankungsfällen bereits unter 10% liegt. Die Entwicklung einer richtigen Impfstrategie ist für die weitere Bekämpfung der Hepatitis B von ausschlaggebender Bedeutung.

Allen drei Beispielen ist eines gemein:

Trotz ausreichender Verfügbarkeit von amtlich geprüften und zugelassenen, d. h. also sicheren und effektiven Impfstoffen und vorhandener medizinischer

Infrastruktur (die Impfungen gegen Polio und Diphtherie-Tetanus erreichen schließlich ihre Zielgruppen mit ca. 90%), werden bei Keuchhusten, Masern-Mumps-Röteln und Hepatitis B die erreichbaren Ziele einer drastischen Verringerung der Inzidenz bzw. Elimination der Erkrankung weit verfehlt. Höchst effektive präventivmedizinische Möglichkeiten bleiben ungenutzt.

Bei einer erfolgreichen Fortentwicklung des Impfwesens kommt dem öffentlichen Gesundheitsdienst vor allem eine Koordinations- und Führungsrolle zu. Dazu könnten folgende Vorschläge diskutiert werden:

— Festlegen und propagieren von Zielen (z. B. Elimination der Masern und des Kongenitalen-Röteln-Syndroms) gemeinsam mit der niedergelassenen Ärzteschaft.

— Durchführung von öffentlichen Impfkampagnen in Zusammenarbeit mit niedergelassener Ärzteschaft und Krankenkassen.

— Sachgerechte Information von Medien und Fortbildung von Ärzteschaft und Assistenzberufen.

— Anpassung des Meldesystems an die epidemiologischen Notwendigkeiten (Wiedereinführung der Meldepflicht für Keuchhusten, Masern etc.).

— Einführung von repräsentativen epidemiologischen Beobachtungsmethoden wie z. B. Sentinell-System in der Schweiz oder in Frankreich unter Einbeziehung von niedergelassenen Ärzten.

— Systematische Nutzung und Auswertung der Schuleingangsuntersuchungen zur Erfassung des Durchimpfungsgrades.

— Nutzen von anderen Instrumenten wie Kindergarteneingangsuntersuchung, Jugendarbeitsschutzuntersuchungen, besonders aber der Vorsorgeuntersuchungen im Kindesalter.

— Einrichtung eines telefonischen Impfinformationsdienstes für Ärzte und Eltern.

— Koordinierte Durchführung von serologischen Stichprobenuntersuchungen zur Beobachtung der Immunitätslage in der Bevölkerung.

— Einführung eines einheitlichen Impfbuches.

Neben dieser Koordinations- und Führungsrolle in der es das methodische Instrumentarium zur Situationsbeobachtung, Informationssammlung und Strategieentwicklung vorzuhalten gilt, bleibt der öffentliche Gesundheitsdienst selbstverständlich mit eigener Impftätigkeit überall dort gefordert, wo aufgrund des privilegierten Zugangs, gerade bei schwierig zu erreichenden Zielgruppen, die Impfung durch den ÖGD selbst die Methode der Wahl darstellt. Dazu ist es nicht zuletzt erforderlich, auch innerhalb des öffentlichen Gesundheitsdienstes dem Impfwesen einen entsprechenden Stellenwert einzuräumen. Die Mittelbereitstellung in den Haushalten müßten diesen Aufgaben wieder verstärkt Rechnung tragen. Impfungen als attraktive Möglichkeiten der Präventivmedizin, die ja auch Kosten-Nutzen-Überlegungen überzeugend standhalten, müssen hierzu wieder erklärtes Ziel der Gesundheitspolitik werden.

E. G. HUBER

Impfstrategie in Österreich

Auch in Österreich haben die verantwortungsbewußten Ärzte gegen unqualifizierte Äußerungen von Impfgegnern anzukämpfen. Wir verzichten aber auf sinnlose Repliken und Diskussionen, sondern beschränken uns auf häufige positive Mitteilungen durch Aufklärungsvorträge und -schriften und starten Impfkampagnen.

So ist in Österreich gerade die FSME-Impfung durch gezielte Aktionen, während derer der Impfstoff zeitlich limitiert verbilligt abgegeben wird, sehr erfolgreich. Ähnliches geschieht alljährlich mit der kostenlosen Polio-Impfaktion und fallweise mit der Masern-Mumps-Impfung, die in Österreich ebenso wie in Italien im 14. Lebensmonat als Zweifachimpfung ohne Rubeolen durchgeführt wird. Die Durchimpfungsrate beträgt, von Bundesland zu Bundesland verschieden, zwischen 65 und 85%. Gegen Röteln werden nur die Mädchen im 13. Lebensjahr durch die Schulärzte mit einer Impfquote zwischen 80 und 90% geimpft. Da bis zum 13. Lebensjahr rund 75% der Mädchen bereits natürlich immunisiert werden, verbleiben nur 2–5% Seronegative, die zum größten Teil beim Berufseintritt oder zumindest nach der Geburt des 1. Kindes erfaßt werden.

Die Diphtherie-Tetanus-Impfung, meist kombiniert mit Pertussis, erreicht im 1. Lebensjahr eine sehr hohe Durchimpfung, die durch Kinderärzte, Allgemeinärzte oder Mutterberatungsärzte durchgeführt wird. Die Impfung gegen Haemophilus influenzae hingegen, wird erst ab Herbst 1991 in Österreich möglich sein, die orale Pertussis-Impfung wird erst wieder ab 1992 verfügbar sein.

Die BCG-Impfung, die bis zum Jahr 1990 bei fast allen Neugeborenen als sogenannte öffentliche Schutzimpfung durchgeführt wurde, wurde im Jahr 1989 vom obersten Sanitätsrat in eine Indikationsimpfung umgewandelt. Durch die Verwendung des Stammes Pasteur kam es im Herbst 1990 zu zahlreichen Lymphadenitiden, die zu einer fast völligen Einstellung der BCG-Impfung führten. Es ist interessant, daß nicht nur viele Ärzte, sondern auch ein guter Teil der Bevölkerung fast erbittert an der generellen BCG-Impfung festhalten wollten, obwohl dies zweifelsohne nicht mehr notwendig ist. Die Gesundheitsbehörden bieten aber jetzt als Ausgleich für die BCG-Impfung eine verstärkte Tuberkulin-Testung an.

M. Just

Die schweizerische Impfpolitik

Der schweizerische Impfplan unterscheidet sich in wesentlichen Punkten *nicht* vom deutschen.

In der Schweiz wurde die *Pertussis-Impfung* (kombiniert mit Diphtherie-Tetanus) offiziell immer für alle Kinder im 1. Lebensjahr empfohlen.

Zweit-Impfungen gegen Masern und (für Mädchen) gegen *Röteln* werden *nicht* empfohlen. Wir möchten uns auf die möglichst gute erstmalige Durchimpfung konzentrieren. Bis jetzt kam es in der Schweiz noch nicht zu größeren Masern-Ausbrüchen.

Offiziell wird auch bei uns die *Haemophilus-Impfung* empfohlen. Deren Akzeptanz bei der Bevölkerung ist sehr gut, obschon gewisse Diskussion über das zweckmäßigste Impfalter (mit dem zur Zeit einzigen im Handel befindlichen Connaught-Impfstoff) besteht.

Die *Kosten* für die empfohlenen Impfungen werden bei uns von den Kantonen übernommen. Gesetzlich sind die schweizerischen Krankenkassen nicht verpflichtet, Impfungen zu bezahlen. Die schweizerische »Impfkommission« hat vorgeschlagen, für Routine-Impfungen im ersten Lebensjahr (Di-Te-Per + Polio oral) vom bisher üblichen Schema 3. + 4. + 5. Lebensmonat auf das amerikanische (2. + 4. + 6.-Lebensmonat) überzugehen. Dieser Vorschlag ist von verschiedenen Ärzteorganisationen im November 1991 genehmigt worden.

M. A. KOCH

Ständige Impfkommission (STIKO) BGA

Aufgaben und Ziele der STIKO

Aufgabe der STIKO ist es, auf der Basis des jeweils verfügbaren Wissens Empfehlungen für den Einsatz von Impfungen zu erarbeiten. Die STIKO erstellt dazu Impfpläne, in denen die Indikationen und Zeitpunkte der Impfungen festgelegt sind.

Besonderes Interesse galt in den letzten Jahren der Anpassung der Impfpläne an die Regeluntersuchungen sowie dem Abbau von Diskrepanzen zwischen Impfempfehlungen verschiedener Fachgesellschaften und der STIKO. Das Ziel dieser Bemühungen ist es, den Zugang zur Schutzimpfung so leicht wie möglich zu machen.

Die Impfempfehlungen berücksichtigen Erkenntnisse über mögliche Nebenwirkungen und Effektivität der Impfungen sowie die jeweilige epidemiologische Situation.

Entsprechend wird der Impfplan regelmäßig überprüft und wenn nötig entsprechend geändert. Die STIKO hat wiederholt beklagt, daß die Daten zur Verbreitung der Krankheitserreger und zum Umfang der Immunität in der Bevölkerung in der Bundesrepublik noch immer nicht optimal sind. Zur Abschätzung der Impflücken ist man deshalb weitgehend auf Ergebnisse wenig belastbarer Untersuchungen in kleinen Stichproben angewiesen. Diese Daten sowie die verfügbaren Daten über die Nutzung der Impfung zeigen, daß in der Bundesrepublik erhebliche Defizite bei der Anwendung von Schutzimpfungen bestehen.

Einer Impfung gilt das besondere Augenmerk der STIKO. Es ist möglich, die in ihrer Gefährlichkeit zumeist unterschätzten Masern, wie früher die Pocken oder die Poliomyelitis – zumindest in Europa –, auszurotten. Dies ist ein erklärtes Ziel der WHO. Voraussetzung dafür ist, daß mehr als 95% aller Masern-Empfänglichen durch eine Impfung geschützt werden. Nur dann kann die Zirkulation des Masernvirus unterbunden werden. Es wird geschätzt, daß heute nur 60% der Kinder tatsächlich gegen die Masern durch eine Impfung geschützt werden. Diese Lücke zu schließen, ist ein vordringliches Ziel der STIKO, die nach Stand vom Juli 1991 folgende Impfempfehlungen gegeben hat:

Impfempfehlungen der Ständigen Impfkommission des Bundesgesundheitsamtes (STIKO) **Impfkalender für Kinder und Jugendliche** A: Nach dem Lebensalter geordnet		
1 Lebensalter	2 Impfung gegen	3 Personenkreis
ab. 3. Lebensmonat	Diphtherie-Pertussis-Tetanus 3x im Abstand von 4 Wochen.	alle Säuglinge und Kleinkinder (bei bestehenden hirnorganischen Störungen siehe Seite 3)
	Hämophilus influenzae Typ b 2 Injektionen im Abstand von mindestens 6 Wochen, oder mit der 1. und 3. DPT-Impfung (Die Injektion erfolgt kontralateral zur Injektion gegen DPT)	alle Säuglinge und Kleinkinder
	Poliomyelitis 2x trivalente Schluckimpfung im Abstand von mindestens 6 Wochen, mit der 1. und 3. DPT-Impfung.	alle Säuglinge und Kleinkinder
	oder Teilnahme an Impfaktionen der Gesundheitsämter im folgenden Winter (November/Januar)	alle Kleinkinder und Kinder
2. Lebensjahr (nicht vor dem 15. Lebensmonat)	Masern, Mumps und Röteln (Kombinationsimpfstoff)	
	Diphtherie-Pertussis-Tetanus 4. Injektion (Abschluß der Grundimmunisierung)	
	Haemophilus influenzae Typ b 3. Injektion, ggf. in Verbindung mit der 4. DPT-Impfung (Die Injektion erfolgt kontralateral zur Injektion gegen DPT)	
	Poliomyelitis 3. trivalente Schluckimpfung	

Impfempfehlungen der Ständigen Impfkommission des Bundesgesundheitsamtes (STIKO) (Fortsetzung)

Impfkalender für Kinder und Jugendliche

A: Nach dem Lebensalter geordnet (Fortsetzung)

1 Lebensalter	2 Impfung gegen	3 Personenkreis
ab 6. Lebensjahr	Masern, Mumps und Röteln (Wiederimpfung)	alle Kinder
	Tetanus-Diphtherie (Auffrischimpfung, gegen Diphtherie d-Impfstoff für Erwachsene verwenden, zweckmäßigerweise als Kombination Td).	
	Nachhol-Impfungen (bisher versäumte Impfungen außer gegen Pertussis- und Haemophilus influenzae B; bei Erstimpfung gegen Diphtherie d-Impfstoff für Erwachsene verwenden, zweckmäßigerweise als Kombinationsimpfung mit Td-Impfstoff)	alle Kinder
ab 10. Lebensjahr	Poliomyelitis (Wiederimpfung) trivalente Schluckimpfung	alle Kinder
11.–15. Lebensjahr	Röteln	alle Mädchen, auch wenn im Kleinkindesalter bereits gegen Röteln geimpft
	Tetanus (Auffrischimpfung) Diphtherie (Auffrischimpfung mit d-Impfstoff für Erwachsene; zweckmäßigerweise als Kombinationsimpfung mit Td-Impfstoff). Der Abstand zur letzten Auffrischimpfung sollte nicht kürzer als 5 Jahre sein.	alle Kinder und Jugendliche
Anmerkung zur DPT-Impfung:	Kinder mit 1. progressiven neurologischen Erkrankungen 2. Krampfleiden	

Impfempfehlungen der Ständigen Impfkommission des Bundesgesundheitsamtes (STIKO) (Fortsetzung) **Impfkalender für Kinder und Jugendliche** A: Nach dem Lebensalter geordnet (Fortsetzung)		
1 Lebensalter	2 Impfung gegen	3 Personenkreis
	3. neurologischen Erkrankungen, die besonders häufig mit Krampfanfällen einhergehen, sollten nur mit DT geimpft werden. Diese Erkrankungen gelten zwar nicht grundsätzlich als eine Kontraindikation für eine Pertussisimpfung, jedoch könnte eine Verschlechterung des Leidens, oder das Auftreten von Krampfanfällen der Impfung angelastet werden. Bei der z. Zt. bestehenden hohen Keuchhusten-Inzidenz sind andererseits einige dieser Kinder sehr gefährdet. Daher ist in solchen Fällen vom impfenden Arzt eine sorgfältige Risikoabwägung vorzunehmen. Alternativ besteht die Möglichkeit, den Beginn der DPT-Impfung auf das 2. Lebenshalbjahr zu verschieben, wenn über Art und Verlauf der Erkrankung mehr bekannt ist. Keine Kontraindikation sind Fieberkrämpfe und Krampfanfälle in der Familie. Da fieberhafte Reaktionen einen Anfall provozieren können, ist bei Kindern mit Neigung zu Krampfanfällen von Antipyretika großzügig Gebrauch zu machen.	

Impfempfehlungen der Ständigen Impfkommission des Bundesgesundheitsamtes (STIKO) (Fortsetzung)
Impfkalender für Kinder und Jugendliche
B: Nach Impfung geordnet (Fortsetzung)

1 Lebensalter	2 Impfung gegen	3 Personenkreis
	Für die DT-Grundimmunisierung gilt folgendes Impfschema: ab 3. Lebensmonat 2x im Abstand von mindestens 6 Wochen 1x im 2. Lebensjahr	
Diphtherie-Pertussis-Tetanus (Grundimmunisierung)	ab 3. Lebensmonat: 3× im Abstand von 4 Wochen	alle Säuglinge und Kleinkinder (bei bestehenden hirnorganischen Störungen siehe S. 3)
	1× im 2. Lebensjahr (Abschluß der Grundimmunisierung)	
Diphtherie-Tetanus 1. Auffrischimpfung	6.–8. Lebensjahr (Auffrischimpfung, für Diphtherie mit d-Impfstoff für Erwachsene) zweckmäßigerweise als Kombinationsimpfung mit Td-Impfstoff	alle Kinder
Auffrischimpfung	11.–15. Lebensjahr (Auffrischimpfung, für Diphtherie mit d-Impfstoff für Erwachsene) zweckmäßig als Kombinations-Impfung (Td-Impfstoff). Der Abstand zur 1. Auffrischimpfung sollte nicht kürzer als 5 Jahre sein.	alle Kinder bzw. Jugendlichen
Haemophilus influenzae Typ b (Grundimmunisierung)	ab 3. Lebensmonat: 1. Injektion, zweckmäßigerweise gleichzeitig mit 1. DPT- oder 1. DT-Impfung (Die Injektion erfolgt kontralateral zur Injektion gegen DPT oder DT)	alle Säuglinge und Kleinkinder (für Kinder nach dem 5. Lebensjahr) nicht mehr erforderlich)
	ab. 5. Lebensmonat: 2. Injektion, zweckmäßig als Kombination mit 3. DPT-	

Impfempfehlungen der Ständigen Impfkommission des Bundesgesundheitsamtes (STIKO) (Fortsetzung)

Impfkalender für Kinder und Jugendliche

B: Nach Impfung geordnet (Fortsetzung)

1 Lebensalter	2 Impfung gegen	3 Personenkreis
	oder 2. DT-Impfung (kontralateral) 14.–18. Lebensmonat 3. Injektion, zweckmäßigerweise gleichzeitig mit 4. DPT- oder 3. DT-Impfung. (Die Injektion erfolgt kontralateral zur Injektion gegen DPT oder DT)	
Poliomyelitis Grundimmunisierung	ab. 3. Lebensmonat: 2× trivalente Schluckimpfung im Abstand von mindestens 6 Wochen, ggf. gleichzeitig mit der 1. und 3. DPT-Impfung oder	alle Säuglinge und Kleinkinder
	Teilnahme an Impfaktionen der Gesundheitsämter im folgenden Winter (November/Januar)	alle Säuglinge und Kleinkinder
	ab Beginn des 2. Lebensjahres: 3. trivalente Schluckimpfung	alle Kleinkinder und Kinder
Auffrischimpfung	10. Lebensjahr: 1× trivalente Schluckimpfung (Wiederimpfung)	
Masern (ggf. Masern-Mumps-Röteln Kombination)	ab 15. Lebensmonat ab 6. Lebensjahr (Wiederimpfung)	alle Kleinkinder und Kinder
Mumps (ggf. Masern-Mumps-Röteln Kombination)	ab 15. Lebensmonat ab 6. Lebensjahr (Wiederimpfung)	alle Kleinkinder und Kinder
Röteln (ggf. Masern-Mumps-Röteln Kombination)	ab 15. Lebensmonat ab 6. Lebensjahr (Wiederimpfung)	Kleinkinder und Kinder
	11.–15. Lebensjahr	alle Mädchen, auch wenn im Kleinkindesalter bereits gegen Röteln geimpft

Impfempfehlungen der Ständigen Impfkommission des Bundesgesundheitsamtes (STIKO) (Fortsetzung)

Impfungen für Erwachsene
Indikationsimpfungen

In Weiterführung des Impfplanes für Kinder werden nachfolgend Impfungen aufgeführt, die im Erwachsenenalter von Bedeutung sind. So sollten manche Impfungen des Kindesalters in späteren Lebensjahren aufgefrischt oder bislang versäumte Impfungen, sofern keine natürliche Immunität erworben wurde, nachgeholt werden (Diphtherie, Tetanus, Röteln, Masern). Andere können bei besonderen epidemiologischen Ereignissen oder Risiken bei Kindern und Erwachsenen in Betracht kommen (Indikationsimpfungen). Manche Impfungen sind bei Reisen in bestimmte Gebiete aufgrund der internationalen Gesundheitsvorschriften erforderlich oder zum individuellen Schutz empfehlenswert. Die Entscheidung über Art und Umfang der Impfungen obliegt dem Arzt, in jedem Einzelfall unter Abwägung von Indikation und Kontraindikation, dies gilt auch für die passive Immunisierung gegen Hepatitis A.

Maximalabstände für Impfungen mit Totimpfstoffen gibt es nicht. Jede Impfung gilt. Bei erfolgter Grundimmunisierung ist eine erneute Grundimmunisierung nicht erforderlich.

Diese Impfungen sind in ihrer praktischen Bedeutung sehr unterschiedlich, sie werden in folgende Kategorien eingeteilt:

A = Impfungen mit breiter Anwendung und erheblichem Wert für die Volksgesundheit;

I = Indikationsimpfung;

R = Reiseimpfungen, von der WHO veröffentlichte Infektionsgebiete beachten;

RS = Reiseimpfungen in Sonderfällen.

Kategorie	Impfung gegen	Indikation bzw. Reiseziele	Anwendung (Beipackzettel beachten)
R	Cholera	ausschließlich wenn Impfung vom Einreiseland verlangt wird	1. Injektion: 0,5 ml 2. Injektion: 1,0 ml im Abstand von 1–4 Wochen
I	Diphtherie	bei Ausbrüchen oder regional erhöhter Morbidität	Impfstoff für Erwachsene (5 IE = d)
A, R		zum Erhalt des Impfschutzes	In Kombination mit Tetanusimpfstoff (Td)
RS, I	FSME (Frühsommermeningoenzephalitis)	Naturherde vor allem in Österreich, Tschechoslowakei, Südosteuropa, Süddeutschland und Südschweden	Grundimmunisierung: 2 Injektionen im Abstand von 1–3 Monaten 3. Injektion im Abstand von 9–12 Monaten; Auffrischimpfungen in dreijährigem Abstand

Impfempfehlungen der Ständigen Impfkommission des Bundesgesundheitsamtes (STIKO) (Fortsetzung) **Impfungen für Erwachsene Indikationsimpfungen (Fortsetzung)**			
R	Gelbfieber	Mittel- und Südamerika; Afrika zwischen 17° nördl. und 17° südl. Breite (BGA-Merkblatt Nr. 27)	nur in hierfür staatlich zugelassenen Impfstellen; Wiederholung im Bedarfsfall in zehnjährigem Abstand
I	Hepatitis B	präexpositionell	Hepatitis B-Impfung nach den Vorschriften der Hersteller
		1. HB-gefährdetes medizinisches und zahnmedizinisches Personal; Pflegepersonal in psychiatrischen Einrichtungen und andere Personen mit Infektionsrisiko durch Blutkontakte mit möglicherweise infizierten Personen wie Ersthelfer, Polizisten, u. a. 2. Dialysepatienten, Patienten mit häufiger Übertragung von Blut oder Blutbestandteilen, vor ausgedehnten chirurgischen Eingriffen (z. B. Operationen unter Verwendung der Herz-Lungen-Maschine); 3. Patienten in psychiatrischen Anstalten oder vergleichbaren Fürsorge-Einrichtungen für Zerebralgeschädigte oder Verhaltensgestörte. 4. Personen mit engem Kontakt mit HBsAg-positiven Personen (z. B. Sexualpartner)	Kontrolle des Impferfolges dringend erforderlich. Wiederimpfung entsprechend dem erreichten Antikörpertiter nach Abschluß der Grundimmunisierung, ansonsten 5 Jahre nach Abschluß der Grundimmunisierung.

Impfempfehlungen der Ständigen Impfkommission des Bundesgesundheitsamtes (STIKO) (Fortsetzung)

Impfungen für Erwachsene
Indikationsimpfungen (Fortsetzung)

		5. besondere Risikogruppen wie z. B. Homosexuelle, Drogenabhängige, Prostituierte, länger einsitzende Strafgefangene; 6. Reisende in HB-Endemiegebiete bei engen Kontakten zur einheimischen Bevölkerung (Sextourismus).	
I	Hepatitis B	postexpositionell 1) medizinisches Personal, bei Verletzungen mit möglicherweise erregerhaltigen Gegenständen (z. B. Spritzen) 2) Neugeborene HBsAg-positiver Mütter	gleichzeitige passive Immunisierung mit Hepatitis B-Immunglobulin
I	Influenza	Personen über 60 Jahre und Personen mit bestimmten Grundleiden, Infektionsgefährdetes Personal (BGA-Merkblatt Nr. 11) Medizinisches u. Pflegepersonal mit direktem Kontakt zu Risikopatienten	jährliche Impfung im Spätsommer, Herbst, mit einem Impfstoff mit aktueller Antigenkombination
A		bei Pandemien durch Erregerwechsel größere Personenkreise	abhängig von der epidemischen Situation
RS	Meningokokken-Infektionen	exponierte Personen, z. B. Entwicklungshelfer im Meningitisgürtel Afrikas; Brasilien, Südhimalaja	Impfung gegen Serotyp A und C nach Angaben des Herstellers

Impfempfehlungen der Ständigen Impfkommission des Bundesgesundheitsamtes (STIKO) (Fortsetzung)

Impfungen für Erwachsene
Indikationsimpfungen (Fortsetzung)

I	Pneumokokken-infektionen	Risikopatienten, z. B. bei chronischen Lungen- und Herzkrankheiten, Diabetes mellitus, Leberzirrhose, Krankheiten der Nieren, der Milz, der blutbildenden Organe, Splenektomie usw.	1 Injektion: bei Kindern über 2 Jahren und Erwachsenen. Vor Vollendung des 2. Lebensjahres ist die Impfung nur in begründeten Ausnahmefällen angezeigt.
R, I A	Poliomyelitis	nach Grundimmunisierung im Kleinkindesalter und Wiederimpfung im 10. Lebensjahr. Reisende jeden Alters in warme Länder, wenn letzte Impfung länger als 10 Jahre zurückliegt; Riegelungsimpfung bei Ausbrüchen; (Ärzte-Merkblatt des »Deutschen Grünen Kreuzes«)	nach vollständiger Immunisierung grundsätzlich 1 Impfschluck mit trivalentem Impfstoff
A	Röteln	nichtschwangere Frauen im gebärfähigen Alter ohne Rötelnantikörper (BGA-Merkblatt Nr. 30, Ärzte-Merkblatt des »Deutschen Grünen Kreuzes«)	nach der Impfung ist eine Konzeptionsverhütung für 2 Zyklen empfohlen; Wochenbettimpfung; Impferfolgskontrolle erforderlich
A, R	Tetanus	alle Personen 10 Jahre nach der letzten Tetanusimpfung	bei früherer Grundimmunisierung jeweils 1 Injektion möglichst mit Td-Impfstoff; Bei ausreichender Grundimmunisierung aktive Auffrischimpfung, wenn letzte Tetanusimpfung länger als 10 Jahre zurückliegt.
		Exposition (Verletzung)	Bei sauberen, geringfügigen Wunden, bei fehlender oder mangelhafter Grundimmunisierung Beginn und Vervollständigung der Grundimmunisierung

Impfempfehlungen der Ständigen Impfkommission des Bundesgesundheitsamtes (STIKO) (Fortsetzung)

Impfungen für Erwachsene
Indikationsimpfungen (Fortsetzung)

			durch aktive Immunisierung. Bei allen anderen Verletzungen simultan aktive und passive Immunisierung, wenn der Verletzte bisher weniger als zwei Injektionen erhalten hat oder bei bereits zwei durchgeführten Impfungen, wenn die Verletzung länger als 24 Stunden zurückliegt. In Abhängigkeit von Art und Ausmaß der Wundverunreinigung kann, auch bei ausreichender Grundimmunisierung und regelmäßigen Auffrischimpfungen, eine weitere Auffrischimpfung erforderlich sein.
		Falls keine Verletzung vorliegt, gilt ein Abstand von 10 Jahren für Auffrischimpfungen als ausreichend.	
I	Tollwut	präexpositionell bei Laboratoriumspersonal, Tierärzten, Jägern und ähnl. Risikogruppen (BGA-Merkblatt Nr. 3) postexpositionell	Dosierungsschema nach Angaben des Herstellers gegebenenfalls gleichzeitige passive Immunisierung
I	Typhus	Indikationsimpfung bei Reisen in Endemiegebiete	nach Angaben d. Herstellers
I	Tuberkulose	exponierte, tuberkulinnegative Personen einschließlich Neugeborene	BCG-Impfung (streng intrakutan!)
I	Varizellen	Patienten, für die die Varizellen-Infektion eine besondere Gefährdung darstellt (Pat. mit immunsuppressiver Therapie, mit Immundefekten, akuter Leukämie)	1 Injektion Lagerhinweise des Herstellers beachten

Impfempfehlungen der Ständigen Impfkommission des Bundesgesundheitsamtes (STIKO) (Fortsetzung) **Impfungen für Erwachsene** **Indikationsimpfungen (Fortsetzung)**		
	Passive Immunprophylaxe: Bei Exposition nichtimmuner, gefährdeter Personen mit Varizella-Zoster-Immunglobulin (z. B. Neugeborene von Müttern, die 7 Tage vor bis 2 Tage nach der Geburt an Varizellen erkrankt sind).	

Empfehlungen des Bundesgesundheitsamtes

1. Poliomyelitisschluck-, Masern-, Mumps- und Rötelnimpfstoffe können gleichzeitig, sollen aber nicht im Abstand von wenigen Tagen bis zu einem Monat verabfolgt werden. Es wird zwischen Impfungen sowohl mit diesen als auch mit anderen Impfstoffen aus vermehrungsfähigen abgeschwächten Krankheitserregern (Gelbfieber, BCG) ein Mindestabstand von einem Monat empfohlen, unter der Voraussetzung, daß die Impfreaktion vollständig abgeklungen ist und Komplikationen nicht aufgetreten sind.

2. Bei Schutzimpfungen mit Impfstoffen aus inaktivierten Krankheitserregern (Cholera, Pertussis, Meningokokkeninfektionen, Pneumokokkeninfektionen, Influenza, Poliomyelitis (inaktivierte Vakzine nach SALK), Hepatitis B, FSME, Tollwut), mit Toxoiden (Diphtherie, Tetanus) oder mit entsprechenden Kombinationsimpfstoffen sind Zeitabstände zu anderen Impfungen, auch solchen mit vermehrungsfähigen abgeschwächten Krankheitserregern, nicht erforderlich.

3. Ausnahmen

   Nach einer Gelbfieberschutzimpfung kann bereits nach zwei Wochen eine andere Schutzimpfung mit vermehrungsfähigen Krankheitserregern vorgenommen werden.

   Nach einer Tollwutschutzimpfung mit derzeit noch in einigen Ländern gebräuchlichen Impfstoffen aus Hirngewebe oder Entenembryonen sowie aus Hamsternierenzellen sollen mit Ausnahme der Tetanusprophylaxe bis sechs Wochen nach der letzten Injektion keine anderen Schutzimpfungen vorgenommen werden.

W. THILO

– Erfahrungen in der ehemaligen DDR; derzeitige Situation in den neuen Bundesländern –

In der ehemaligen DDR lag das Impfwesen ausschließlich in öffentlicher Hand. Für Impfungen im Kindes- und Jugendalter bestand gesetzliche Impfpflicht (gegen Poliomyelitis seit 1958 nach SALK, ab 1960 nach SABIN; Tuberkulose, Diphtherie und Tetanus seit 1961; Pertussis seit 1964; Masern seit 1971).

Die Bevölkerung stand Impfungen aufgeschlossen gegenüber; Widerstände bzw. Impfverweigerer waren außerordentlich selten. Der Durchimmunisierungsgrad betrug bei allen Geburtsjahrgängen ca. 90%, bei Impfungen gegen Tuberkulose, Masern und Poliomyelitis sogar mindestens 97%. Zentrale Impfdokumentation, Meldepflicht für alle Krankheiten, gegen die geimpft wurde, epidemiologische Wochenberichte, regelmäßige Surveillance der Immunitätslage verschiedener Bevölkerungsgruppen als Basis für die Impfstrategie, Pflicht zur Aus- und Weiterbildung von Impfärzten und Impfschwestern unterstützten das staatliche Impfprogramm wirkungsvoll.

Erfolge des Impfprogramms: Seit 1963 keine einheimische Poliomyelitis, seit 1964 kein Tetanus mit letalem Ausgang, seit 1974 kein Diphtheriefall und seit 1978 keine Meningitis tuberculosa bei einem Kind, 1990 nur 58 Pertussis- und 192 Masernerkrankungen.

Derzeitige Situation in den neuen Bundesländern: Die Beratergruppe für Impffragen des Ministeriums für Gesundheitswesen der ehemaligen DDR hatte im Juni 1990 nach Beratung mit der Ständigen Impfkommission des Bundesgesundheitsamtes (STIKO) Impfempfehlungen für die fünf neuen Bundesländer vorbereitet. Auf dieser Basis wurden den obersten Gesundheitsbehörden der neuen Länder Schutzimpfungen für den Zeitraum öffentlich empfohlen, bis sie ihre eigenen Empfehlungen herausgeben. Somit war der lückenlose Übergang gebahnt; die Länder Mecklenburg-Vorpommern und Sachsen-Anhalt gaben inzwischen ihre Impfempfehlungen bekannt. Allgemeine Zustimmung erfahren die Einführung der generellen trivalenten Schluckimpfung gegen Poliomyelitis, die MMR- und Td-Impfung und ganz besonders auch die nunmehr von der STIKO wieder allgemein empfohlene Pertussisimpfung. Das Für und Wider der

BCG-Impfung als Indikationsimpfung wird derzeit im Kreise der Pädiater heftig diskutiert. Über die im Juli 1990 von der STIKO empfohlene Impfung gegen Haemophilus influenzae, Typ b, wird eine breitere Information gewünscht.

Die neue Situation bleibt nicht problemlos. Im öffentlichen Gesundheitswesen ist das Fachpersonal z. T. drastisch reduziert worden; die sich niederlassenden Ärzte haben die verständlichen Anfangsschwierigkeiten. Nicht alle Ärzte sind mit den neuen Rechtsverbindlichkeiten genügend vertraut; sie fürchten rechtliche Konsequenzen im Falle von Nebenwirkungen im zeitlichen Zusammenhang mit einer Impfung und impfen dann eher nicht. Ihre Erfahrungen sammelten sie mit jeweils einem bestimmten Impfstoff eines einzigen Herstellers; nunmehr werden sie mit einer großen Palette neuer Präparate konfrontiert.

Viele im Impfwesen langjährig erfahrene Mitarbeiter bemühen sich mit großem Engagement, die Schwierigkeiten der Übergangssituation zu meistern; allseitige Unterstützung ist aber weiterhin geboten.

Außer den akuten finanziellen Problemen, die zu lösen sind, erscheinen derzeit besonders dringlich:

— umfassende Information für das ärztliche Aufklärungsgespräch, über neue Impfempfehlungen, neue Impfstoffe, rechtliche Sicherheit und

— wirksame Propagierung der nunmehr freiwilligen Schutzimpfungen in der Bevölkerung, insbesondere Aufklärung der Eltern; sie tragen jetzt eine Verantwortung für die Impfung ihrer Kinder, die ihnen seit jeher weitgehend abgenommen wurde.

K. DIETZ, M. EICHNER

Infektionskrankheiten und deren Beeinflussung durch Schutzimpfungen

1. Einleitung

Am 9. Dezember 1979 erklärte die Weltgesundheitsorganisation die Pocken als ausgerottet (FENNER et al., 1988). Der Erfolg dieses Impfprogrammes kann nicht überschätzt werden. Als das Ausrottungsprogramm 1967 mit einer geplanten Dauer von zehn Jahren begonnen wurde, wurden weltweit 131776 Fälle gemeldet. Am 29. Oktober 1977 wurde der letzte Pockenfall in einem Endemiegebiet diagnostiziert. Die letzten Pockenfälle überhaupt traten 1978 in Birmingham als Folge einer Laborinfektion auf. Die Ausrottung der Pocken war schon von JENNER (1801) vorhergesagt worden, aber es hat fast 200 Jahre bis zu diesem Sieg über eine der am meisten gefürchteten Infektionskrankheiten gedauert.

Angesichts dieses Erfolges lag die Frage nahe, für welche anderen Infektionskrankheiten das Ziel der globalen Ausrottung ins Auge gefaßt werden könnte. Da Masern in Entwicklungsländern eine der häufigsten Todesursachen unter Kindern darstellen, wurde die globale Ausrottung von Masern gefordert (FOEGE, 1984). Schon 1967 wurde in den U.S.A. ein Masernausrottungsprogramm gestartet. Dieses wurde 1978 modifiziert. Das Ziel war jetzt die »Masernelimination«, d. h. die Abwesenheit eines Masernfalles in den Vereinigten Staaten, der nicht innerhalb von zwei Generationen auf einen importierten Fall zurückgeführt werden kann. Auch für Europa ist eine Maserneliminationbis zum Jahre 2000 von der WHO propagiert worden. Die Implikationen eines Eliminationsprogrammes im Vergleich zu einem Eradikationsprogramm sind jedoch selten klar ausgesprochen.

Das Ziel der Rötelnimpfung ist die Verhütung der Embryopathie. Man kann entweder selektiv (nur Mädchen im präpubertären Alter) oder unselektiv (d. h. Knaben und Mädchen im Vorschulalter) impfen. Außerdem können beide Impfstrategien kombiniert werden. Aufgrund einer Übersicht des Jahres 1988 der Impfstrategien gegen Rubella in 17 europäischen Ländern, impften 3 ausschließlich selektiv, 5 ausschließlich unselektiv, 5 kombinierten die beiden Strategien und 3 hatten 1987 einen Wechsel von der selektiven zur unselektiven Impfung beschlossen. In einem Land (Griechenland) ist keine offizielle Strategie empfohlen (DE LA MATA und DE WALS, 1988). Die Vielfalt dieser Strategien dokumentiert die Schwierigkeiten, zu einem auch nur für Europa einheitlichen Impfprogramm zu kommen. Bezüglich der Infektionsinzidenz haben selektive und unselektive Programme gegensätzliche Ziele: Das selektive Impfprogramm möchte die Infektionsinzidenz möglichst unbeeinflußt lassen, damit nur ein kleiner Teil der weiblichen Bevölkerung im reproduktionsfähigen Alter noch suszeptibel ist. Dieser kleine Teil soll dann durch das selektive Impfprogramm noch möglichst weit reduziert werden. Dagegen strebt das unselektive Impfprogramm eine Reduktion der Infektionsinzidenz für Knaben und Mädchen an. Die Verfechter der kombinierten Impfprogramme versuchen, diese beiden gegensätzlichen Ziele in der Hoffnung zu kombinieren, daß sich die bei beiden Strategien möglichen Reduktionen in der Erkrankungsinzidenz ergänzen. Bei allem muß bedacht werden, daß Infektionskrankheiten keine Landesgrenzen respektieren und sich die Programme gegenseitig beeinflussen können. Der Wegfall der innerdeutschen Grenze zwingt zu einer Angleichung der bisher unterschiedlichen Strategien.

Die Impfempfehlungen der zentralen Gesundheitsbehörden werden weder von den Eltern noch von den Ärzten kritiklos hingenommen und befolgt. Ein Beispiel ist eine Initiative von 180 Ärzten in der Schweiz, die die Kampagne für Masern, Mumps und Röteln des Bundesamtes für Gesundheitswesen (1989) kritisiert. Unter anderem spielt dabei die Häufigkeit der Impfkomplikationen eine wichtige Rolle. FINE und CLARKSON (1986) haben erstmals versucht, die Erkrankungswahrscheinlichkeit eines Geimpften mit der eines Nichtgeimpften zu vergleichen. Bei der Abschätzung der Infektionsinzidenz in Abhängigkeit von der Durchimpfung machten sie jedoch willkürliche Annahmen, die die Übertragungsdynamik von Infektionskrankheiten nicht realistisch widerspiegeln. Ausserdem vernachlässigten sie die Abhängigkeit der Erkrankungswahrscheinlichkeit vom Infektionsalter. Im folgenden wird der Ansatz von FINE und CLARKSON für eine Reihe von Infektionskrankheiten unter realistischeren Annahmen durchgerechnet, und zwar für Infektionen, bei denen die Erkrankungswahrscheinlichkeit vom Infektionsalter entweder unabhängig oder abhängig ist. Es wird untersucht, wann eine unvollständige Durchimpfung die Erkrankungswahrscheinlichkeit für die Nichtgeimpften erhöhen kann. Dieses Phänomen wirft schwierige ethische Fragen auf. Ein Impfprogramm betrifft nicht nur die Geimpften, sondern hat auch Implikationen für die Nichtgeimpften. Diese können auch positiv sein, so daß sich für die Nichtgeimpften die Erkrankungswahrscheinlichkeit praktisch auf Null reduziert. Bei hoher Durchimpfung der Bevölkerung kann es deshalb für den Einzelnen von Vorteil sein, auf eine Impfung zu verzichten. Dies wirft die Frage nach der Freiwilligkeit einer

Impfung auf. Im Jahre 1807 war Bayern das erste Land, das Pockenimpfung zur Pflicht machte. In den U.S.A. wurde die Pflichtimpfung schon acht Jahre *vor* der Pockenausrottung ausgesetzt, nachdem man erkannte, daß mehr Menschen durch die Impfung zu Schaden kamen als durch die Infektion mit Pocken (CDC, 1971). Falls mit der Impfung ein Risiko verbunden ist, erhebt sich die Frage, ob bei rationaler Entscheidung einer Impfung noch zugestimmt wird, wenn die Infektionsinzidenz durch eine hohe Durchimpfung schon stark reduziert ist.

Im folgenden sollen diese Fragen anhand von Modellrechnungen diskutiert werden, wobei versucht wird, einige Annahmen auf Daten aus der Literatur zu stützen.

2. Ziele von Impfprogrammen

Die Begriffe Elimination und Eradikation werden in der Literatur fälschlicherweise weitgehend synonym verwendet. Diese Unklarheit in den Begriffen deutet auch eine Unklarheit in den Zielen der Impfprogramme an. Die wichtigsten Unterscheidungsmerkmale von Eliminations- und Eradikationsprogrammen sind in Tab. 1 zusammengestellt. Der Vollständigkeit halber werden dort auch noch die Merkmale von Kontrollprogrammen aufgelistet.

Sowohl Eliminations- als auch Eradikationsprogramme zielen auf eine Reduktion der Infektionsinzidenz auf Null. Kontrollprogramme dagegen versuchen, die Infektionsinzidenz auf ein »vertretbares« Niveau zu reduzieren. Ein Eliminationsprogramm beschränkt sich immer auf eine bestimmte Bevölkerung, wie z. B. die U.S.A. oder den amerikanischen Kontinent. Ein Eradikationsprogramm ist eigentlich nur global sinnvoll, aber in besonderen Situationen mag auch ein

Kriterium	Elimination lokal	Eradikation lokal	Eradikation global	Kontrolle
Erkrankungsinzidenz	Nur auf Einschleppung zurückführbare Fälle	Null	Null	größer Null
Dauer des Programms				
a) in der Bevölkerung	unbestimmt	beschränkt	beschränkt	unbeschränkt
b) gegen Einschleppung	unnötig	unbestimmt	unnötig	unnötig
Stabilität des Zustandes	stabil (nur wenige Sekundärfälle)	instabil (große Epidemien bei Einschleppung möglich)	instabil (Gefahr durch Labors oder Tierreservoire)	stabil

Tab. 1 Unterscheidungsmerkmale von Eliminations-, (lokalen bzw. globalen) Eradikations- und Kontrollprogrammen für Infektionskrankheiten

lokales Eradikationsprogramm seine Berechtigung haben. Als Beispiel könnte man das Pockenprogramm der U.S.A. nach 1971 nennen. Das einzige Beispiel für ein erfolgreiches globales Eradikationsprogramm ist die schon erwähnte Pockenausrottung. (1955 wurde das globale Malaria-Ausrottungsprogramm der WHO beschlossen, aber 1973 als unrealistisch eingestellt.) Als Beispiel für ein lokales Eliminationsprogramm sei das Masernprogramm der Vereinigten Staaten genannt (THACKER und MILLAR, 1991). Der entscheidende Unterschied zwischen einem Eradikationsprogramm und einem Eliminationsprogramm ist die Dauer der Bekämpfungsmaßnahmen in der Zielbevölkerung. Das Eradikationsprogramm ist grundsätzlich zeitlich beschränkt, bis das Ziel einer völligen Unterbrechung der Infektionsübertragung erreicht ist. Im Falle der globalen Eradikation sind dann weitere Maßnahmen unnötig, während im Falle der lokalen Eradikation zeitlich unbeschränkte Maßnahmen erforderlich sind, um eine Einschleppung der Infektion von außen zu verhindern, solange dafür eine Möglichkeit besteht. Diese Maßnahmen können besondere Impfvorschriften für Einreisende beinhalten. Im Falle der Elimination sind die Bekämpfungsmaßnahmen, also insbesondere die Impfprogramme, auf eine unbestimmte Dauer angelegt, zumindest solange eine Gefahr der Einschleppung von Fällen gegeben ist. Besondere Maßnahmen an den Grenzen sind daher unnötig, da bei einem erfolgreich implementierten Eliminationsprogramm die Gefahr größerer Epidemien nicht besteht. Mathematisch gesprochen unterscheiden sich Eliminations- und Eradikationsprogramme in der Stabilität des epidemiologischen Gleichgewichtszustandes. Das Eradikationsprogramm hinterläßt einen instabilen Zustand. Das Eliminationsprogramm erzielt einen stabilen Zustand. Beim instabilen Zustand ist die durchschnittliche Zahl der Sekundärfälle eines importierten Falles größer 1, d. h. es besteht die Gefahr einer größeren Epidemie. Beim (stabilen) Eliminationszustand ist die Zahl der Sekundärfälle eines importierten Falles kleiner 1, d. h. es werden, wenn überhaupt, nur wenige Sekundärfälle auftreten, die nicht zu einer größeren Epidemie führen.

Um Mittel für ein Programm bewilligt zu bekommen, liegt es nahe, eine zeitliche Beschränkung aller Maßnahmen ins Auge zu fassen. Wie aus Tab. 1 hervorgeht, erfüllt aber nur ein globales Eradikationsprogramm diesen Aspekt, denn selbst bei lokaler Eradikation müßte man auf unbeschränkte Dauer die Einschleppung von außen durch besondere Maßnahmen verhindern. Inzwischen hat die Weltgesundheitsorganisation ein globales Eradikationsprogramm sowohl für die Poliomyelitis als auch für die Hepatitis B beschlossen. Bei beiden Programmen erheben sich bezüglich der Erfolgsaussichten Bedenken, auf die aber in diesem Zusammenhang nicht näher eingegangen wird. Bei der Planung eines Eliminations- bzw. eines Kontrollprogrammes muß allen Beteiligten klar sein, daß die Maßnahmen auf unbestimmte Dauer implementiert werden müssen. Wenn also für das Erreichen der Elimination der Masern in den Vereinigten Staaten mittlerweile das Jahr 2000 genannt wird, nachdem 1978 die lokale Eradikation für den 1. Oktober 1982 angestrebt war, muß den Planern klar sein, daß die Erhaltung dieses Zustandes eine unbeschränkte Fortführung der Impfmaßnahmen erforderlich macht. Es erhebt sich die Frage, ob es auf Dauer möglich ist, hohe Summen in ein Programm zur Prävention einer Infektion zu investieren, die nicht mehr als Bedrohung empfunden wird.

Sowohl ein Eradikations- als auch ein Eliminationsprogramm ist auf die Mitwirkung der gesamten Bevölkerung angewiesen. In den U.S.A. besteht indirekt eine Impfpflicht für Masern, da die Aufnahme in Kindergärten und Schulen vom Nachweis einer Immunisierung, entweder durch Impfung oder durch natürliche Infektion, abhängt. In der Praxis zeigt sich, daß solche Nachweise unzuverlässig sein können, sei es, daß eine nicht durchgeführte Impfung bestätigt wird, oder daß eine Infektion falsch diagnostiziert wird. Da nicht jede Impfung zu einem Erfolg führt, reicht in manchen Fällen selbst eine 100%ige Teilnahme der Bevölkerung für eine Elimination bzw. Eradikation nicht aus. Kontrollprogramme sind nicht spektakulär, da sie den stationären Zustand einer reduzierten Infektions- bzw. Erkrankungsinzidenz anstreben. Sie haben dagegen den Vorteil, weniger spekulativ zu sein.

3. Vergleich der Erkrankungswahrscheinlichkeit für Geimpfte und Nichtgeimpfte

3.1 Grundlagen

Bei der Tagung des Deutschen Grünen Kreuzes 1985 wurden die epidemiologischen Auswirkungen von Schutzimpfungen gegen Masern, Mumps und Röteln bezüglich der relativen Erkrankungsinzidenz für Nichtgeimpfte in Abhängigkeit von der Impfquote betrachtet (DIETZ und SCHENZLE, 1985). Im folgenden Beitrag wird der damalige Ansatz dadurch erweitert, daß die Erkrankungswahrscheinlichkeit für die Gesamtbevölkerung dargestellt wird als ein gewogenes Mittel der Erkrankungswahrscheinlichkeiten für Geimpfte und Nichtgeimpfte. Außerdem werden explizit Impfversager und Impfkomplikationen in Rechnung gestellt. Zur Erläuterung des Vorgehens betrachten wir zuerst die Schutzimpfung gegen Tetanus. Wir gehen dabei nicht auf die Altersabhängigkeit der Erkrankungswahrscheinlichkeit und die Probleme der Wiederholungsimpfungen ein. Der Erreger wird nicht von Mensch zu Mensch übertragen, sondern ist in der Umwelt verbreitet und stellt eine mehr oder weniger konstante Infektionsgefahr dar. Deshalb ist die Wahrscheinlichkeit der Infektion für einen Nichtgeimpften unabhängig vom geimpften Anteil der Bevölkerung. Dasselbe trifft für die Infektionswahrscheinlichkeit der Geimpften zu. Diese hängt allein von der Wirksamkeit des Impfstoffes ab. In unseren Berechnungen gehen wir von einer Versagerquote von 5% aus. Abb. 1 zeigt das relative Erkrankungsrisiko

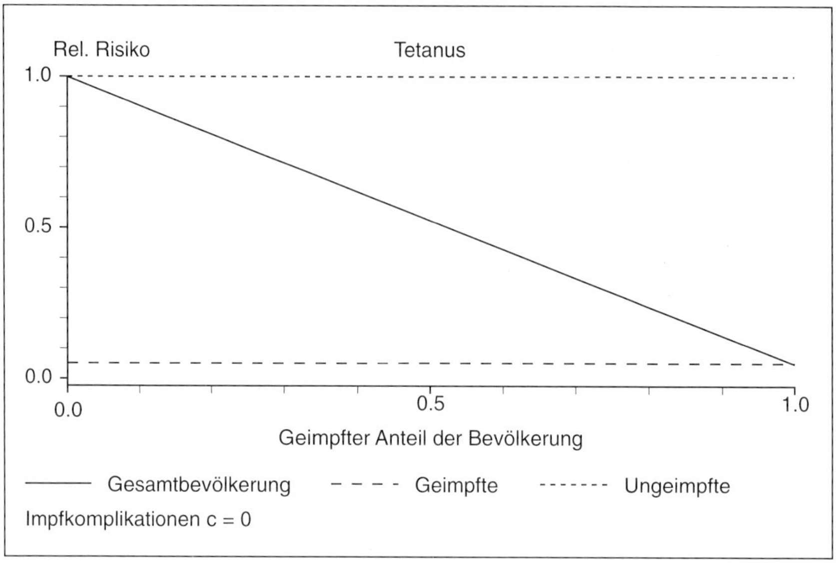

Abb. 1 Relatives Erkrankungsrisiko in Abhängigkeit von der Impfquote.

für die Gesamtbevölkerung (–), für die Geimpften (__ __ __ __) und für die Ungeimpften (. . . .). Das Infektionsrisiko ist sowohl für den Geimpften als auch den Ungeimpften unabhängig vom geimpften Anteil der Bevölkerung. Das relative Erkrankungsrisiko für die gesamte Bevölkerung ist das gewogene Mittel dieser beiden konstanten Risiken, wobei der Gewichtungsfaktor gleich dem geimpften Anteil der Bevölkerung ist. Wegen der Impfversager läßt sich die Infektionswahrscheinlichkeit nicht auf Null reduzieren, selbst wenn alle geimpft werden. Das relative Erkrankungsrisiko nimmt linear mit dem geimpften Anteil der Bevölkerung ab. Hier wird angenommen, daß der Geimpfte keine Nebenwirkungen durch die Impfung erleidet.

Wir betrachten jetzt eine Infektionskrankheit, die von Mensch zu Mensch direkt übertragen wird und der Einfachheit halber nehmen wir altersunabhängige Kontaktraten an. Wieder vergleichen wir das relative Erkrankungsrisiko von Geimpften und Nichtgeimpften sowie das Gesamtrisiko in der Bevölkerung. Hierbei berücksichtigen wir nun eine Komplikationswahrscheinlichkeit bei der Impfung, die in ihrer Höhe sicher nicht realistisch ist, die aber dazu dient, das Prinzip zu verdeutlichen. Für die Graphik in der Abb. 2 wurde eine Komplikationswahrscheinlichkeit von 15% und eine Versagerquote der Impfung von 5% angenommen. Ein Geimpfter hat die Möglichkeit, bei der Impfung eine Erkrankung zu erleiden und der Anteil der Impfversager kann zusätzlich infiziert werden. Hierbei wird angenommen, daß die Impfung so früh erfolgt, daß eine Infektion vor der Impfung vernachlässigt werden kann. Für Nichtgeimpfte besteht nur die Gefahr einer Infektion. Diese nimmt stark mit wachsender Impfquote ab. Damit wird ein indirekter Effekt deutlich, der auf die Übertragbarkeit der Infektion zurückzuführen ist. Die Infektionswahrscheinlichkeit erreicht den Wert Null, *bevor* alle geimpft sind. Der minimale Anteil der Bevölkerung, der geimpft werden muß, um Elimination zu erzielen, ist umgekehrt proportional zur Wirksamkeit der Impfung und nimmt mit der sogenannten Reproduktionszahl R_0 zu. Die Reproduktionszahl R_0 ist der entscheidende Parameter für eine Infektionskrankheit, der ihre Übertragungsfähigkeit in einer Bevölkerung charakterisiert. Er ist definiert als die mittlere Anzahl von Sekundärfällen, die ein Infizierter im Laufe seiner infektiösen Periode in einer völlig suszeptiblen Bevölkerung erzeugen könnte. In einem endemischen Gleichgewicht läßt sich die Reproduktionszahl R_0 entweder aus dem Anteil der Suszeptiblen oder aus der Altersverteilung der Infizierten schätzen. Je jünger die Infizierten im Durchschnitt sind, desto größer ist die Reproduktionszahl und desto höher ist der notwendige Durchimpfungsgrad zur Erreichung der Elimination. In Abb. 2 wird die Elimination bei etwa 88% erreicht. Vergleicht man das relative Erkrankungsrisiko für Geimpfte und Nichtgeimpfte, so schneiden sich die beiden Kurven etwa bei 84,5%, d. h. sobald dieser Anteil der Bevölkerung durchimpft ist, hat der Ungeimpfte ein geringeres relatives Erkrankungsrisiko als der Geimpfte. Es wäre also für noch ungeimpfte Personen rational, auf eine Impfung zu verzichten, sobald der geimpfte Anteil der Bevölkerung den Wert von 84,5% erreicht, d. h. bevor die Elimination erreicht ist. Das relative Erkrankungsrisiko für die Be-

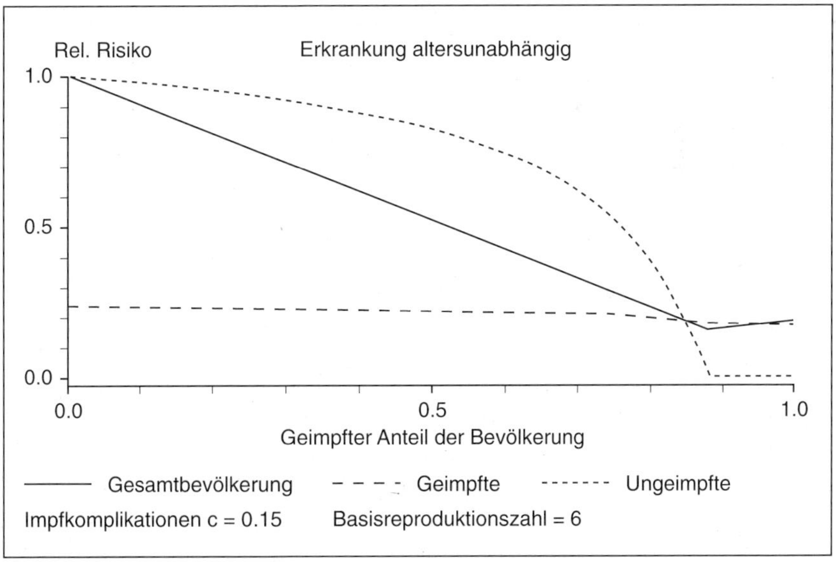

Abb. 2 Relatives Erkrankungsrisiko in Abhängigkeit von der Impfquote.

völkerung hat erst bei 88% sein Minimum. Wenn trotz Elimination der geimpfte Anteil der Bevölkerung erhöht wird, nimmt das relative Erkrankungsrisiko in der Bevölkerung etwas zu. Schon FINE und CLARKSON (1986) haben auf diese Diskrepanz der Kriterien für das Individuum und die Bevölkerung hingewiesen. Der Unterschied zu FINE und CLARKSON besteht in der Beziehung zwischen Erkrankungsinzidenz und geimpftem Anteil der Bevölkerung. FINE und CLARKSON vernachlässigen das Schwellenphänomen, daß also Elimination schon erreicht werden kann, wenn nicht alle geimpft werden.

Man kann aus Abb. 2 ablesen, wie hoch der Anteil von Impfgegnern in der Bevölkerung sein kann, ohne daß die Bevölkerung als Ganzes und die Impfgegner selbst Schaden nehmen. Im gezeigten Beispiel wären 12% Impfgegner unschädlich. Bei Überschreitung dieser Grenze würde sich das relative Erkrankungsrisiko für die Impfgegner deutlich erhöhen, so daß es im Interesse der Impfgegner liegen müßte, nicht zu zahlreich zu werden. Hierbei wird angenommen, daß die Kontakte zwischen Impfwilligen und Impfgegnern in der Bevölkerung gleichmäßig verteilt sind. Es gibt in der Literatur immer wieder Berichte von Epidemien in meist aus religiösen Gründen ungeimpften Teilbevölkerungen, die eben nicht gleichmäßig mit der geimpften Bevölkerung durchmischt leben, sondern zahlreiche Kontakte untereinander haben. In diesem Fall ist eine Elimination nicht möglich, wenn die ungeimpfte Teilbevölkerung absolut gesehen groß genug ist, um eine Infektion auf endemischem Niveau zu halten. Für Masern wird diese kritische Bevölkerungsgröße auf etwa 250000 bis 500000 Individuen geschätzt. Die genauere Bestimmung dieser kritischen Bevölkerungsgröße erfordert noch weitere Untersuchungen, insbesondere mit Hilfe von stochastischen Modellen (siehe SCHENZLE und DIETZ, 1987). Im Anhang wird gezeigt, daß das relative Erkrankungsrisiko für die Bevölkerung genau dann mit wachsender Impfquote abnimmt, wenn die Häufigkeit einer Impfkomplikation geringer ist als das Produkt aus der Wahrscheinlichkeit, bei einer Infektion zu erkranken und der Wirksamkeit der Impfung. Von diesen drei Größen sind vor Einführung eines neuen Impfstoffes nur die Erkrankungswahrscheinlichkeit bei Infektion bekannt. Selbst hier muß jedoch eine Einschränkung gemacht werden. Vor Einführung eines Impfprogrammes treten naturgemäß Infektionen im höheren Alter selten auf, so daß die Erkrankungswahrscheinlichkeit in diesen Altersgruppen nur sehr ungenau geschätzt werden kann. Die Komplikationswahrscheinlichkeit bei Impfung ist im allgemeinen so gering, daß man sie *vor* Zulassung eines Impfstoffes nicht abschätzen kann. Hier spielt die epidemiologische Erfassung von möglichen Impfschäden *nach* Zulassung eine große Rolle. Für die Schätzung der Wirksamkeit eines Impfstoffes wurden in letzter Zeit Studienpläne vorgeschlagen, die sich an Fall-Kontroll-Studien anlehnen und geringere Stichprobenumfänge erfordern als die klassischen prospektiven Studien, wie sie etwa für die Wirksamkeitsschätzung des

Salk-Polioimpfstoffes eingesetzt wurden: Im randomisierten Teil der Studie wurden 200 745 Geimpfte mit 201 229 Nichtgeimpften bezüglich der Inzidenz paralytischer Polio verglichen (BROWNLEE, 1955). Für weitere Details siehe SMITH et al. (1984).

3.2 Abhängigkeit der Erkrankungswahrscheinlichkeit vom Infektionsalter

Auf der Tagung des Deutschen Grünen Kreuzes 1985 wurde das Problem der altersabhängigen Erkrankungswahrscheinlichkeiten betrachtet (DIETZ und SCHENZLE, 1985). Aktuellere Beiträge dazu finden sich im kürzlich erschienenen Buch von ANDERSON und MAY (1991). Im folgenden wollen wir auch für altersabhängige Erkrankungswahrscheinlichkeiten das relative Erkrankungsri-

Krankheit (Komplikation)	Abb.	Erkrankungswahrscheinlichkeit bei Infektion (Funktionstyp)	Parameterwahl
Mumps (Orchitis)	3a	$m(a) = \int_0^a \frac{c_1^{c_2} \alpha^{c_2-1} e^{-c_1 \alpha}}{\Gamma(c_2)} d\alpha$	$c_1 = 14$ $c_2 = 196$
Mumps (Enzephalitis)	3d	$m(a) = c_3 \int_0^a \frac{c_1^{c_2} \alpha^{c_2-1} e^{-c_1 \alpha}}{\Gamma(c_2)} d\alpha$	$c_1 = 0{,}33$ $c_2 = 5$ $c_3 = 1{,}33$
Poliomyelitis (Lähmungen)	4a	$m(a) = \begin{cases} c_1 + c_2 a & \text{für } a \leq 17{,}5 \\ c_3 + c_4 a & \text{für } 17{,}5 \leq a \leq 50 \\ 0 & \text{für } 50 \leq a \end{cases}$	$c_1 = 0{,}5 \cdot 10^{-3}$ $c_2 = 0{,}297 \cdot 10^{-3}$ $c_3 = 5{,}7 \cdot 10^{-3}$ $c_4 = 0{,}175 \cdot 10^{-3}$
Röteln (Embryopathie)	5a	$m(a) = \frac{c_1^{c_2} \alpha^{c_2-1} e^{-c_1 \alpha}}{\Gamma(c_2)}$	$c_1 = 1{,}870$ $c_2 = 50{,}485$
Masern (Letalität)	6a	$m(a) = \int_0^a \frac{c_1^{c_2} \alpha^{c_2-1} e^{-c_1 \alpha}}{\Gamma(c_2)} d\alpha + c_3 e^{-c_4 a}$	$c_1 = 0{,}0611$ $c_2 = 3{,}3611$ $c_3 = 0{,}5$ $c_4 = 0{,}17$
Masern (Enzephalitis)	6d	$m(a) = c_1 + c_2 a$	$c_1 = 4{,}75 \odot 10^{-4}$ $c_2 = 0{,}225 \odot 10^{-4}$

Tab. A1 Funktionen und Parameterwerte für die Erkrankungswahrscheinlichkeit siko als Funktion des geimpften Anteils der Bevölkerung als gewogenes Mittel der relativen Risiken für Geimpfte und Nichtgeimpfte darstellen. Wir beschränken uns dabei auf Mumps, Polio, Röteln und Masern.

3.2.1 Mumps

Abb. 3a zeigt die Erkrankungswahrscheinlichkeit an Orchitis als Funktion des Alters bei einer Mumpsinfektion. Die Ordinatenwerte sind hier irrelevant, da wir uns nur auf das relative Risiko beschränken, so daß sich ein Skalierungsfaktor wegkürzen würde. Abb. 3b enthält die relativen Erkrankungsrisiken in Abhängigkeit von der Impfquote bei Geburt, wobei die Anwesenheit mütterlicher Antikörper vernachlässigt wurde. Für die Wirksamkeit der Impfung wird ein Wert von 95% angenommen. Die Wahrscheinlichkeit einer Impfkomplikation ist hier Null gesetzt. Unter den vorliegenden Annahmen beginnt die kumulative Erkrankungsinzidenz der Bevölkerung erst bei einer Impfquote von 40% unter das Ausgangsniveau zu sinken, nachdem sie sich im Zwischenbereich leicht erhöht. Das relative Erkrankungsrisiko der Geimpften für geringe bis mittlere Impfquoten beträgt etwa 0,05 bis 0,10. Überraschend ist der Verlauf des relativen Erkrankungsrisikos für die Nichtgeimpften. Ein Nichtgeimpfter hat ein etwa 20faches Erkrankungsrisiko verglichen mit einem Geimpften. Bis zu einer Durchimpfung von etwa 75% steigt das relative Erkrankungsrisiko der Nichtgeimpften etwa linear bis fast auf den doppelten Wert an. Erst jenseits dieser Impfquote macht sich der positive indirekte Effekt einer Impfung bemerkbar,

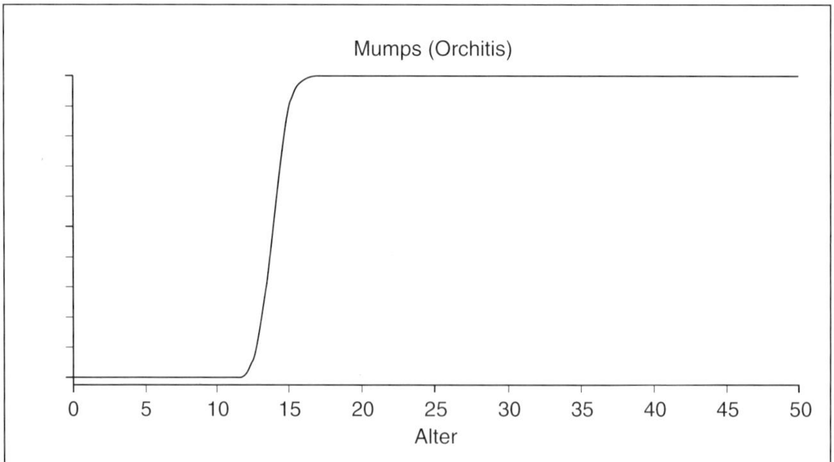

Abb. 3a Erkrankungsrisiko in Abhängigkeit vom Infektions-Alter. Parameter der Funktion: siehe Tab. A1.

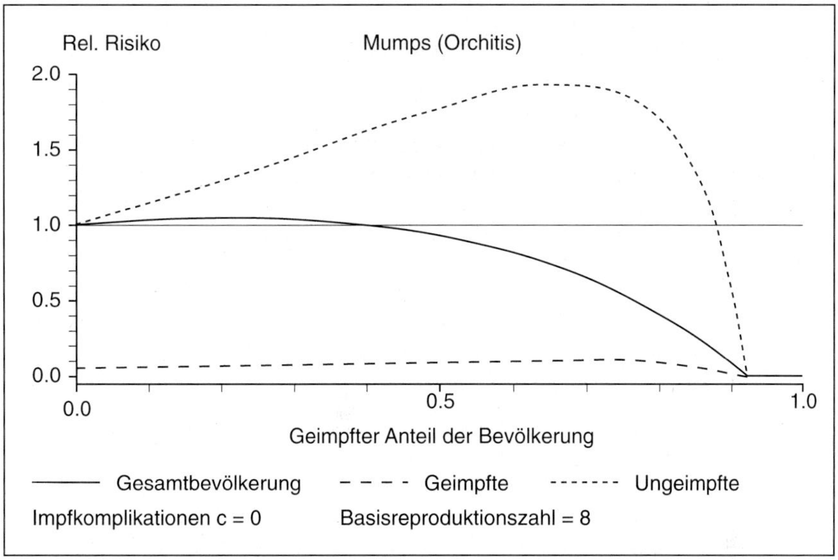

Abb. 3b Relatives Erkrankungsrisiko in Abhängigkeit von der Impfquote.

insbesondere wenn bei etwa 92% Impfquote der Zustand der Elimination erreicht wird. Da das Impfprogramm das relative Erkrankungsrisiko für Nichtgeimpfte erhöht, bleibt deren Eltern als einzige rationale Entscheidung, ihre Kinder ebenfalls impfen zu lassen oder zu hoffen, daß die Impfquote so hoch wird, daß Elimination erreicht werden kann. In Abb. 3c wird das relative Erkrankungsrisiko aufgetragen als Funktion des Impfalters für gegebene Impfquoten zwischen 0 und 100% im Abstand von 10%. Für Impfquoten bis etwa 80% ist das relative Erkrankungsrisiko am geringsten, wenn erst im Alter von etwa 13 Jahren geimpft wird. Wenn größere Impfquoten erreicht werden können, so daß man in die Nähe der Elimination kommt, so ist es günstiger, möglichst früh zu impfen.

In Abb. 3d betrachten wir die Enzephalitis und Meningitis als Komplikationen einer Mumpserkrankung. Eine Gammaverteilung wurde versuchsweise an Daten aus einer Arbeit von ANDERSON et al. (1987) angepaßt. Abb. 3e zeigt die zugehörigen relativen Erkrankungsrisiken für Geimpfte und Ungeimpfte sowie für die Gesamtbevölkerung. Dabei wird wieder eine Impfung bei Geburt mit einer Effizienz von 95% zugrunde gelegt und es wird angenommen, daß keine wesentlichen Impfkomplikationen auftreten. Mit steigender Impfquote der Bevölkerung wächst wieder der Anteil der Nichtgeimpften, welcher erst in einem späteren und somit gefährlicheren Alter infiziert wird, so daß das relative Risiko der Ungeimpften für Impfquoten bis 70% zunächst ansteigt. Da bezüglich Enzephalitis auch schon kleinere Kinder unter Risiko sind, ist dieser Anstieg je-

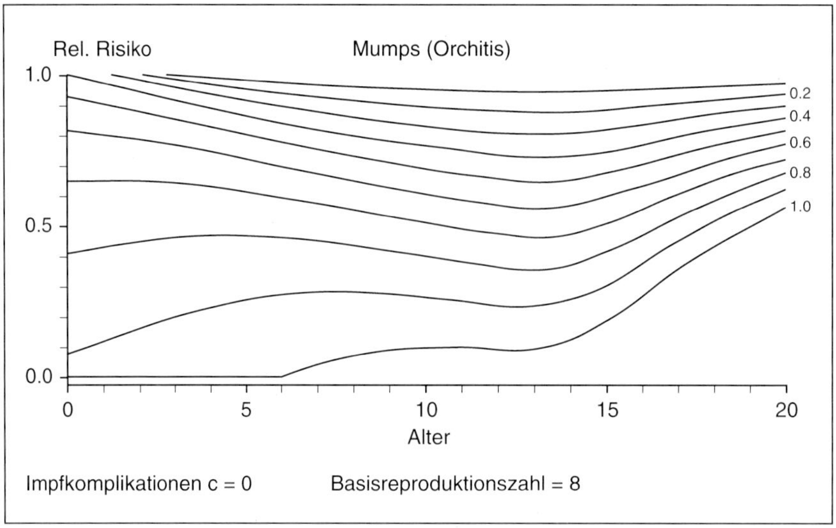

Abb. 3c Relatives Erkrankungsrisiko der Gesamtbevölkerung in Abhängigkeit vom Impfalter für gegebene Impfquoten.

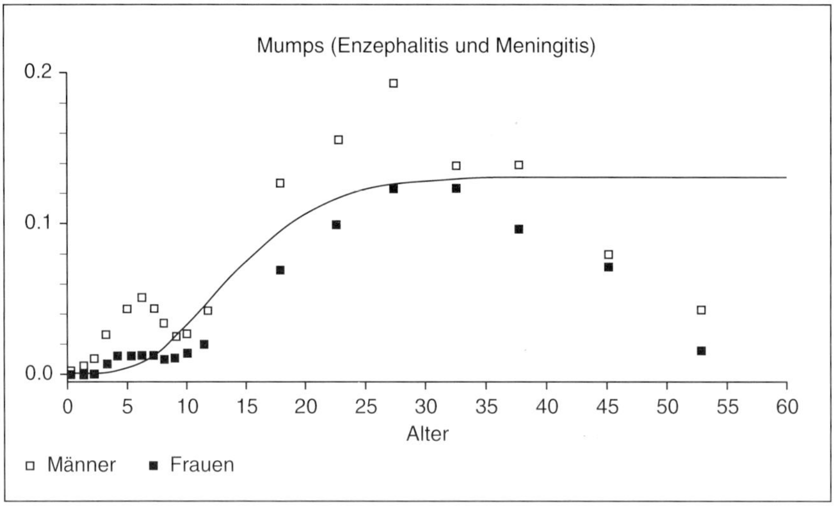

Abb. 3d Erkrankungsrisiko in Abhängigkeit vom Infektions-Alter. Parameter der Funktion: siehe Tab. A1. Daten nach ANDERSON et al. (1987)

doch nicht so gravierend, wie bei der Orchitis (vgl. Abb. 3b). Das relative Risiko der Gesamtbevölkerung steigt zwar für kleine Impfquoten in diesem Fall nicht an, bleibt aber bis zu einer Durchimpfung von etwa 30% auf dem Ausgangsniveau und fällt erst für größere Impfquoten merklich ab. In Abb. 3f wird wieder

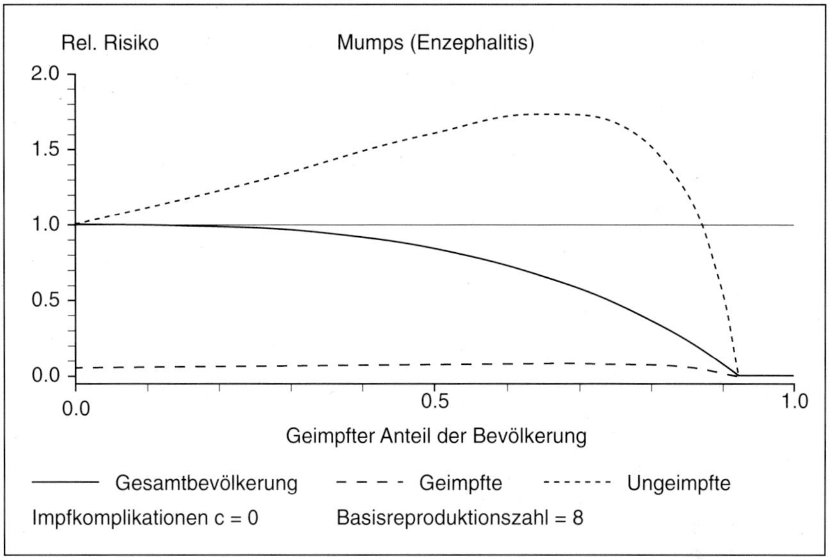

Abb. 3e Relatives Erkrankungsrisiko in Abhängigkeit von der Impfquote.

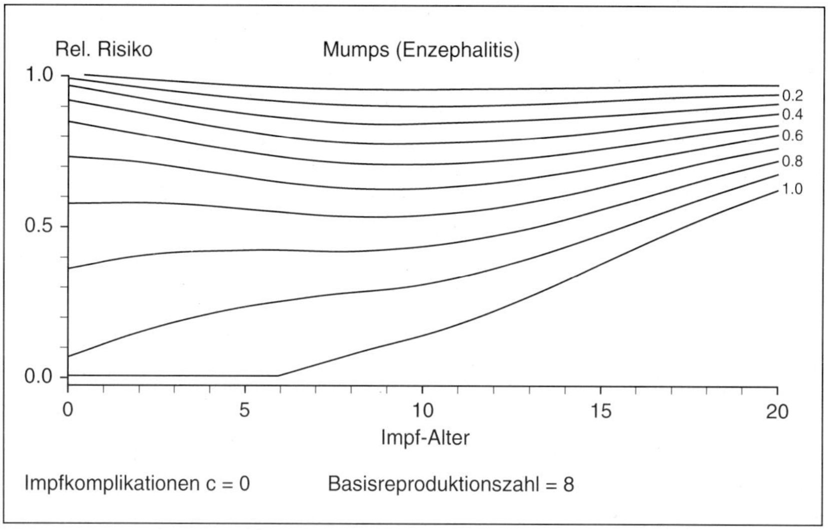

Abb. 3f Relatives Erkrankungsrisiko der Gesamtbevölkerung in Abhängigkeit vom Impfalter für gegebene Impfquoten.

das relative Erkrankungsrisiko als Funktion des Impfalters für gegebene Impfquoten aufgetragen. Auch bezüglich der Enzephalitis ist die frühkindliche Impfung nur dann einer späteren Impfung überlegen, wenn Impfquoten von 80%

und mehr erreicht werden können. Für geringe Impfquoten liegt das optimale Impfalter zwischen 8 und 10 Jahren, also einige Jahre früher als das Optimum zur Verhinderung von Orchitiskomplikationen (vgl. Abb. 3c). Dieser Unterschied spiegelt die Tatsache wider, daß bereits kleine Kinder ein Enzephalitisrisiko haben, während das Orchitisrisiko erst in der Pubertät einsetzt. Je nachdem, ob die Präferenz auf der Vermeidung von Orchitis- oder Enzephalitis-/Meningitisfällen liegt, ergeben sich für niedrige und mittlere Impfquoten unterschiedliche optimale Strategien.

3.2.2 Polio

Abb. 4a zeigt die Wahrscheinlichkeit der paralytischen Poliomyelitis als Funktion des Infektionsalters. Der Einfachheit halber wurde diese empirische Funktion durch zwei Geradenzüge mit einer positiven bzw. einer negativen Steigung angepaßt. Die Daten stammen von ROSEN und THOORIS (1953) und HORSTMANN (1955). In Abb. 4b und Abb. 4c sind wieder die relativen Erkrankungsrisiken dargestellt. Obwohl die Erkrankungswahrscheinlichkeit in den ersten zwanzig Lebensjahren mit dem Infektionsalter zunimmt, fällt das relative Erkrankungsrisiko für die Bevölkerung selbst für geringe Impfquoten kontinuierlich ab. In einem Land mit schlechten hygienischen Verhältnissen und einer vorwiegend jungen Bevölkerung wird die Übertragung von Polioviren begünstigt, so daß ohne Impfungen das durchschnittliche Infektionsalter in der frühen Kindheit liegt. Geringe Impfquoten verschieben das Infektionsalter zunächst in Richtung auf die am stärksten gefährdete Altersgruppe, was sich in

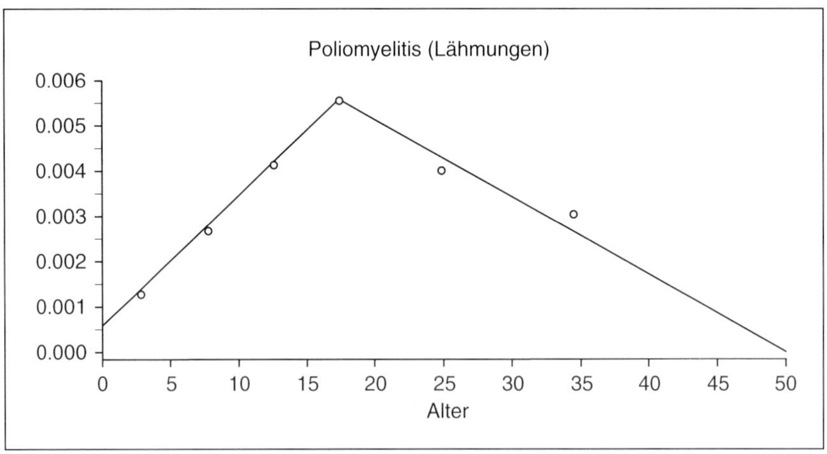

Abb. 4a Erkrankungsrisiko in Abhängigkeit vom Infektions-Alter. Parameter der Funktion: siehe Tab. A1. Daten aus: ROSEN & THOORIS (1953) und HORSTMANN (1955)

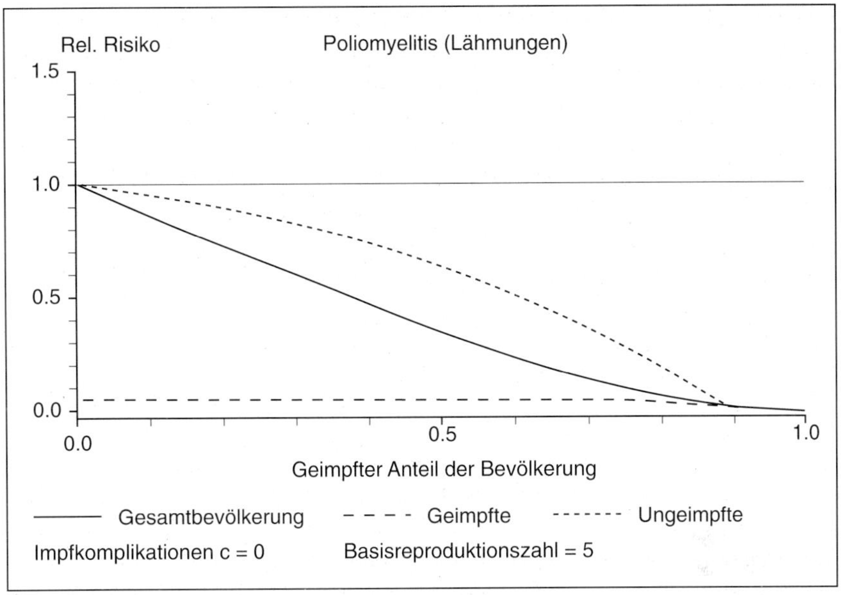

Abb. 4b Relatives Erkrankungsrisiko in Abhängigkeit von der Impfquote in einem Industrieland (Lebenserwartung = 75 Jahre).

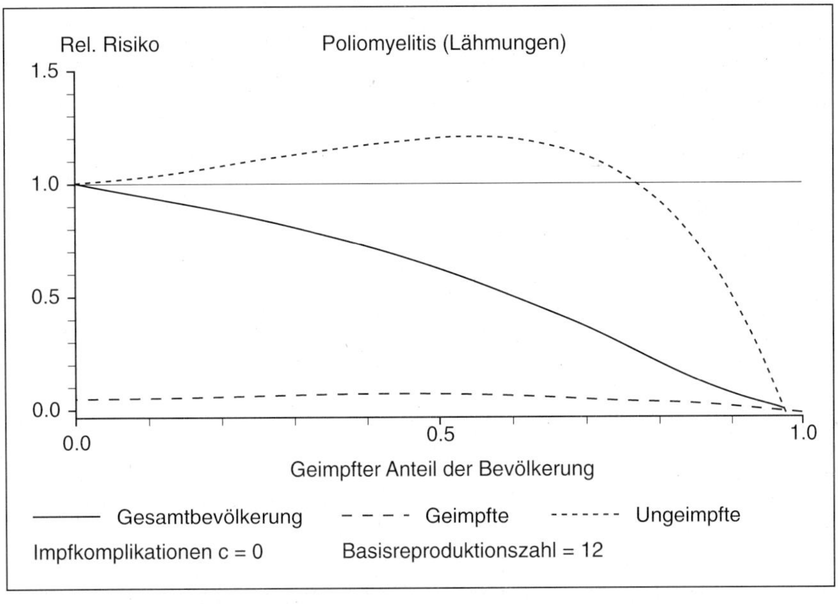

Abb. 4c Relatives Erkrankungsrisiko in Abhängigkeit von der Impfquote in einem Entwicklungsland (Lebenserwartung = 40 Jahre).

einem Anstieg des Risikos der Nichtgeimpften zeigt (Abb. 4c). Herrschen dagegen gute hygienische Bedingungen vor, so ist das durchschnittliche Infektionsalter ohne Impfung wesentlich höher und eine weitere Erhöhung des Infektionsalters durch Impfungen bewirkt, daß viele erst in einem Alter infiziert werden, in dem ihr Risiko sein Maximum bereits überschritten hat (Abb. 4b). In diesem Fall fällt das relative Erkrankungsrisiko der Gesamtbevölkerung bei Impfung schneller ab, als es bei einer altersunabhängigen Erkrankung der Fall ist (vgl. Abb. 2). Diese Berechnungen beziehen sich auf einen Totimpfstoff ohne Impfkomplikationen und es wird davon ausgegangen, daß eine erfolgreiche Impfung einen vollen Schutz vor Infektion und Erkrankung gewährt.

3.2.3 Röteln

Abb. 5a zeigt eine Approximation der altersabhängigen Wahrscheinlichkeit für eine Rötelnembryopathie durch die Dichte einer Gammaverteilung, wie sie für die folgenden Berechnungen verwendet wurde. Wie schon in der Einleitung bemerkt, gibt es bezüglich der Impfung gegen Röteln eine Vielfalt von verschiedenen Strategien. Die unselektive Impfung von Kleinkindern führt zu einem relativen Erkrankungsrisiko als Funktion der Impfquote, wie sie Abb. 5b zeigt. Erst ab einer Impfquote von etwa 30% nimmt das relative Erkrankungsrisiko für die Bevölkerung ab. Das relative Erkrankungsrisiko für die Ungeimpften erhöht sich maximal um 40%. Im Vergleich dazu zeigt Abb. 5c die relativen Erkrankungsrisiken für die selektive Impfung der 12jährigen Mädchen. Auch hier wird

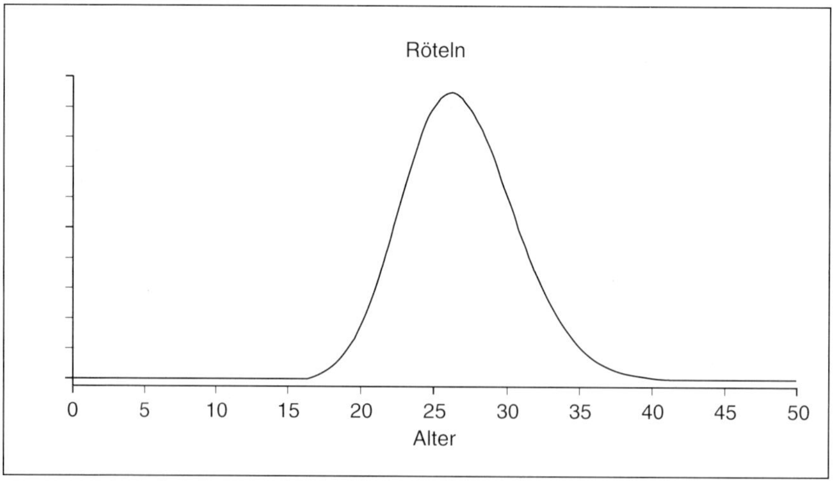

Abb. 5a Erkrankungsrisiko in Abhängigkeit vom Infektions-Alter. Parameter der Funktion: siehe Tab. A1.

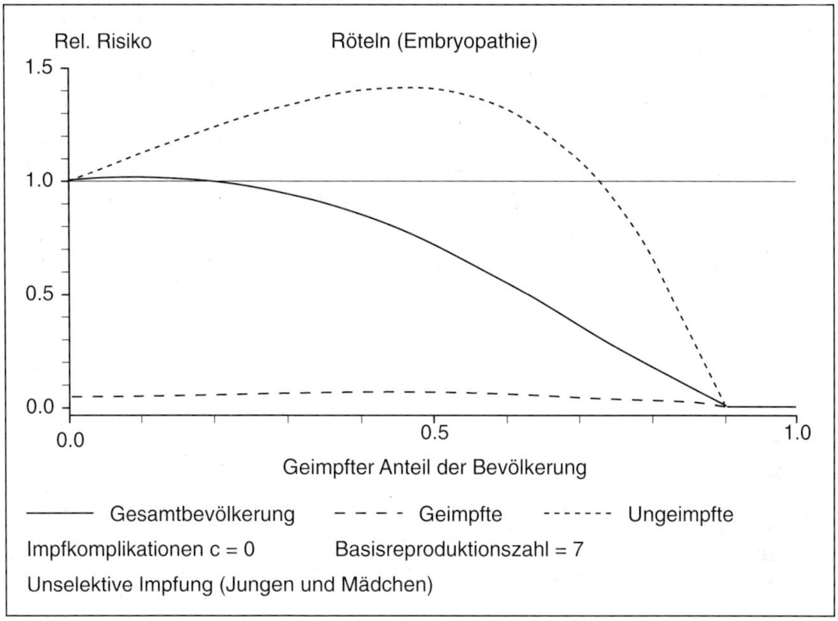

Abb. 5b Relatives Erkrankungsrisiko in Abhängigkeit von der Impfquote.

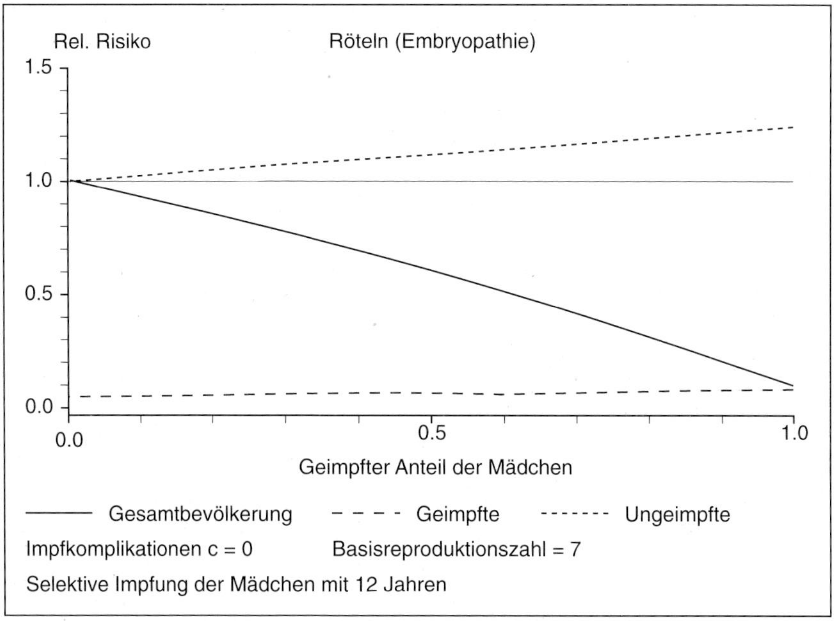

Abb. 5c Relatives Erkrankungsrisiko in Abhängigkeit von der Impfquote.

mit wachsender Impfquote das relative Erkrankungsrisiko der Ungeimpften leicht erhöht. Vergleicht man das selektive mit dem unselektiven Programm bezüglich des relativen Erkrankungsrisikos für die Bevölkerung bzw. für die Ungeimpften, stellt man fest, daß für Impfquoten unter etwa 70% das selektive Programm dem unselektiven Programm überlegen ist. Dieses Ergebnis ist relativ robust und wurde unter ähnlichen Annahmen auch von anderen Autoren bestätigt (siehe u. a. ANDERSON und MAY, 1991). Hierbei wird natürlich nicht berücksichtigt, daß die Zahl der notwendigen Impfungen bei dem selektiven Impfprogramm deutlich geringer ist als beim unselektiven Programm. Bezieht man sich auf die Zahl der Impfungen, ist das selektive Impfprogramm dem unselektiven eindeutig überlegen.

3.2.4 Masern

Zum Abschluß dieser Beispiele betrachten wir die Impfung gegen Masern. Hier werden zwei Infektionskomplikationen berücksichtigt. Einmal die Mortalität, zum anderen die Enzephalitis. Enzephalitis gilt bisher als die wichtigste der Masernkomplikationen. Daten aus den Vereinigten Staaten zeigen jedoch, daß dort die Anzahl der Maserntoten die der Masernenzephalitis-Fälle übersteigt (CDC 1981a, b, CDC 1990a, b). Abb. 6a zeigt die Wahrscheinlichkeit, an Masern zu sterben, als Funktion des Infektionsalters. Die angepaßte Kurve beruht auf

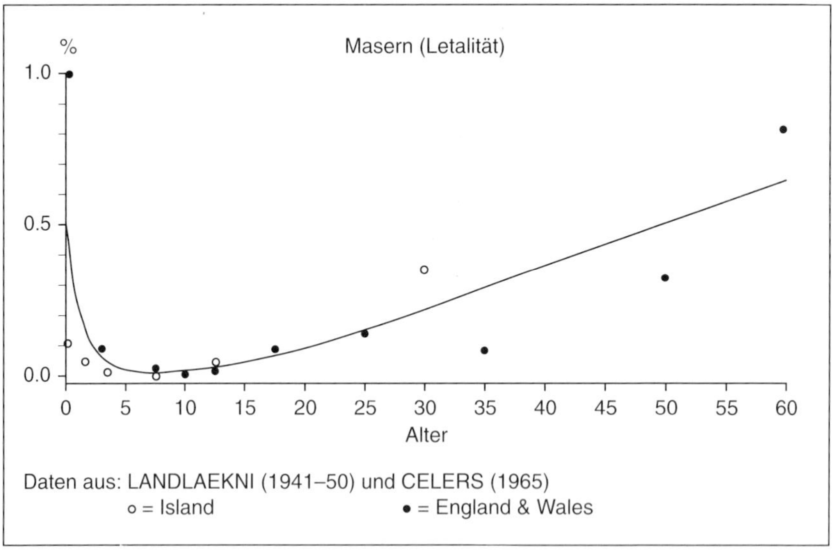

Abb. 6a Letalität (%) in Abhängigkeit vom Infektions-Alter. Parameter der Funktion: siehe Tab. A1.

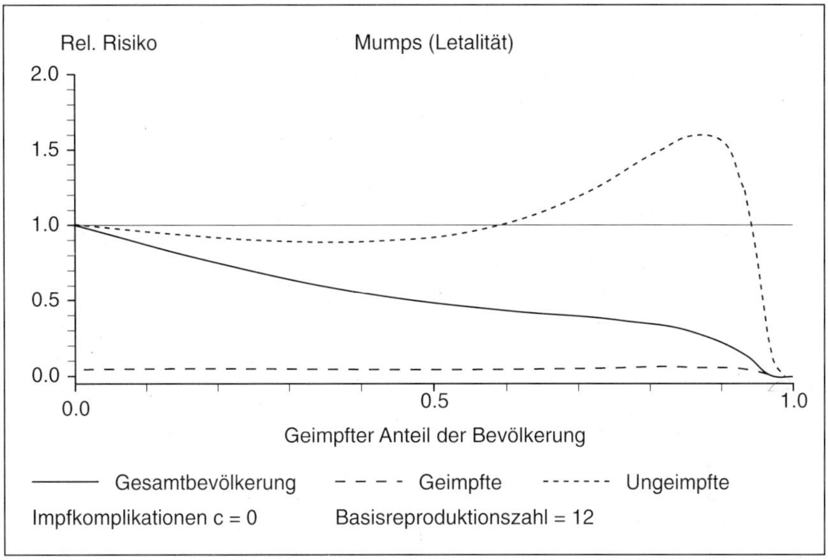

Abb. 6b Relatives Sterberisiko in Abhängigkeit von der Impfquote.

Daten aus Island sowie England und Wales. Die Masernletalität ist demnach hoch im Säuglingsalter und im Erwachsenenalter. Die Kurve hat ein Minimum in den Altersgruppen, in denen die Masern in Industrieländern auftraten, bevor Impfprogramme initiiert wurden. Abb. 6b zeigt das relative Sterberisiko für Geimpfte, Ungeimpfte und die Gesamtbevölkerung in Abhängigkeit von der Impfquote. Für die Gesamtbevölkerung nimmt das relative Sterberisiko monoton mit wachsender Impfquote ab. Das relative Sterberisiko für die Geimpften ist nahezu unabhängig von der Impfquote, bis die für die Elimination notwendige Durchimpfung von etwa 96,5% erreicht wird. Überraschend verläuft die Kurve des relativen Sterberisikos für die Ungeimpften: Bis zu einer Impfquote von etwa 35% nimmt auch das relative Sterberisiko der Ungeimpften ab, wenn auch nur schwach. Da durch die unvollständige Durchimpfung für die Nichtgeimpften das Infektionsalter erhöht wird, werden hiermit vor allem die Todesfälle im Säuglings- und Kleinkindalter vermieden, ohne daß die Todesfälle im Erwachsenenalter deutlich zunehmen. Für höhere Impfquoten macht sich jedoch dann auch dieser Effekt bemerkbar und bei Impfquoten zwischen 60 und 95% ist das relative Sterberisiko für die Ungeimpften höher als der Ausgangswert ohne Impfung.

Abb. 6c zeigt in logarithmischem Maßstab die altersspezifische Wahrscheinlichkeit bei Masern an Enzephalitis zu erkranken und die zugehörigen 95%-Konfidenzintervalle. Die Daten stammen von MILLER (1964) und von den CDC

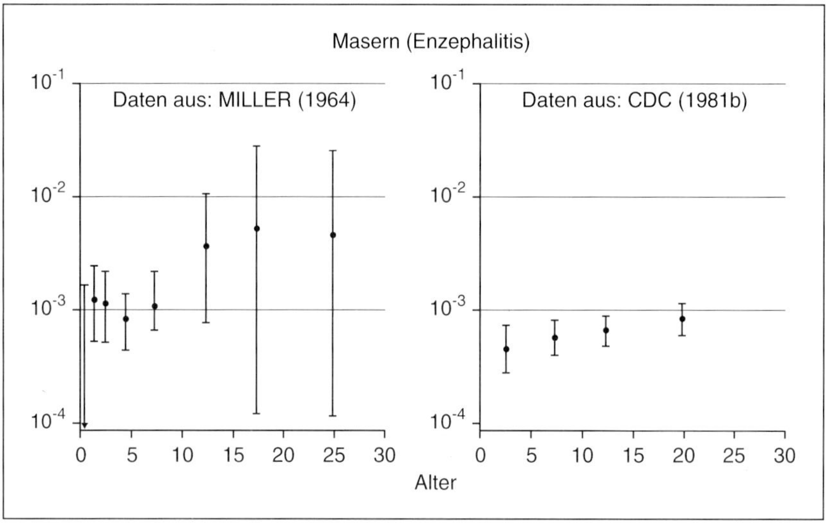

Abb. 6c Erkrankungsrisiko in Abhängigkeit vom Infektions-Alter.

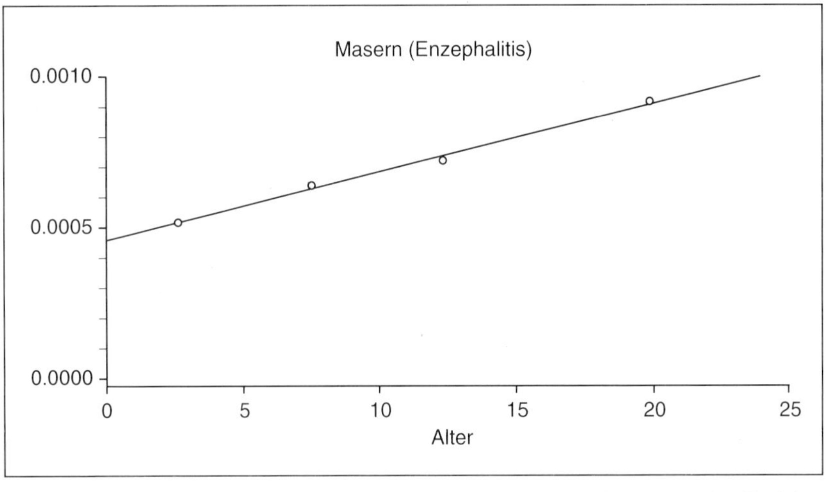

Abb. 6d Erkrankungsrisiko in Abhängigkeit vom Infektions-Alter. Parameter der Funktion: siehe Tab. A1. Daten aus: CDC (1981b)

(1981b). Besonders in der Zeit vor den Impfungen fanden die meisten Infektionen in der Kindheit statt. Die großen Konfidenzintervalle bei Jugendlichen und Erwachsenen zeigen die Unsicherheit der Schätzwerte bei einer Studie, die sich auf immerhin 53000 Masernfälle bezieht. Während die Daten von MILLER eher eine exponentiell ansteigende Wahrscheinlichkeit vermuten lassen, können die CDC-Daten gut durch eine Gerade beschrieben werden (Abb. 6d). Die weiteren Berechnungen wurden mit dieser linear ansteigenden Erkrankungswahrscheinlichkeit durchgeführt, da sich die CDC-Schätzwerte auf mehr Fälle beziehen (139000 Masernerkrankungen) und in den höheren Altersgruppen vertrauenswürdiger sind. Abb. 6e und f zeigen die relativen Erkrankungsrisiken. In Abb. 6e werden Impfkomplikationen vernachlässigt und in Abb. 6f wird angenommen, daß vergleichbare Komplikationen bei Geimpften etwa 10 mal seltener auftreten als in einer Gesellschaft ohne Impfung zu erwarten wäre. Obwohl die Wahrscheinlichkeit einer Masern-Enzephalitis mit dem Alter anwächst, fällt das relative Risiko der Gesamtbevölkerung auch schon für kleine Impfquoten linear ab. Das relative Risiko der Nichtgeimpften wächst dagegen beständig an und erreicht erst bei einer Impfquote von etwa 90% wieder seinen Ausgangswert. Hätte man statt des linearen Anstieges (Abb. 6d) einen exponentiellen Anstieg gewählt (vgl. Abb. 3d), wie ihn die Miller-Daten nahelegen, so würde sich sowohl für die Ungeimpften als auch für die Gesellschaft die Bilanz wesentlich zum Schlechteren hin verschieben. An dieser Stelle soll ausdrücklich auf die Notwendigkeit der Erfassung relevanter Daten hingewiesen werden. Ohne genaue Kenntnis der epidemiologischen Fakten muß jeder Versuch der Modellierung oder Evaluierung einer Impfstrategie spekulativ bleiben und jede Implementierung einer Strategie wird zu einem Experiment mit unbekanntem Ausgang.

4. Diskussion

Die obigen Beispiele haben gezeigt, daß es sowohl für die zuständigen Institutionen als auch für den Einzelnen schwierig ist, eine rationale Entscheidung zu treffen, da das optimale Vorgehen vom jeweiligen Verhalten der Bevölkerung abhängt. Diese Entscheidungsschwierigkeiten werden dokumentiert durch die Vielfalt der Impfempfehlungen in verschiedenen Ländern oder durch geänderte Impfempfehlungen im Laufe der Zeit im selben Land. Eine weitere Verunsicherung der Bevölkerung entsteht durch die in der Presse stark hervorgehobenen Einzelfälle von Impfkomplikationen und die Aktivitäten von Impfgegnern. Kürzlich haben ANDERSON und MAY (1990) zu diesen Fragen wie folgt Stellung genommen:

»We believe the answer to these dilemmas, where individual and group interests ineluctably conflict, are programmes of compulsory immunization, backed by an analytical understanding of the effects of herd immunity and by publicly funded compensation for side-effects.«

Ohne Zweifel sollten Komplikationen bei öffentlich empfohlenen Impfungen angemessen entschädigt werden. Gerade um die z. T. unsachlichen Kampagnen der Impfgegner zu entkräften, sollten die dafür zuständigen Behörden ein

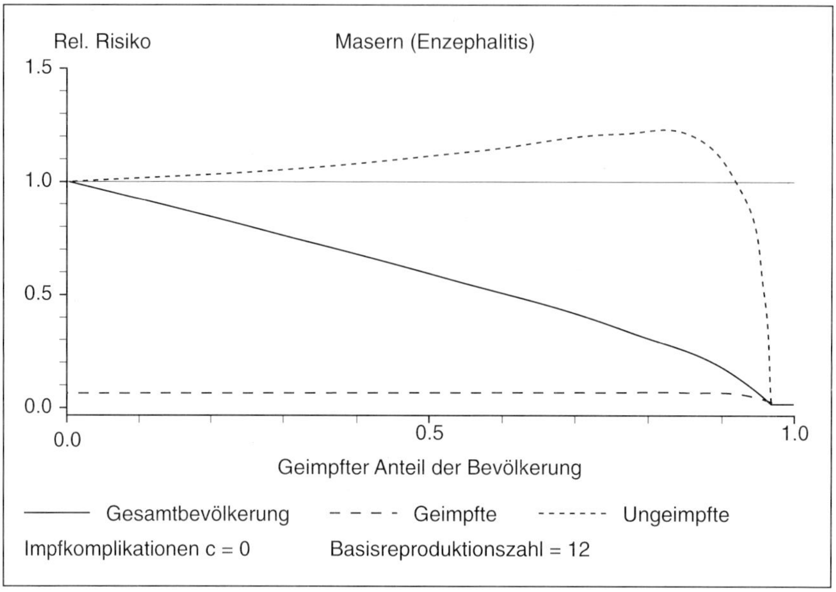

Abb. 6e Relatives Erkrankungsrisiko in Abhängigkeit von der Impfquote.

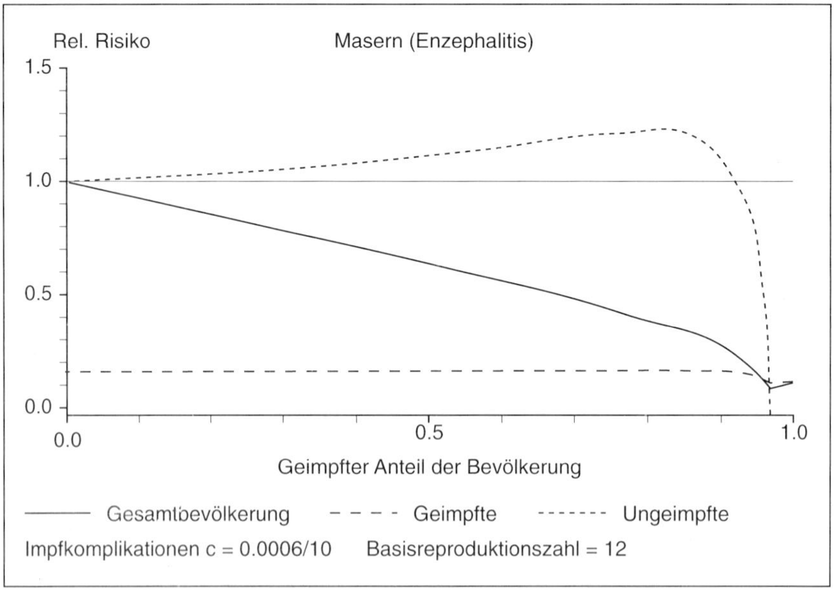

Abb. 6f Relatives Erkrankungsrisiko in Abhängigkeit von der Impfquote.

zentrales Erfassungsinstrument für Impfschäden einrichten, wie es neuerdings in den U.S.A. geschehen ist (CDC, 1990c). Selbstverständlich sollten nicht nur die Impfschäden zentral erfaßt werden, sondern auch die dazugehörigen Impfungen, so daß aussagekräftige Komplikationswahrscheinlichkeiten berechnet werden können. Die Diskussion könnte dann wesentlich versachlicht werden, wenn sie auf Daten gegründet wäre.

Mathematische Modelle sind für die Evaluation von Impfprogrammen ohne Zweifel notwendig, aber nicht hinreichend. ANDERSON und MAY haben sehr viel zur Propagierung des analytischen Verstehens von Impfprogrammen beigetragen, sie scheinen jedoch sowohl den Entwicklungsstand der Theorie als auch die Verfügbarkeit der notwendigen Daten zur Prüfung der Modelle zu überschätzen. Auf beiden Gebieten sehen wir noch erheblichen Nachholbedarf. Daß die Modelle in vieler Hinsicht eine Vereinfachung der Realität darstellen, ist offensichtlich. Hier können moderne computergestützte Simulationsverfahren Abhilfe schaffen. Ganz besonders wichtig ist aber die Erfassung der relevanten Daten. Im Zusammenhang mit der Masernimpfung hat dies auch die Ständige Impfkommission des Bundesgesundheitsamtes auf ihrer 26. und 27. Sitzung (Bundesgesundheitsamt, 1991) festgestellt. Wie soll man eine Impfstrategie evaluieren können, wenn noch nicht einmal in systematischer Weise die Infektions- und die Erkrankungsinzidenz erfaßt wird? Dies bräuchte keine vollständige Erfassung durch eine Meldepflicht sein. Man könnte auch an eine Stichprobenerfassung durch ein Sentinelsystem von Arztpraxen denken, wie es etwa in Frankreich erfolgreich implementiert ist.

Die Einstellung zu Pflichtimpfungen in westlichen Demokratien ist unterschiedlich: In den U.S.A. und in Frankreich werden sie durchgeführt, in Großbritannien und in der Bundesrepublik erscheinen sie (nach Abschaffung der Pockenimpfung) nicht durchsetzungsfähig. Solche Randbedingungen müssen bei der Auswahl der Impfempfehlungen berücksichtigt werden. Mit einer Pflichtimpfung gerät ein Eliminationsprogramm in den Bereich der möglichen Ziele, ohne Pflichtimpfung muß man sich auf ein Kontrollprogramm beschränken, das versucht, die Erkrankungsinzidenz auf das unter den Nebenbedingungen geringst mögliche Niveau zu senken.

Zusammenfassung

Das erfolgreichste Impfprogramm war die globale Ausrottung der Pocken im Jahre 1977. Ein Eradikationsprogramm ist deutlich von einem Eliminationsprogramm zu unterscheiden, wie etwa das der Masern in den U.S.A. Eine Eradikation beinhaltet eine *zeitlich beschränkte* Aktion, die zur völligen Ausrottung des

Erregers führt, so daß nach Beendigung des Programmes für immer auf eine Impfung verzichtet werden kann. Ein Eliminationsprogramm ist grundsätzlich zeitlich unbeschränkt angelegt, da es nicht nur die Übertragung der Infektion innerhalb der Bevölkerung verhindern möchte, sondern auch die weitere Ausbreitung von importierten Fällen. In den U.S.A. stützt sich dieses Programm auf eine fast vollständige Durchimpfung gegen Masern, bei der nur wenige Ausnahmen aus medizinischen bzw. religiösen Gründen zugelassen werden. Trotzdem wurden 1990 mehr als 26000 Fälle gemeldet, eine deutliche aber nicht unerwartete Erhöhung seit 1983. Aus theoretischen Überlegungen erhebt sich die Frage, ob eine Elimination bei freiwilligen Impfprogrammen überhaupt möglich ist, da im Falle von Impfkomplikationen bei hinreichender Durchimpfung der Bevölkerung der Nichtgeimpfte ein geringeres Erkrankungsrisiko als der Geimpfte hat. Bei vielen Infektionskrankheiten nimmt die Erkrankungswahrscheinlichkeit für einen Infizierten mit dem Alter zu. Dies hat zur Folge, daß bei unvollständiger Durchimpfung der Kleinkinder das Erkrankungsrisiko für Nichtgeimpfte durch das Impfprogramm erhöht werden kann, da eine Erniedrigung des Infektionsrisikos eine Erhöhung des Infektionsalters bewirkt. Mit Hilfe von Modellrechnungen wird gezeigt, daß dieses Phänomen z. B. für die Rötelnembryopathie unter bestimmten Bedingungen zu erwarten ist. Impfprogramme würden an Glaubwürdigkeit gewinnen, wenn sie auf unrealistische Zielsetzung, wie Elimination oder gar globale Eradikation, verzichten und stattdessen ein realistisches Kontrollprogramm formulieren würden. Dazu bedarf es der routinemäßigen Erhebung und Auswertung von epidemiologisch relevanten Daten, die alle Aspekte eines Impfprogrammes erfassen: altersspezifische Infektions- und Erkrankungsinzidenzen, altersspezifische Impfraten, altersspezifische Seroprävalenzen und nicht zuletzt auch die Häufigkeit von Impfkomplikationen.

Literatur

ANDERSON, R. M., R. M. MAY: Modern vaccines. Immunization and herd immunity. Lancet 335, 641–645 (1990).

ANDERSON, R. M., R. M. MAY: Infectious Diseases of Humans: Dynamics and Control. Oxford, New York: Tokyo, Oxford University Press (1991).

ANDERSON, R. M., J. A. CROMBIE, B. T. GRENFELL: The epidemiology of mumps in the UK: a preliminary study of virus transmission, herd immunity and the potential impact of immunization. Epidem. Inf. 99, 65–84 (1987).

BROWNLEE, K. A.: Statistics of the 1954 polio vaccine trials. JASA 50, 1005–1013 (1955).

Bundesamt für Gesundheitswesen: MMR-Impfkampagne: Antworten auf verschiedene Argumente gegen die Impfkampagne: Bulletin des Bundesamtes für Gesundheitswesen 42, 558–566 (1989).

BUNDESGESUNDHEITSAMT: Arbeitsergebnisse der 26. und 27. Sitzung der Ständigen Impfkommission des Bundesgesundheitsamtes. Bundesgesundheitsblatt 4/91, 189 (1991).

CDC: Vaccination against smallpox in the United States. A reevaluation of the risks and benefits. Morb. Mortal. Weekly Report 20, 339–345 (1971).

CDC: Measles mortality – United States, 1960–1980. Morb. Mortal. Weekly Report 30, 34–35 (1981a).
CDC: Measles encephalitis – United States, 1962-1979. Morb. Mortal. Weekly Report 30, 362–364 (1981b).
CDC: Measles – United States, 1989 and first 20 weeks 1990. Morb. Mortal. Weekly Report 39, 353–363 (1990a).
CDC: Public health burden of vaccine preventable diseases among adults: standards for adult immunization practice. Morb. Mortal. Weekly Report 39, 725–729 (1990b).
CDC: Vaccine adverse event reporting system – United States. Morb. Mortal. Weekly Report 39, 730–733 (1990c).
CELERS, J.: Problèmes de santé publique posés par la rougeole dans les pay favorisés. Arch. Ges. Virusforsch. 16, 5–18 (1965). (Zitiert nach Viral Infection of Humans. Epidemiology and Control. A. S. EVANS (Hrsg.), Chapter Measles (by Francis Black), Plenum Publishing Corporation, New York, 3rd ed., S. 457 (1989).
DE LE MATA, I., P. DE WALS: Policies for immunization against rubella in European countries. Eur. J. Epidemiol. 4, 175–180 (1988).
DIETZ, K., D. SCHENZLE: Epidemiologische Auswirkungen von Schutzimpfungen gegen Masern, Mumps und Röteln. In: SPIESS, H. (Hrsgb.) Schutzimpfungen – Notwendigkeit, Wirkung/Nebenwirkungen, Impfpolitik. Die Medizinische Verlagsgesellschaft mbH., Marburg/Lahn. 219–251 (1985).
FENNER, F., D. A. HENDERSON, I. ARITA, Z. JEZEK, I. D. LADNYI: Smallpox and its eradication. World Health Organization, Geneva (1988).
FINE, P. E. M., J. A. CLARKSON: Individual versus public priorities in the determination of optimal vaccination policies. Am. J. Epidemiol. 124, 1012–1020 (1986).
FOEGE, W. H.: Banishing measles from the world. World Health Forum 5, 63–65 (1984).
HORSTMANN, D. M.: Poliomyelitis: Severity and type of disease in different age groups. Ann. N. Y. Acad. Sci. 61, 956–967 (1955).
JENNER, E.: The origin of the vaccine inoculation, London, Shury. (1801). (Zitiert nach Fenner et al., 1988).
LANDLAEKNI, HEILBRIGDISSKYSLUR: (Public Health in Iceland), Rikisprentsmidjan Gutenberg, Reykjavik, 1941–1950. (Zitiert nach Viral Infection of Humans. Epidemiology and Control. A. S. EVANS (Hrsg.), Chapter Measles (by Francis Black), Plenum Publishing Corporation, New York, 3rd ed., S. 457, 1989).
MILLER, D. L.: Frequency of complications of measles, 1963. Report on a national inquiry by the Public Health Laboratory Service in collaboration with the Society of Medical Officers of Health. Brit. Med. J. 2, 75–78 (1964).
ROSEN, L., G. THOORIS: Poliomyelitis in French Oceania. Epidemiologic observations on an outbreak with notes on the incidence of paralysis following intramuscular injections. Am. J. Hyg. 57, 237–252 (1953).
SCHENZLE, D., K. DIETZ: Critical population sizes for endemic virus transmission. In: FRICKE, W., E. HINZ (Eds.): Heidelberger Geographische Arbeiten, Heft 83, Räumliche Persistenz und Diffusion von Krankheiten. 31–42 (1987).
SMITH, P. G., L. C. RODRIGUES, P. E. M. FINE: Assessment of the protective efficacy of vaccines against common diseases using case-control and cohort studies. Int. J. Epidemiol. 13, 87–93 (1984).
THACKER, S. B., J. D. MILLAR: Mathematical modelling and attempts to eliminate measles: a tribute to the late Professor George Macdonald. Am. J. Epidemiol. 133, 517–525 (1991).

ANHANG

1) Infektionswahrscheinlichkeit:

Zur Berechnung der Infektionswahrscheinlichkeit legen wir folgendes Differentialgleichungs-Modell zugrunde:

$$\frac{dx}{dt} = (1-vp)\mu-\beta xy-\mu x,$$

$$\frac{dy}{dt} = \beta yx-\gamma y-\mu y,$$

$$\frac{dz}{dt} = vp\mu+\gamma y-\mu z,$$

wobei
x = Anteil der Suszeptiblen,
y = Anteil der Infektiösen,
z = Anteil der Immunen,
β = effektive Kontaktrate,
γ = Verlustrate der Infektiosität,
μ = Geburtenrate = Sterberate,
t = Zeit,
p = geimpfter Anteil,
v = Impfeffizienz.

Die Bevölkerung wird als homogen durchmischt und demographisch stabil angenommen (Geburtenrate = Sterberate). Neugeborene sind suszeptibel und werden mit Wahrscheinlichkeit p geimpft. Impfungen sind mit Wahrscheinlichkeit v wirksam und gewähren einen lebenslangen Schutz. Der Anteil neuer Infektiöser pro Zeiteinheit ist gleich dem Produkt aus dem Anteil der alten Infektiösen und den Suszeptiblen mit der Kontaktrate β. Infektiöse verlieren ihre Infektiosität mit der Rate γ und erwerben lebenslange Immunität. Als Maß für die Ausbreitungsfähigkeit einer Krankheit dient die Basisreproduktionszahl R_0. Sie ist gleich dem Produkt aus Kontaktrate und durchschnittlicher infektiöser Periode:

$$R_0 = \frac{\beta}{\gamma+\mu}.$$

Der stationäre Punkt obigen Systems ist gegeben durch

$$\bar{x} = \frac{1}{R_0},$$

$$\bar{y} = \frac{\mu}{\beta}(R_0 - 1 - R_0 pv) = \frac{\mu}{\gamma+\mu}(1 - pv - \frac{1}{R_0}),$$

$$\bar{z} = 1 - \bar{x} - \bar{y}.$$

Elimination der Infektion ($\bar{y} = 0$) wird erreicht für Impfquoten

$$p \geq p^* = \frac{1}{v}(1 - \frac{1}{R_0}).$$

Die Infektionskraft im Gleichgewicht, λ, ist gegeben durch

$$\lambda(p) = \beta\bar{y} = \begin{cases} \mu\,(R_0(1-pv)-1) & \text{für } p < p^*, \\ 0 & \text{für } p \geq p^*. \end{cases}$$

Ein ungeimpfter Neugeborener hat die kumulative, lebenslange Infektionsinzidenz

$$\int_0^\infty \lambda(p)x(a)da = \int_0^\infty \lambda(p)e^{-(\lambda(p)+\mu)a}\,da = \frac{\lambda(p)}{\lambda(p)+\mu}$$

$$= \begin{cases} 1 - \dfrac{1}{R_0(1-pv)} & \text{für } p < p^*, \\ 0 & \text{für } p \geq p^*. \end{cases}$$

2) Erkrankungswahrscheinlichkeit altersunabhängig

Für eine Infektionskrankheit mit altersunabhängiger Erkrankungswahrscheinlichkeit (m) bei Infektion ist die kumulative Erkrankungsinzidenz eines ungeimpften Neugeborenen gleich

$$r_0(p) = m\,\frac{\lambda(p)}{\lambda(p)+\mu} = \begin{cases} m(1 - \dfrac{1}{R_0(1-pv)}), & \text{für } p < p^*, \\ 0 & \text{für } p \geq p^*. \end{cases}$$

Geimpfte sind nur dann einem Infektionsrisiko ausgesetzt, wenn die Impfeffizienz $v < 1$ ist, haben aber in manchen Fällen das Risiko einer Impfkomplikation mit der Wahrscheinlichkeit c:

$$r_1(p) = c + (1-v)m\,\frac{\lambda(p)}{\lambda(p)+\mu} = \begin{cases} c + (1-v)m(1 - \dfrac{1}{R_0(1-pv)}), & \text{für } p < p^*, \\ c & \text{für } p \geq p^*. \end{cases}$$

Eine Impfung ist für ein Individuum überhaupt nur dann sinnvoll, wenn $r_1(0) < r_0(0)$ ist, das heißt, wenn

$$\frac{m}{c} > \frac{1}{v(1-\frac{1}{R_0})}.$$

ist. In diesem Fall sinkt die kumulative Erkrankungsinzidenz für Geimpfte und Ungeimpfte mit wachsender Impfquote. Die kumulative Erkrankungsinzidenz eines Ungeimpften sinkt auf die eines Geimpften ($r_0(p) = r_1(p)$), sobald eine kritische Impfquote

$$\tilde{p} = \frac{1}{v}(1-\frac{1}{R_0}(1+\frac{c}{vm-c}))$$

erreicht wird.

Da $\tilde{p} < p^*$ ist, wenn die Impfung mit einem Risiko verbunden ist ($c > 0$), würden rational entscheidende Individuen die Impfung ablehnen, bevor es zur Elimination der Krankheit kommen kann.

Die kumulative Erkrankungsinzidenz der Gesamtbevölkerung $r_c(p)$ ist das gewogene Mittel der kumulativen Inzidenzen $r_0(p)$ und $r_1(p)$:

$$r_c(p) = pr_1 + (1-p)r_0 = (1-pv)r_0 + pc$$

$$= \begin{cases} m(1-pv-\frac{1}{R_0})+pc & \text{für } p < p^*, \\ pc & \text{für } p \geq p^*. \end{cases}$$

Die Gesamtbevölkerung wird eine Impfung nur dann befürworten, wenn sie ihre kumulative Erkrankungsinzidenz durch Impfungen senken kann, d. h. wenn

$$\frac{m}{c} > \frac{1}{v}$$

ist. (Für Impfungen mit einer hohen Komplikationswahrscheinlichkeit und schlechter Effizienz kann es theoretisch zu Konflikten zwischen der gesellschaftlichen und der individuellen Akzeptanz der Impfung kommen). Das für die Gesellschaft minimale Erkrankungsrisiko wird für $p = p^*$ (Elimination) erreicht, oder – falls dies nicht möglich ist – bei einer völligen Durchimpfung der Bevölkerung. Wird die Impfquote nach Erreichen der Elimination weiter erhöht, so vermehrt sich nur die Anzahl der Impfkomplikationen und die Fallzahl steigt wieder an.

Bei den Abbildungen wurden die relativen Risiken dargestellt, das heißt, die kumulativen Erkrankungsinzidenzen für Nichtgeimpfte, Geimpfte und Gesamtbevölkerung wurden jeweils durch $r_0(0)$ dividiert. Im übrigen liegt allen Berechnungen eine Impfeffizienz $v = 0{,}95$ und eine Sterberate $\mu = 1/75$ pro Jahr zugrunde. Lediglich in Abb. 4c wurde für μ der Wert 1/40 pro Jahr gewählt, um den Bedingungen einer tropischen Bevölkerung zu entsprechen.

3) Erkrankungswahrscheinlichkeit altersabhängig

Bei vielen Infektionskrankheiten hängt die Erkrankungswahrscheinlichkeit m(a) vom Infektionsalter a ab. Die lebenslange, kumulative Erkrankungsinzidenz eines ungeimpften Neugeborenen ist in diesem Falle

$$r_0(p) = \int_0^\infty \lambda(p) m(a) x(a) da = \lambda(p) \int_0^\infty m(a) e^{-(\alpha(p)+\mu)a} da.$$

Für Geimpfte und Gesamtbevölkerung gilt wieder

$$r_1(p) = (1-v) r_0(p) + c$$

und

$$r_1(p) = (1-pv) r_0(p) + pc.$$

Die gewählten Funktionen für m(a) finden sich in Tab. A1.

4) Relatives Erkrankungsrisiko bei späterer Impfung

Erfolgt die Impfung erst in einem späteren Alter $\tilde{a} > 0$, so kann sich die Infektion in den jüngeren Bevölkerungsschichten ungehindert ausbreiten. Für Impfquoten p, die nicht für eine Elimination ausreichen, gilt

$$\int_0^\infty x(a) da = \frac{1}{R_0} \odot$$

Wegen

$$x(a) = \begin{cases} \mu e^{-(\mu(p,\tilde{a})+\mu)a} & \text{für } a < \tilde{a} \\ \mu(1-pv) e^{-(\mu(p,\tilde{a})+\mu)a} & \text{für } a \geq \tilde{a} \end{cases}$$

ist

$$\frac{1}{R_0} = \int_0^\infty \mu e^{-(\lambda(p,\tilde{a})+\mu)a}\, da + \int_0^\infty (1-pv)\mu e^{-(\lambda(p,\tilde{a})+\mu)a}\, da.$$

Aus dieser Gleichung läßt sich für gegebenes $(p,\tilde{a})$ das zugehörige $\lambda(p,\tilde{a})$ numerisch berechnen. Die kumulative Erkrankungsinzidenz wird jetzt aufgegliedert in einen Anteil vor dem Impfalter $(r_{vor}(p,\tilde{a}))$ und danach: $(r_{nach}(p,\tilde{a}))$:

$$r_{vor}(p,\tilde{a}) = \int_0^\infty \lambda(p,\tilde{a})m(a)e^{-(\lambda(p,\tilde{a})+\mu)a}\, da +$$

$$r_{nach}(p,\tilde{a}) = \int_0^\infty \lambda(p,\tilde{a})m(a)e^{-(\lambda(p,\tilde{a})+\mu)a}\, da +$$

Für einen Ungeimpften gilt:

$$r_0(p,\tilde{a}) = r_{vor}(p,\tilde{a}) + r_{nach}(p,\tilde{a}) \odot$$

Falls keine Impfkomplikationen auftreten (c=0) gilt für die Geimpften:

$$r_1(p,\tilde{a}) = r_{vor}(p,\tilde{a}) + (1-v)r_{nach}(p,\tilde{a}) \odot$$

Für die Gesamtbevölkerung ist entsprechend

$$r_0(p,\tilde{a}) = r_{vor}(p,\tilde{a}) + (1-pv)r_{nach}(p,\tilde{a}) \odot$$

Zur Berechnung der relativen Erkrankungsrisiken werden die kumulativen Erkrankungsinzidenzen wieder durch $r_0(0,0)$ dividiert.

CH. KUNZ

Diskussionsbeitrag

Die Impfprophylaxe gegen die Frühsommer-Meningoenzephalitis (FSME) kann infolge des Übertragungsmodus – in gleicher Weise wie beim Tetanus – nur den Einzelnen schützen. Eine »Herdenimmunität«, wie sie bei den von Mensch zu Mensch übertragbaren Krankheiten beobachtet werden kann, ist auch bei hoher Impfbeteiligung nicht realisierbar.

In Österreich zielte die Prophylaxe ursprünglich darauf ab, vorwiegend beruflich exponierte Personen zu impfen. Dies führte zwar zu einem drastischen Rückgang der Erkrankungshäufigkeit in den entsprechenden Berufsgruppen, hatte aber auf die Morbidität der FSME insgesamt keinen nennenswerten Einfluß. So wurde 1979, drei Jahre nach der allgemeinen Verfügbarkeit des Impfstoffs in Österreich, sogar die Rekordzahl von 677 FSME-Fällen registriert. Diese zunächst etwas enttäuschende Bilanz der FSME-Prophylaxe war der Anlaß für eine Impfkampagne, die seit 1981 alljährlich in der ersten Jahreshälfte durchgeführt und von der Apothekerkammer gemeinsam mit der Ärztekammer unter Einsatz wirksamer Werbemittel (Fernsehen, Rundfunk, Plakate, etc.) veranstaltet wird. Am Ende der Impfaktion des Jahres 1990 waren dann bereits 60% der österreichischen Bevölkerung von 7,5 Millionen (geschätzte Zahl der infektionsgefährdeten Einwohner ca. 5 Millionen) geimpft.

Die Impfkampagne bewirkte einen kontinuierlichen Rückgang der FSME-Inzidenz, die von 612 Fällen im Jahre 1982 auf 89 im Jahre 1990 abfiel. Wir haben berechnet, daß im Jahre 1990 mit der 60%igen Durchimpfungsrate eine Abnahme der Erkrankungshäufigkeit um 85% erzielt werden konnte. Dieses Phänomen ist darauf zurückzuführen, daß sich der besonders infektionsgefährdete Teil der Bevölkerung auch überproportional an der Impfung beteiligt hat. Besonders deutlich läßt sich die Wirksamkeit der Impfkampagne am Beispiel Kärnten demonstrieren, wo bereits 80% der 500.000 Einwohner aktiv immunisiert worden sind. Während die jährliche Inzidenz der FSME in diesem Bundesland 1972–1976 im Durchschnitt 140 betragen hatte, wurden 1990 nur noch 12 Erkrankungen beobachtet.

Die Massenimpfungen haben auch die Altersverteilung der FSME beeinflußt, denn die Erkrankungshäufigkeit hat sich von den in der Zeit vor der Impfung vorwiegend betroffen gewesenen Kindern und Jugendlichen in höhere Jahrgänge verschoben. Lag der Anteil der 7- bis 14-Jährigen an den FSME-Fällen zwischen 1971 und 1981 bei 19%, so ist er seither auf etwa 1% zurückgegangen. Dies ist ein Effekt der Impfaktionen in den Pflichtschulen.

Die FSME kommt in Österreich jetzt noch vor allem bei zwei Personengruppen vor. Zum einen handelt es sich um alte Menschen, die schon lange in Endemiegebieten leben und daher – fälschlicherweise – glauben, schon immun zu sein. Zum anderen sind es Personen, die im Rahmen ihrer Freizeitaktivitäten nur gelegentlich oder zufällig mit Naturherden des FSME-Virus in Berührung kommen und nicht zur Kenntnis nehmen, daß daher auch sie infektionsgefährdet sind.

Es wäre gewagt, die FSME in Österreich als eine sterbende Krankheit zu bezeichnen, denn die Eliminierung eines Virus, das seinen natürlichen Standort nicht beim Menschen, sondern in der Natur hat, ist derzeit nicht vorstellbar. Wir konnten aber zeigen, daß durch die konsequente Anwendung der Impfprophylaxe eine Eindämmung und wahrscheinlich auch Kontrolle dieser früher so häufig gewesenen und gefürchteten Infektionskrankheit möglich ist.

U. MIKULICZ

Impfungen bei geplantem Tropenaufenthalt

Vor jedem Tropenaufenthalt sollten Reisende ihren Arzt rechtzeitig (!) um eine ausführliche Impfberatung bitten.

Es sollte ein genauer Impfkalender unter Berücksichtigung evtl. notwendiger Impfabstände aufgestellt werden.

I. Routineimpfungen:

— Tetanus
— Diphtherie
— Poliomyelitis

Es ist darauf zu achten, evtl. notwendige Auffrischimpfungen vorzunehmen.

V. a. Kinderlähmung tritt in Drittweltländer noch sehr häufig auf, eine Ansteckungsgefahr ist also durchaus gegeben.

II. Zusätzliche Kinderimpfungen:

siehe
WOLF

III. Ggf. auch in Europa durchzuführende Impfungen:

— Hepatitis A
— Hepatitis B
— Tollwut

Hepatitis A

ist in warmen Ländern hochprävalent (jährliche Inzidenz ca. 1 Mio.). Durch die dort meist schlechten Hygieneverhältnisse und den faeco-oralen Übertragungsmodus sind auch Touristen als stark exponiert zu betrachten.

Präventivmaßnahmen:
- Aufklärung über unbedingt notwendige Beachtung des geforderten Hygieneverhaltens.
- Bei Reisenden ab dem 45. Lebensjahr empfiehlt es sich, zunächst einmal durch Antikörperbestimmung festzustellen, ob nicht bereits Immunität besteht.
- Eine aktive Schutzimpfung ist bald möglich. Der Impfstoff wird aber ab Frühjahr 1992 in Deutschland zur Verfügung stehen.
- Evtl. Gabe von polyvalentem Immunglobulin (Beriglobin) oder - besser noch - von spezifischem Hyperimmunglobulin, Beriglobin 5 ml i. m. einige Tage vor Reisebeginn.

Bei evtl. geplanten Impfungen sind die unbedingt notwendigen Abstände zur Beriglobingabe zu beachten!

Hepatitis B

In vielen tropischen Ländern ist eine sehr hohe Hepatitis B-Prävalenz und damit ein Übertragungsrisiko gegeben.

Hohe Prävalenz v. a.	HBsAg-Trägertum
Schwarzafrika	10–20%
Südostasien	10–20%

Reisende sind unbedingt über das Risiko und den Infektionsweg aufzuklären (kontaminierte Nadeln, Spritzen, ungetestete Blutkonserven). Das hauptsächliche Infektionsrisiko besteht erfahrungsgemäß durch sexuelle Kontakte.
Dieser Übertragungsmodus entspricht dem des HI-Virus.
Wichtig ist deshalb strikte Vermeidung jeden Übertragungsrisikos.
Mitnahme von Einmalspritzen etc.!
Eine Impfung ist nur in besonderen Fällen anzuraten.

Tollwut

Weltweite Mortalitätsrate: ca. 700/Jahr

Ein Infektionsrisiko ist v. a. dort gegeben, wo Kontakt mit streunenden Tieren gegeben ist:
Überträger, v. a. streunende Tiere:
- Hunde
- Katze/Fuchs

— Skunk (USA/Kanada)
— Schakal (Afrika)

Eine Impfung ist dann anzuraten, wenn die Art der Reise einen Kontakt mit streunenden Tieren wahrscheinlich macht.

Zur Impfung sollte unbedingt nur PEC- oder HDC-Vaccine verwendet werden.

Cave: In vielen Ländern steht für eine (postexpositionelle) Impfung ein solcher Impfstoff nicht zur Verfügung!

IV. Impfungen gegen Tropenkrankheiten

— Gelbfieber
— Meningokokken-Meningitis (A + C)
— Japanenzephalitis
— Cholera
— Typhus

Gelbfieber

Gelbfieber ist eine durch Flaviviren hervorgerufene, meist tödliche Erkrankung. Die Übertragung geschieht durch Mücken.

Gelbfieber ist endemisch in vielen Ländern Schwarzafrikas und in den tropischen Gebieten Südamerikas:

Endemiegebiete
— Schwarzafrika (v. a. Westküste) 15. Breitengrad (nördl. → südl.) Impfung obligatorisch!

— Südamerika:

Kolumbien	Bolivien
Peru	Venezuela
Ecuador	(Panama, Mexiko, Argentinien)
trop. Brasilien	

Aus allen diesen Gebieten werden regelmäßige Einzelfälle gemeldet; gelegentlich kommt es zu Epidemien unterschiedlichen Umfangs. In den afrikanischen Endemiegebieten ist die Impfung offiziell vorgeschrieben, in Südamerika fakultativ, aber dringend anzuraten.

Impfungen werden nur durch amtliche Impfstellen durchgeführt.

Kontraindikationen:
— akute Infektionskrankheiten etc.
— Kinder unter 6 Monaten
— Schwangerschaft 1. Trimenon
— Allergie gegen Hühnereiweiß

Amtliche Gültigkeit:
— Beginn 10 Tage nach Impfung
— Dauer 10 Jahre

Meningokokken-Meningitis

Endemiegebiete:
— v. a. Sahelzone
— andere Länder tropisches Afrika
— (Indien, Nepal)

V. a. im Sahelgebiet, neuerdings aber auch in anderen Ländern des afrikanischen Kontinents kommt es regelmäßig zu Epidemien.

Eine Impfung ist nur Risikopersonen, die sich längere Zeit im Gebiet einer akuten Epidemie aufhalten und einen engen Kontakt zur einheimischen Bevölkerung haben, anzuraten.

Impfstoff:
— Mencevax ACWY (SB)
— Totimpfstoff (Hüllenpolysaccharide)
— Applikation:
  1 × 0,5 ml s.c. oder i.m.
  Kinder unter 2 Jahren 2 x 0,5 ml (Tag 0–14)

Impfschutz: 3–5 Jahre
Kinder unter 2 Jahren höchstens 2 Jahre

Japanenzephalitis

Japanenzephalitis wird durch ein Virus der Flavivirengruppe hervorgerufen und durch eine Mücke (Culex) übertragen.

Die Inkubationszeit beträgt 1–2 Wochen.

Endemiegebiete:

Indien (Süd-/Ostindien)	Vietnam
Nepal (Terai)	Malaysia
Bangladesh	Korea
Sri Lanka	China
Burma	Laos
Thailand	

Bei der Bevölkerung der Endemiegebiete wird die Infektion meist schon im Kindesalter durchgemacht, häufig auch inapparent. Genaue Prevalenzzahlen stehen nicht zur Verfügung.

Klinisch manifeste Erkrankungen verlaufen oft sehr schwer, z. T. mit kurzfristigen oder dauerhaften psychischen oder neurologischen Spätschäden. Relativ hohe Mortalitätsrate.

Eine Impfung kommt nur bei längerem Aufenthalt in ländlichen Endemiegebieten während der Sommermonsunzeit infrage.

Impfstoff: Totimpfstoff (auf Mäusehirn gezüchtet, Formalin-inaktiviert)

Applikation: 2 × 1,0 ml s.c. (Tag 0–10)
Auffrischung nach 1 Jahr
(Kinder unter 3 Jahren halbe Impfdosis)
Beginn des Impfschutzes 1 Monat nach 2. Impfung

Der Impfstoff ist in Deutschland nicht zugelassen; im Bedarfsfall Bezug über eine internationale Apotheke.

Nebenwirkungen: Von der Firma werden nur geringe angegeben. Ausreichende Literatur steht aber nicht zur Verfügung.
In der internationalen Literatur in letzter Zeit Berichte über sehr schwere Nebenwirkungen.

Durchfallserkrankungen

Durchfälle viraler oder bakterieller Ätiologie oder aufgrund von Diätfehlern zählen zu den häufigsten Erkrankungen bei Touristen.

Für alle Reisen in warme Länder gilt deshalb:
strikte und konsequente Hygienemaßnahmen sind strengstens zu beachten (peal it, boil it, cook it or forget it)!

Cholera

Endemiegebiete:
- Südostasien
- Afrika
- neuerdings Südamerika

Die derzeitige Epidemie in Südamerika bestätigt die bereits in früheren Jahren gemachte Erfahrung, daß praktisch ausschließlich Bewohner von Slumgebieten bzw. Gebieten mit schlechten hygienischen Verhältnissen erkranken.

Europäer, die sich in guten Wohngebieten aufhalten und die Hygienevorschriften streng beachten, haben kein Erkrankungsrisiko, kleine Mengen von Vibrionen werden von einem normalen Magensaft offensichtlich abgetötet.

Der derzeit zur Verfügung stehende Impfstoff gewährt den meisten Patienten keinen, bestenfalls keinen ausreichenden Schutz. Auch die WHO empfiehlt die Impfung deshalb nicht mehr, da sie außerdem mit erheblichen Nebenwirkungen behaftet sein kann.

Sollte die Impfung in einem Land für die Einreise vorgeschrieben sein, genügt die Applikation von 0,1 ml intradermal.

Typhus

Gegen die weitaus häufigeren Paratyphus- und Shigellainfektionen steht derzeit kein Impfstoff zur Verfügung.

Impfstoff:	Typhoral L (nur S. typhi!) Lebendimpfstoff orale Applikation
Indikation:	Reisen unter einfachen Bedingungen in Ländern mit schlechten Hygieneverhältnissen.

Es bestehen keine ausreichenden Erfahrungen bei Anwendung des Impfstoffes bei Kleinkindern, Schwangeren und in der Stillperiode.

Nicht gleichzeitig verabreichen mit
- Antibiotika
- Sulfonamiden
- Resochin/Mefloquine

Pest

Auch heute noch regelmäßiges Vorkommen mit in der Regel niedriger Fallzahl in sehr umschriebenen Endemiegebieten von Tansania und Madagaskar.

Der zur Verfügung stehende Impfstoff ist wegen der hohen Nebenwirkungsrate nicht zu empfehlen.

Die Prophylaxe wird im Bedarfsfall v. a. in der Vermeidung größerer Menschenansammlungen und von Orten, in denen eine Floh-Übertragung wahrscheinlich ist (Kinos, Taxen, etc.) zu bestehen haben. In seltenen Fällen kann eine antibiotische Prophylaxe verordnet werden.

Impfungen in der Schwangerschaft

In der Schwangerschaft sollte grundsätzlich immer eine sorgfältige Risikoabwägung und davon ausgehend strenge Indikationsstellung erfolgen.

Jegliche Impfungen im 1. Trimenon sind möglichst zu vermeiden.

Fehlende Erfahrungen bzw. relative Kontraindikation bei Impfungen gegen:
Typhus
Tollwut (präexpositionell)
Meningitis
Japanenzephalitis

Impfungen bei HIV-Trägern

HIV-Trägertum bedeutet nach Ansicht der WHO keine absolute Kontraindikation gegen Impfungen.

Eine Impfberatung muß sicherlich den Immunstatus mit berücksichtigen. Der orale Polioimpfstoff ist nicht anzuwenden, sondern die Totvakzine.

Achtung:

Jeder Tropenreisende sollte sich auch eingehend über die Malariasituation im Zielgebiet und eine evtl. notwendige Malaria-Prophylaxe informieren!

Eine Malaria kann auch noch Monate nach Rückkehr aus den Tropen auftreten!

Zusammenfassung

Vor jedem Tropenaufenthalt sollten Reisende ihren Arzt rechtzeitig (!) um eine ausführliche Impfberatung bitten.

Es sollte ein genauer Impfkalender unter Berücksichtigung evtl. notwendiger Impfabstände aufgestellt werden. In Bezug auf die Routineimpfung (Diphtherie, Tetanus und Polio) ist bei Erwachsenen darauf zu achten, evtl. notwendige Auffrischungsimpfungen durchzuführen. Alle Kinderimpfungen sollten abgeschlossen sein.

Zur Vermeidung von Durchfallerkrankungen ist die strikte Einhaltung von Hygienemaßnahmen die wichtigste prophylaktische Maßnahme. Ggf. können Impfungen gegen Hepatitis A bzw. Typhus durchgeführt werden. Die Choleraimpfung ist nicht mehr anzuraten.

Bei Reisen nach Schwarzafrika und in den tropischen Teil Südamerikas muß spätestens 10 Tage vor Ausreise eine Gelbfieberimpfung erfolgt sein.

Nur in Ausnahmefällen ist bei zu erwartender besonderer Exposition eine Impfung gegen Tollwut, Meningokokkenmeningitis bzw. Japanenzephalitis in Erwägung zu ziehen.

Tropenreisende sollten auch über eine evtl. notwendige Malaria-Prophylaxe informiert werden.

Geschlechtskrankheiten, Hepatitis B und HIV sind in vielen tropischen Ländern hochprävalent. Es empfiehlt sich sehr, Reisende auf die Gefahr der Übertragung dieser Infektionen v. a. durch den Geschlechtsverkehr aufmerksam zu machen.

Literatur

International Travel and Health Vaccination Requirements WHO.
Reisen und Gesundheit Impfbestimmungen Deutsches Grünes Kreuz.
*Empfehlungen der Ständigen Impfkommission des Bundesgesundheitsamtes.
Impfempfehlungen der Deutschen Tropenmedizinischen Gesellschaft.

H. WOLF, M. LEICHSENRING

Reisen von Familien mit Kleinkindern in die Tropen; Risiken, Präventions- und Impfempfehlungen*

Einleitung

Fernreisen in tropische Regionen erfreuen sich zunehmender Beliebtheit. Damit nimmt auch die Zahl der Kinder und Säuglinge zu, die im Rahmen von Pauschal- oder auch Individualreisen mit den in den Tropen vorkommenden Erkrankungen konfrontiert werden. Die in der Vorbereitung einer solchen Reise notwendige medizinische Beratung durch eine darauf spezialisierte Institution wird in vielen Fällen nicht gesucht, so daß Erkrankungen nach der Rückkehr bei Erwachsenen und Kindern nicht selten sind. In dem nachfolgenden Beitrag soll versucht werden, einige grundsätzliche Empfehlungen zu Reisen von Kindern in die Tropen zu geben.

Risiken und allgemeine Empfehlungen

Die Ausreise von Kleinkindern oder Säuglingen in die Tropen ist auch nach guter Vorbereitung immer mit einem *erhöhten Gesundheitsrisiko* verbunden. Gründe dafür sind z. B. die erhöhten physischen Belastungen der Kinder durch klimatische Faktoren, die höhere Prävalenz von Infektionskrankheiten in tropischen Ländern, aber auch die oft nur unzureichende medizinische Versorgung im Krankheitsfall. Hinzu kommt, daß die in Deutschland üblichen Vorsorgeuntersuchungen häufig nicht durchgeführt werden können.

Der Aufenthalt einer europäischen Familie mit Säuglingen oder Kleinkindern in den Tropen verbietet sich dennoch nicht grundsätzlich. Die Entscheidung darüber sollte aber immer unter Berücksichtigung der zu erwartenden lokalen Verhältnisse nach einer *sorgfältigen Abwägung* zwischen der Notwendigkeit der Reise und der möglichen Gefährdung des Kindes getroffen werden. Die Ausreise einer Familie, die sich aus beruflichen oder familiären Gründen zwingend

* Hrsg.: Arbeitsgemeinschaft Tropenpädiatrie in der Deutschen Gesellschaft für Kinderheilkunde (Stand Juli 1991)

ergibt, ist anders zu beurteilen als eine Abenteuerreise mit Kindern in ländliche Regionen.

Während Abenteuerreisen ein nicht verantwortbares gesundheitliches Risiko für das Kind darstellen, ist eine längerfristige berufliche Ausreise in der Regel so zu organisieren, daß sich das Risiko für die mitreisenden Kinder auf ein vertretbares Maß minimieren läßt.

Die Gefahr, während eines Tropenaufenthaltes zu erkranken, ist für Kinder wie für Erwachsene durch entsprechende *hygienische Maßnahmen* und eine *konsequente Expositionsprophylaxe* deutlich zu senken. Impfungen, medikamentöse Prophylaxe und Reiseapotheke dürfen möglichen Infektionsquellen gegenüber nicht zur Sorglosigkeit verführen. Gerade Kinder sollten Wasser, das nicht aufbereitet ist, nicht gewaschenes, ungeschältes Obst oder Gemüse, andere ungekochte oder ungebratene Speisen nicht zu sich nehmen, insbesondere wenn sie unter unsicheren hygienischen Bedingungen angeboten oder hergestellt werden. Diesbezügliche Vorsichtsmaßnahmen senken das Infektionsrisiko gegenüber Erkrankungen wie Cholera, Typhus, Hepatitis A oder Amöbiasis deutlich.

Es muß aber betont werden, daß nicht nur die klassischen Tropenkrankheiten ein Risiko für das ausreisende Kind oder Kleinkind darstellen, sondern auch die in Europa häufig vorkommenden Erkrankungen, wie z. B. Gastroenteritiden, über deren Symptome und ggf. Therapie ausreisende Eltern ausführlich aufgeklärt werden sollten.

Die auch in unseren Breiten geltende allgemeine Empfehlung, sich nicht längerfristig ungeschützt der Sonne auszusetzen, gilt natürlich uneingeschränkt auch für den Aufenthalt in den Tropen. Bei Kindern sollte besonders darauf geachtet werden, daß sowohl der Kopf als auch der Körper weitgehend durch luftige Kleidung bedeckt sind. Außerdem sollte auf leichtes, aber festes Schuhwerk geachtet werden (möglichst keine Sandalen), um in feucht-warmen Gebieten vor Würmern zu schützen, die durch die Haut eindringen (z. B. Hakenwürmer) oder in trocken-heißen Gegenden vor Skorpionen, Dornen oder Klettenfrüchten.

Das Baden in Flüssen und Seen sollte niemals ohne vorhergehende kompetente Information vor Ort erfolgen. Die weit verbreitete Verseuchung mit Erregern, z. B. der Schistosomiasis in Afrika und der Karibik, und die mögliche Kontamination des Wassers durch Abwässer flußaufwärts zwingen zur Vorsicht.

Den Eltern sollte bei Langzeitaufenthalten in den Tropen, wenn immer möglich, die Adresse einer Klinik oder eines Arztes genannt werden, der dort vor Ort als

Ansprechpartner dienen kann. Bei Kleinkindern kann auch die Mitnahme eines *schriftlich fixierten Impfplanes* helfen, die Kontinuität in der Versorgung des Kindes zu gewährleisten.

Eine besondere Risikogruppe, auf die hier nicht weiter eingegangen werden kann, stellen chronisch kranke Kinder dar. Zum einen fehlt es an fachärztlicher Betreuung in vielen Gegenden der Dritten Welt. Zum anderen gelten für diese Kinder veränderte Impfempfehlungen, bzw. es müssen evtl. Impflücken in Kauf genommen werden. Die Impfempfehlungen im Folgenden können als Leitfaden dienen. Falls nicht anders aufgeführt, gelten dabei immer die üblichen Richtlinien für Indikationen, Kontraindikationen, Applikation und Dosierungen. Es muß aber betont werden, daß die genannten Empfehlungen eine Beratung durch tropenmedizinisch oder tropenpädiatrisch spezialisierte Stellen nicht ersetzen können, da nur dort die aktuellen epidemiologischen Daten in die Empfehlungen miteinbezogen und individuell angepaßte Prophylaxeschemata zusammengestellt werden können.

Vorbereitung der Reise

Die medizinische Vorbereitung einer Reise sollte, wenn immer möglich, mindestens 12 Wochen vor Reiseantritt beginnen, um eine vollständige Durchführung aller evtl. notwendigen Impfungen zu gewährleisten. Sie sollte ca. 10 Tage vor Reiseantritt enden, um mögliche Reaktionen auf Impfungen oder Probleme bei der Malariaprophylaxe noch beurteilen zu können.

Eine Überprüfung und ggf. Auffrischung des Impfschutzes für die in Deutschland üblicherweise empfohlenen Impfungen, die anschließende frühzeitige Überweisung der Kinder, sowie die Weitergabe von Informationen über den Impfstatus und relevante Vorerkrankungen (Allergien!) sind von Seiten des Hausarztes und Pädiaters wesentliche Hilfen für eine effiziente tropenpädiatrische Beratung und Vorsorge. Auch sollten die Eltern darauf hingewiesen werden, daß, insbesondere nach längeren Aufenthalten, in jedem Fall eine tropenmedizinische Nachuntersuchung der Kinder erfolgen muß, die auch dann notwendig ist, wenn keine Krankheitssymptome beobachtet worden waren. Nur durch die Zusammenarbeit von behandelndem Pädiater bzw. Hausarzt, Eltern und tropenmedizinisch arbeitende Institution läßt sich das Gesundheitsrisiko für Kleinkinder und Säuglinge bei Reisen in die Tropen minimieren.

Impfungen

Diphtherie, Tetanus: Aufgrund des endemischen Vorkommens in den meisten tropischen Ländern obligat für alle ausreisenden Kinder! Bei Ausreise mit

Säuglingen kann die erste Impfung bis zum Alter von 6 Wochen vorgezogen werden, es sollten dann zwei weitere Impfungen im Abstand von mindestens 4 Wochen und eine Auffrischimpfung frühestens nach 6 Monaten erfolgen. Bei der Ausreise mit Kindern im Schulalter und natürlich auch bei Erwachsenen sollte auf einen kompletten Impfschutz gegen Tetanus und Diphtherie geachtet werden (Auffrischimpfungen mit Td im 8. Lebensjahr bzw. alle 10 Jahre).

Poliomyelitis: Die meisten tropischen Länder müssen als Endemiegebiet für Polio gelten. Eine Impfung ist obligat. Nach WHO-Empfehlungen kann bei Ausreise mit Säuglingen eine orale Immunisierung bis in die Neugeborenenzeit vorgezogen werden. Es sollten sich dann weitere Gaben nach 6, 10 und 14 Wochen anschließen. Bei einer Immunisierung von Neugeborenen ist auf den Abstand zur BCG-Impfung zu achten.

Pertussis: Die Pertussis-Impfung ist in Deutschland immer noch Gegenstand der Diskussion. Bei Reisen in Länder der Dritten Welt ist für Kinder von einem erhöhten Ansteckungsrisiko auszugehen. Da dort im Erkrankungsfall zumeist keine Möglichkeit einer adäquaten Therapie gegeben ist, sollte unter strenger Berücksichtigung der üblichen Kontraindikationen eine Immunisierung auch bei Kindern über 2 Jahren erfolgen. Die Impfung sollte ggf. zusammen mit der DT-Impfung durchgeführt werden.

Haemophilus influenzae B (HiB): Die HiB-Immunisierung wird in Deutschland für alle Kleinkinder empfohlen. Sie sollte vor Reiseantritt in jedem Fall erfolgen.

Masern: Von einem erhöhten Infektionsrisiko ist wegen der hohen Prävalenz der Erkrankung in den Tropen auszugehen. Ein möglichst guter Impfschutz sollte bei Antritt der Reise vorliegen. Bei Kindern über einem Jahr kann die Impfung in der üblichen Weise erfolgen. Bei längerer Ausreise oder Reisen unter einfachen Bedingungen sollte auch bei jüngeren Kindern eine Immunisierung durchgeführt werden, wobei Kinder unter 6 Monaten in der Regel einen Schutz durch maternale Antikörper haben. Kinder von 6 bis 12 Monaten sollten eine vorgezogene Immunisierung vor Ausreise erhalten, eine Nachimpfung sollte dann bereits nach 6 Monaten erfolgen. Bei älteren Kindern ist auf eine Auffrischungsimpfung nach ca. 6–7 Jahren zu achten.

Mumps, Röteln: Eine Immunisierung ist für Kinder unter 12 Monaten nicht notwendig. Ältere Kinder sollten die Impfung in der üblichen Weise in Kombination mit der Masernimpfung, evtl. auch der Mumpsimpfung erhalten.

BCG: Bei längerer Ausreise und Reisen unter einfachen Bedingungen sollte eine BCG-Impfung durchgeführt werden. Keine zwingende Indikation besteht bei touristischen Pauschalreisen von weniger als 4 Wochen Dauer. In diesen

Fällen sollte, ebenso wie bei älteren Kindern, eine Tuberkulintestung (Mendel-Mantoux) vor Abreise und nach Rückkehr erfolgen.

Tollwut: Eine präexpositionelle Immunisierung ist indiziert bei längerem Aufenthalt in Ländern mit hoher Prävalenz (Mittelamerika, Indien, Thailand, Vietnam), Reisen unter einfachen Bedingungen oder zu erwartendem beruflichen oder privaten Umgang mit Tieren. Die Gabe des Impfstoffes sollte in 3 Dosen erfolgen (1 ml i.m.: Tag 0, 28, 56 oder Tag 0, 7, 21). Auch nach durchgeführter präexpositioneller Impfung sollte nach Biß von einem mit tollwutverdächtigen Tier eine postexpositionelle Prophylaxe erfolgen, die aus einer ausreichenden lokalen Wundreinigung und einer postexpositionellen Impfung bestehen sollte. Immunisierte erhalten lediglich Dosen von HDCV an den Tagen 0, 3 und 7. Kinder, die nicht immunisiert sind, benötigen eine einmalige Gabe von Tollwutimmunglobulin sowie Impfungen mit HDCV an den Tagen 0, 3, 7, 14 und 28. Auf evtl. bestehende Allergien gegen Antibiotika ist bei der Tollwutimpfung zu achten. Eine Auffrischung des Impfschutzes sollte bei weiterbestehender Exposition zunächst nach einem Jahr, dann alle 2 Jahre erfolgen. Wenn möglich sollte vor einer Boosterimpfung ein Tollwutantikörpertest durchgeführt werden.

Hepatitis B: Eine erhöhte Infektionsgefahr ist bei einem längerdauernden Aufenthalt (> 6 Monate) und dem Kontakt mit nicht ausreichend sterilisierten Materialien in lokalen Gesundheitseinrichtungen (Zahnextraktionen!) gegeben. Sollte eine derartige Situation absehbar sein, so wäre eine Immunisierung mit Hepatitis B-Vakzine (0,5 ml i.m.; mindestens 3 Gaben in 6 Monaten) indiziert. Sollte eine komplette Immunisierung im Rahmen der Reisevorbereitungen nicht möglich sein, so kann eine evtl. notwendige Nachimpfung bei beruflich Ausreisenden z. B. während einer Urlaubsrückkehr in Deutschland durchgeführt werden. Wenn möglich, sollte der Impferfolg durch eine Kontrolle spezifischer Antikörper überprüft werden.

Gelbfieber: Die Gelbfieberimpfung ist eine der wenigen Impfungen, die bei Einreise in zahlreiche Länder vorgeschrieben ist. Sie darf nur durch speziell dazu ermächtigte Institute oder Kliniken vorgenommen werden. Der Impfschutz ist nach einmaliger Impfung gut und währt mindestens 10 Jahre. Eine Immunisierung sollte bei allen Reisen in Länder des sog. »Gelbfiebergürtels« erfolgen, auch wenn in diesen Ländern offiziell keine Gelbfiebererkrankung gemeldet werden. Eine Impfung bei Kindern über 12 Monaten ist unter Berücksichtigung der Kontraindikationen (Allergie gegen Hühnereiweiß, akute Erkrankungen, Immunsuppression) ohne weiteres möglich. In vielen Ländern benötigen Kinder unter 12 Monaten zur Einreise keine Impfung. Bei Reisen in ländliche Gebiete oder Regionen mit hoher Prävalenz der Erkrankung sollten jedoch auch Kinder ab 6 Monaten geimpft werden (0,5 ml s.c. für alle Altersstufen). Kinder unter 6 Monaten sollten in keinem Fall gegen Gelbfieber geimpft werden.

Kann eine Immunisierung wegen Vorliegens der o. g. Kontraindikationen nicht erfolgen oder besteht Unsicherheit über die Handhabung der Impfvorschriften im Reiseland bei Einreise mit Kindern unter 12 Monaten, sollte ein ärztliches Attest über die Impfbefreiung ausgestellt werden. Um mögliche Probleme bei der Einreise zu vermeiden, kann dies evtl. zusätzlich durch die hiesige Botschaft des Reiselandes gegengezeichnet werden. Es muß jedoch betont werden, daß bei einer Reise in eine Gelbfieber-Region, eine besonders sorgsame Abwägung zwischen Nutzen und Risiko der Reise erfolgen muß, wenn sich eine Impfung verbietet. Dies gilt insbesondere bei Langzeitaufenthalten in ländlichen Gebieten.

Typhus: Die oben angesprochenen Vorsichtsmaßnahmen im Umgang mit Nahrungsmitteln bei Reisen in die Tropen bilden die Grundlage zur Vermeidung einer Typhuserkrankung. Darüber hinaus bildet die orale Immunisierung (Typhoral 1 Kapsel: Tag 0, 3, 5) einen guten Schutz für mindestens 12 Monate. Wegen möglicher Wirkungen auf den Lebendimpfstoff sollten gleichzeitig keine Antibiotika gegeben werden und keine Chloroquinprophylaxe erfolgen. Die Impfung sollte bei allen Kindern über 3 Monaten erfolgen, die längere Zeit in den Tropen leben werden oder unter einfachen Bedingungen reisen müssen. Eine Impfung bei Kurzzeit- und Pauschalreisen in Hotels mit einem guten Standard ist nicht erforderlich.

Japan B-Enzephalitis (JBE): Die JBE ist eine durch Stechmücken übertragene virale Erkrankung, die auf dem indischen Subkontinent, in China, Südostasien und den asiatisch-pazifischen Inseln endemisch vorkommt. Wie bei der Malaria ist auch bei der JBE die Expositionsprophylaxe gegenüber den Stechmücken die wichtigste Maßnahme, um das Infektionsrisiko für Kinder zu senken. Eine Impfung (0,5 ml s.c.: Tag 0, 14; Auffrischung nach 12 Monaten) kann zusätzlich bei Reisen in ländliche Gebiete oder längerdauerndem Aufenthalt erfolgen. Sie kann in allen Altersstufen durchgeführt werden und hat eine geringe Nebenwirkungsrate. Der Impfschutz beginnt ca. 4 Wochen nach der 2. Impfung und währt ca. 3 Jahre. Der Impfstoff ist in Deutschland nicht frei erhältlich, wird aber bei gegebener Indikation von tropenmedizinischen Beratungsstellen aus dem Ausland bezogen.

Hepatitis A: Bei Reisen in die Tropen besteht ein hohes Risiko der Infektion mit dem Hepatitis A-Virus. Die Erkrankung verläuft bei Kindern unter 5 Jahren jedoch meist blande und oft asymptomatisch. Eine Immunisierung ist deshalb in dieser Altersgruppe nicht zwingend indiziert. Falls gewünscht, sollte der in Kürze in Deutschland zur Verfügung stehende aktive Impfstoff verwendet werden. Eine passive Immunisierung ist dann nicht mehr erforderlich.

Meningitis: Der gegen Meningokokken der Serogruppen A und C wirksame Impfstoff ist in Deutschland seit April 1991 zugelassen. Die Wirkung gegen Serogruppe A ist bei Kindern unter 12 Monaten, gegen Serogruppe C bei Kindern unter 24 Monaten nicht sicher. Eine Impfung sollte in Absprache mit den Eltern erfolgen, wenn ein enger Kontakt zur Bevölkerung in einem Land mit hoher Prävalenz der Erkrankung (Subsahara, Arabien, Indien, Brasilien) zu erwarten ist. Eine generelle Empfehlung zur Immunisierung kann aufgrund der unsicheren Wirkung nicht gegeben werden. Bei langdauernden Aufenthalten ist eine Auffrischung nach 2 bis 3 Jahren notwendig.

Cholera: Eine Impfung gegen Cholera ist in der Regel nicht erforderlich. Der Impfnachweis wird von keinem Land der Welt mehr verlangt. Auch bei Einreise in Endemie- oder Epidemiegebiete besteht keine Notwendigkeit zur Impfung. Hygienische Vorsichtsmaßnahmen stellen die wichtigste Prävention gegen eine Cholerainfektion dar.

Zeitabstände zwischen den Impfungen
(nach den Empfehlungen der Deutschen Tropenmedizinischen Gesellschaft, Stand 1/1991)

Erste Impfung	Folgeimpfung	Mindestabstand
Gelbfieber	Polio	2 Wochen
	Typhus	(keine Angaben)
	Masern	2 Wochen
	BCG	2 Wochen
Polio	Gelbfieber	4 Wochen
	Typhus	2 Wochen
	Masern	4 Wochen
	BCG	4 Wochen
Typhus	Gelbfieber	(keine Angaben)
	Polio	3 Tage nach letzter Kapsel
	BCG	(keine Angaben)
Masern	Gelbfieber	4 Wochen
	Polio	4 Wochen
	BCG	4 Wochen
BCG	Gelbfieber	4 Wochen
	Polio	4 Wochen
	Typhus	(keine Angaben)
	Masern	4 Wochen

Polio- und Masernimpfung können bei Zeitmangel am selben Tag, sonst erst nach 4 Wochen gegeben werden. Lebendimpfungen sollten vor Gammaglobulin verabreicht werden, da im umgekehrten Falle 3 Monate Abstand eingehalten werden müssen (z. B. Hepatitis A). Impfungen mit abgetöteten Erregern oder Toxoiden erfordern keine Zeitabstände. Das Impfprogramm sollte 10 Tage vor Antritt der Reise abgeschlossen sein.

F. HOFMANN, U. STÖSSEL, H. BERTHOLD

Zur Problematik des Impf- und Infektionsschutzes bei Beschäftigten im Gesundheitsdienst

Die Gefährdung durch Infektionserreger gehört bei Beschäftigten im Gesundheitsdienst zu den wichtigsten arbeitsmedizinischen Belastungen. Zwar scheinen die Infektionskrankheiten auf den ersten Blick im Berufskrankheitengeschehen nur eine untergeordnete Rolle zu spielen, wurden doch 1988 bei der Berufsgenossenschaft für Gesundheitsdienst und Wohlfahrtspflege nur 620 Fälle angezeigt, was einem Aufkommen von 7,9% an allen Berufskrankheiten entspricht. Auf den zweiten Blick wird jedoch deutlich, daß die Hautkrankheiten, die mit 5718 Fällen oder 73,2% den größten Anteil stellen, in Wirklichkeit nur bei einem sehr geringen Prozentsatz der Betroffenen alle Kriterien einer Berufskrankheit erfüllen, was auch an der relativ geringen Zahl der entschädigten Fälle deutlich wird. So wurden 1988 in 197 Fällen Entschädigungen erstmals gezahlt, wobei die Tuberkulose und die verschiedenen Virushepatitis-Formen mit 100 Fällen mehr als 50% des Aufkommens ausmachten (1). Für die Zukunft ist allerdings damit zu rechnen, daß ein Rückgang – in erster Linie bei der Hepatitis B und der Hepatitis A – zu verzeichnen sein dürfte, da mittlerweile potente Impfstoffe zur Infektionsprophylaxe zur Verfügung stehen (2, 3).

Im Rahmen dieser Arbeit soll die Bedeutung der verschiedenen Infektionskrankheiten für Beschäftigte im Gesundheitsdienst näher beleuchtet werden. Dabei wird zunächst auf die Epidemiologie der Erkrankungen eingegangen, bevor in einem zweiten Teil Daten zur Lage der Immunität bei den Beschäftigten präsentiert werden, aus denen sich die Indikation zur Durchführung der verschiedenen aktiven Schutzimpfungen ergibt. In einem dritten Teil sollen die Ergebnisse von Impfungen und – soweit vorhanden – Kosten-Nutzen-Überlegungen zur Diskussion gestellt werden. Im vierten Teil werden wir schließlich auf die Akzeptanz der wichtigsten bei Beschäftigten im Gesundheitsdienst angewandten Impfungen eingehen.

1. Berufskrankheiten-Epidemiologie im Gesundheitsdienst

Im Gegensatz zu den meisten Berufssparten liegt für den Bereich des Gesundheitsdienstes kein Datenmaterial vor, daß eine genaue Wertung der Infektionsrisiken zuläßt. Dies liegt daran, das der öffentliche Sektor im Gesundheitsdienst unfallversicherungstechnisch von einer sehr großen Zahl von Institutionen betreut wird: In Städten mit mehr als 500.000 Einwohnern gibt es normalerweise Eigenunfallversicherungen und in den übrigen Bereichen sind die Versicherungen in der Regel auch nicht für ganze Bundesländer, sondern nur für Teilgebiete (also z. B. für Baden und Württemberg getrennt) zuständig. Da die Daten zum Berufskrankheitengeschehen nicht in allen Bereichen nach den gleichen Kriterien ausgewertet werden, muß das Berufskrankheitenbild im öffentlichen Sektor des Gesundheitswesens diffus bleiben. Anders liegen die Verhältnisse im gewerblichen Bereich: Hier ist die Berufsgenossenschaft für Gesundheitsdienst und Wohlfahrtspflege in Hamburg für das gesamte Bundesgebiet zuständig. Seit 1984 wird von dieser Institution eine genau differenzierte Berufskrankheitenstatistik geführt, die z. B. auch die Virushepatitiden nicht mehr als Gesamtheit bewertet, sondern nach Hepatitis A, Hepatitis B und Hepatitis NonA/NonB differenziert. Bei etwas mehr als 500.000 Beschäftigten im gewerblichen Sektor des Gesundheitswesens, die Kontakt mit Blut- und Körperflüssigkeiten haben (4), ergibt sich der in Abb. 1 wiedergegebene Verlauf in Bezug auf das Berufskrankheitengeschehen: Mit 40% der Fälle stand die Hepatitis B in der zweiten Hälfte der 80er Jahre an der Spitze der gemeldeten Infektionskrankheiten und auf den weiteren Plätzen folgten die Tuberkulose (23%), die Hepatitis A (8,7%) und die verschiedenen Formen der NonA/NonB-Hepatitis (8,1%). Was die Diagnosen »Windpocken«, »Masern«, »Mumps« und »Röteln« angeht, so dürfte hier sicherlich eine Unterbewertung vorliegen, da solche Infektionen häufig nicht auf berufliche Einwirkungen zurückgeführt werden und als banale »Kinderkrankheiten« abgetan werden. Während bei den angezeigten Fällen an NonA/NonB-Hepatitis die Hepatitis A während der zwei-

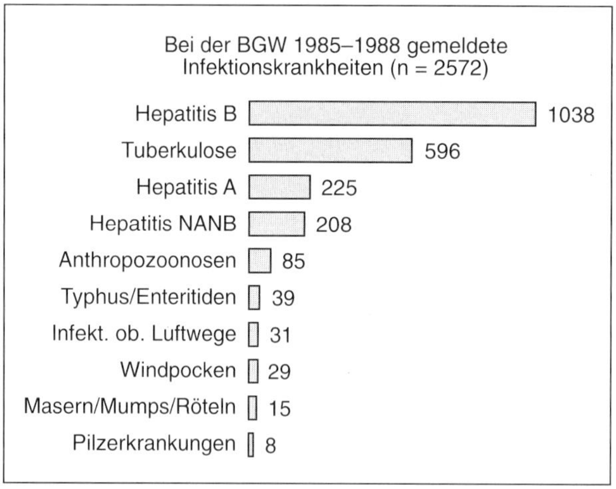

Abb. 1 Bei der Berufsgenossenschaft für Gesundheitsdienst und Wohlfahrtspflege in Hamburg gemeldete, berufsbedingte Infektionskrankheiten 1984–1988.

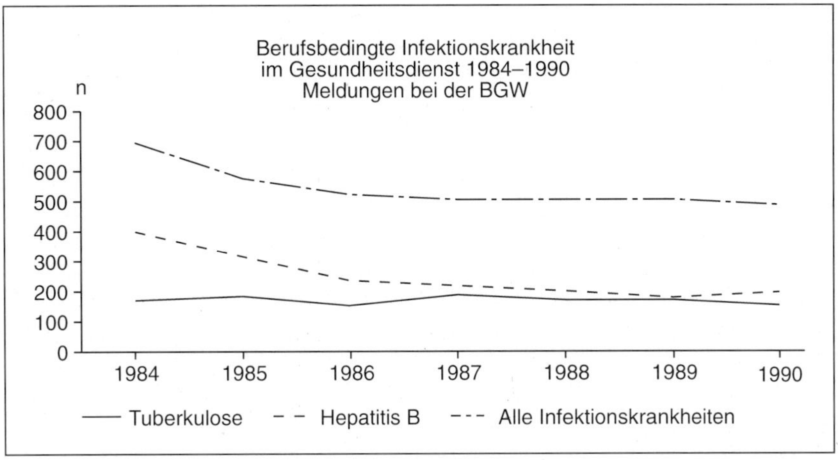

Abb. 2 Hepatitis B und Tuberkulose im Berufskrankheitsgeschehen bei Beschäftigten im Gesundheitsdienst. Nach Angaben der Berufsgenossenschaft für Gesundheitsdienst und Wohlfahrtspflege, Hamburg.

ten Hälfte der 80er Jahre eine Halbierung der Fälle zu verzeichnen war, muß der recht mäßige Rückgang im Falle der Hepatitis B mit Verwunderung registriert werden. Dies dürfte auf die zunächst nur zögerliche Akzeptanz bei der Plasmavakzine zurückzuführen sein (5). Bemerkenswert erscheint schließlich auch die Tatsache, daß sich bei den Tuberkulose-Fällen überhaupt kein Trend zur Reduktion der Erkrankung feststellen ließ. Vergleicht man die Tuberkulose- und die Hepatitis B-Inzidenzraten in der »alten Bundesrepublik« mit den Raten, die in Schweden bekannt wurden (6), so fällt auf, daß die Infektionsschutz-Maßnahmen im skandinavischen Gesundheitsdienst offenbar wesentlich besser greifen, als dies hierzulande der Fall ist (Abb. 3).

2. Infektionskrankheiten bei Beschäftigten im Gesundheitsdienst – Daten zur Immunitätslage

Da die Kenntnisse über das exakte Berufskrankheitengeschehen im Bereich des Gesundheitsdienstes – wie wir gesehen haben – immer noch lückenhaft sind und im Falle einiger Krankheiten ohne Zweifel von falsch-negativen Daten (z. B. Masern, Mumps, Röteln, Windpocken) ausgegangen werden kann, erschien es interessant, Daten zum Immunitätsstatus gegenüber den wichtigsten Infektionserregern bei Beschäftigten im Gesundheitsdienst zu erheben. Das nachfolgend präsentierte Zahlenmaterial bezieht sich auf die (etwa 6000) Beschäftigten des Universitätsklinikums Freiburg. Im Falle der Hepatitis A wurden die Durchseuchungsraten auch in drei anderen Krankenhäusern (Kreis Reutlingen) bestimmt.

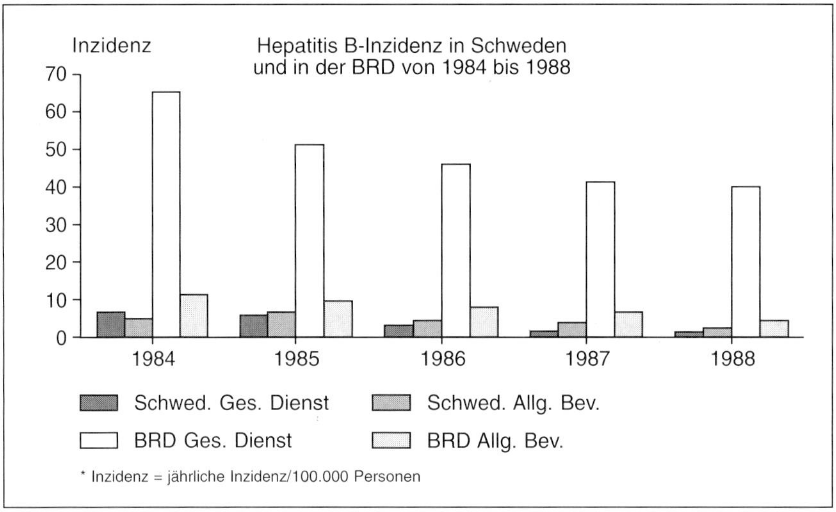

Abb. 3 Hepatitis B-Inzidenz in Schweden und in der Bundesrepublik Deutschland von 1984–1988. Ausgewertet wurden Daten der Berufsgenossenschaft für Gesundheitsdienst und Wohlfahrtspflege, Hamburg (BRD) und des Arbetsmiljöinstitutes, Solna (Schweden). Inzidenz = jährliche Inzidenz pro 100.000 beschäftigte Personen.

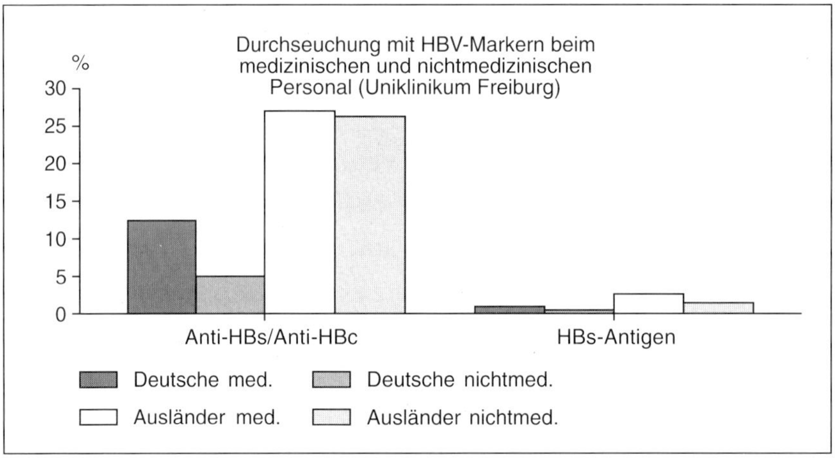

Abb. 4 HBs- und Anti-HBs bei Beschäftigten im Gesundheitsdienst (Universitätsklinikum Freiburg). Ergebnis einer Querschnittuntersuchung 1984/85 (n = 4218) (14)

2.1 Hepatitis B

1983–1985 wurde in den meisten Kliniken in der Bundesrepublik Deutschland mit der Hepatitis B-Schutzimpfung in größerem Rahmen begonnen, wobei die zu diesem Zeitpunkt eingesetzte Plasmavakzine (7) 1986 vom gentechnischen

Impfstoff (2) abgelöst wurde, der die Akzeptanz der Impfung deutlich verbesserte. Eine epidemiologische Untersuchung an mehr als 4000 Personen 1984/85 zeigte, daß die Durchseuchung bei im medizinischen Bereich Beschäftigten 2,5 mal höher lag als bei Personen, die keinen Kontakt mit Blut/Körperflüssigkeiten hatten (Abb. 4). Die Zunahme der Antikörperdurchseuchung in Abhängigkeit vom Berufs-/Lebensalter ist in Abb. 5 dargestellt. Große Unterschiede hinsichtlich der Immunitätslage ergaben sich bei der Auffächerung in die verschiedenen Berufsarten. So fiel vor allem die hohe Durchseuchung bei den (deutschen) Reinemachefrauen auf, die fast doppelt so hoch war wie beim Durchschnitt der medizinischen Beschäftigten, während die Kranken- und die Kinderkrankenbetreuer sowie die MTAs nur geringfügig über dem Durchschnitt lagen und bei den Ärzten ein etwas unterdurchschnittliches Risiko zu verifizieren war. Die im Falle der Reinemachefrauen erhobenen Daten konnten durch eine Längsschnittuntersuchung bestätigt werden, in deren Verlauf sich herausstellte, daß das Kanülenstichverletzungsrisiko bei dieser Berufsgruppe über dem der Ärzte und der Krankenbetreuer lag (Abb. 7). Die Unfälle ereigneten sich in erster Linie bei der Müllentsorgung, wobei auch zahlreiche Verletzungen durch Müllsacknadeln von nicht mehr identifizierbaren Patienten gemeldet wurden.

2.2 Hepatitis A

Im Hinblick auf die außerordentliche Haltbarkeit von Hepatitis A-Viren und die hohe Keimzahl vor allem im Stuhl (8) erhebt sich die Frage, bei welchen Beschäftigtengruppen im Gesundheitsdienst die Hepatitis A als Berufskrankheit

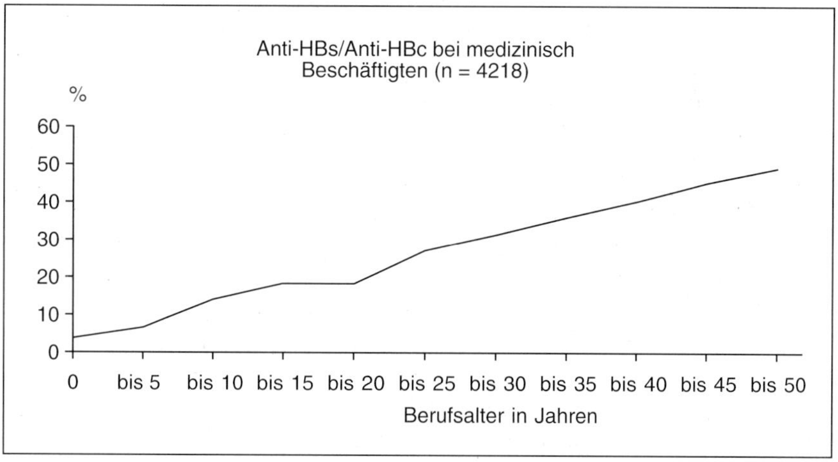

Abb. 5 Anti-HBs/Anti-HBc-Prävalenz der Beschäftigten im medizinischen Bereich in Abhängigkeit vom Berufsalter, n = 4218 (Universitätsklinikum Freiburg) (14)

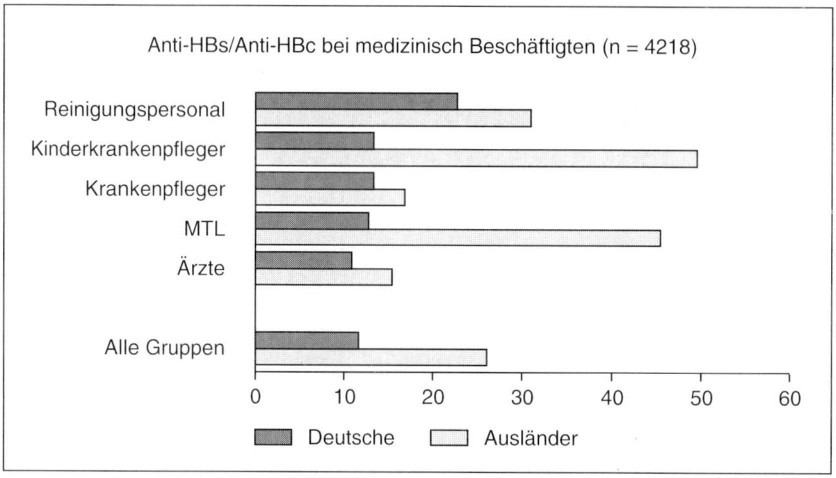

Abb. 6 Anti-HBs/Anti-HBc bei verschiedenen Berufsgruppen im medizinischen Bereich (Universitätsklinikum Freiburg, n = 4218). Ergebnisse einer Querschnittsuntersuchung 1984/85 (14)

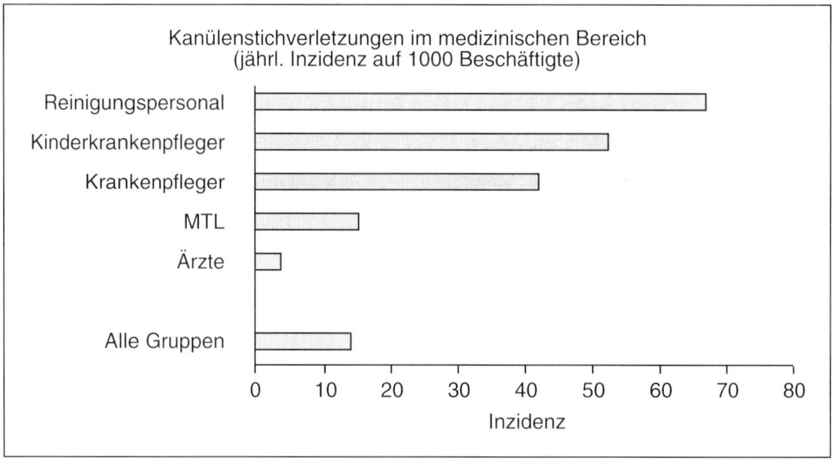

Abb. 7 Kanülenstichverletzungen im medizinischen Bereich, jährliche Inzidenz auf 1000 Beschäftigte (Universitätsklinikum Freiburg) (14)

zu werten ist. Im Rahmen einer groß angelegten Untersuchung konnte festgestellt werden, daß sich medizinisches und nicht-medizinisches Personal nicht signifikant unterschieden. Differenzen ergaben sich aber, wenn man zwischen Beschäftigten im Erwachsenenbereich der medizinischen Versorgung und in den pädiatrischen Abteilungen differenzierte (Abb. 8). Dreimal höher als die Durchseuchungsrate bei Beschäftigten im medizinischen Bereich lag die Anti-

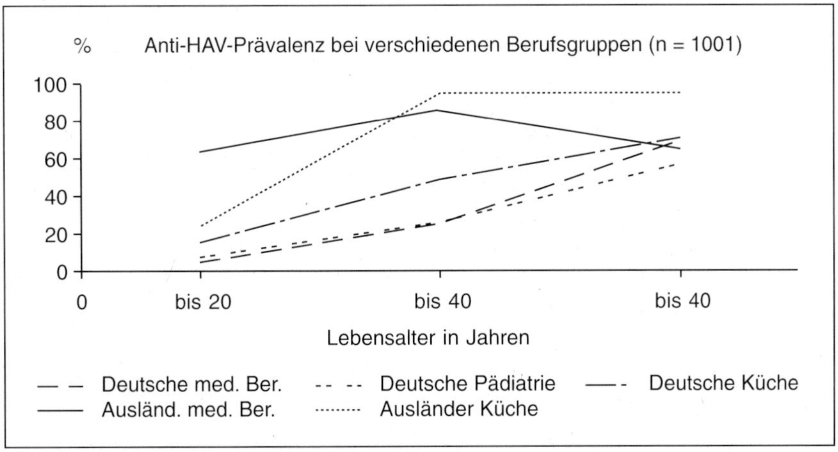

Abb. 8 Anti-HAV-Prävalenz bei Beschäftigten in den Bereichen Medizin, Pädiatrie und Küche. Ergebnisse einer Querschnittsuntersuchung im Universitätsklinikum Freiburg und den Krankenhäusern des Kreises Reutlingen (n = 1001) (16, 17)

HAV-Prävalenz bei Küchenbeschäftigten, wobei auch in der Altersgruppe der 30–40jährigen noch eine doppelt so hohe Durchseuchung bei dieser Berufsgruppe festzustellen war. Damit sollte diskutiert werden, inwieweit der Umgang mit rohen Speisen (vor allem bei häufigerem Probieren während der Zubereitung) für sich allein ein Hepatitis A-Risiko darstellt. Plausibel erscheinen die Ergebnisse vor allem vor dem Hintergrund von mehreren Berichten in der medizinischen Literatur, die sich mit Hepatitis A-Ausbrüchen im Lebensmittelbereich beschäftigen (9, 10).

Eine Impfindikation ergibt sich nach diesen Daten damit für Beschäftigte im Küchenbereich (Unterbrechung von Infektionsketten!) sowie in den pädiatrischen Abteilungen. Weiterhin sollten auch Beschäftigte in Infektionsstationen und entsprechenden Labors (z. B. Stuhllabors) in Impfaktionen einbezogen werden. Für Personen, die in Routineabteilungen im Gesundheitsdienst tätig werden, ist keine berufsbedingte Impfindikation erkennbar.

2.3 Masern

Aufgrund der in den letzten Jahren (leider nur) auf freiwilliger Basis durchgeführten Masern-Impfungen in der Bundesrepublik Deutschland hat sich die epidemiologische Lage insoweit geändert, als bei den unter 20jährigen mehr als 15% nicht immun sind (Abb. 9). Bei der Differenzierung von Antikörpertitern nach Berufen im medizinischen Bereich zeigt sich kein klarer Trend (Abb. 10).

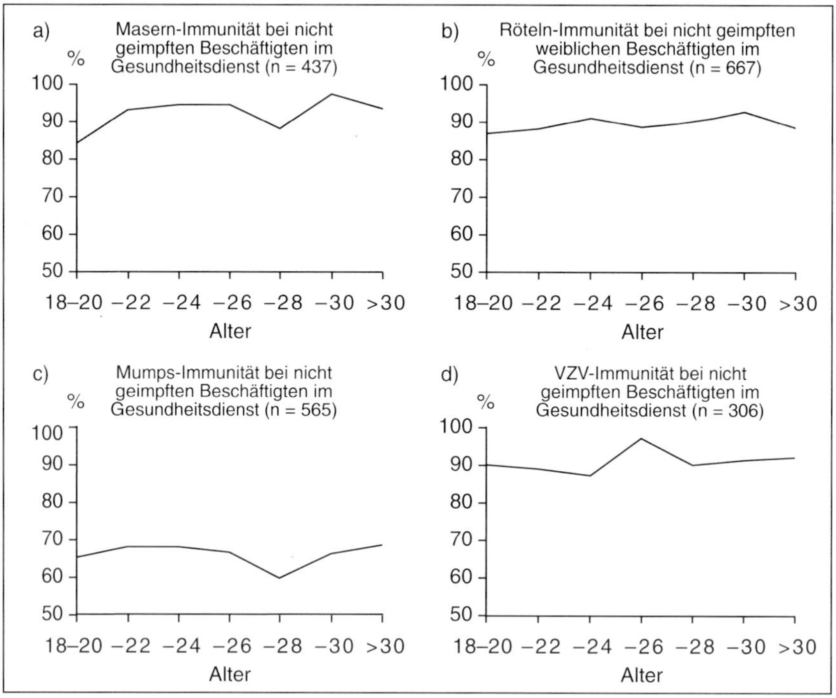

Abb. 9 Masern-, Mumps- und Varizellen-Immunität bei nicht-geimpften Beschäftigten im Gesundheitsdienst sowie Rötelnimmunität bei nicht-geimpften weiblichen Beschäftigten (Universitätsklinikum Freiburg) (14)

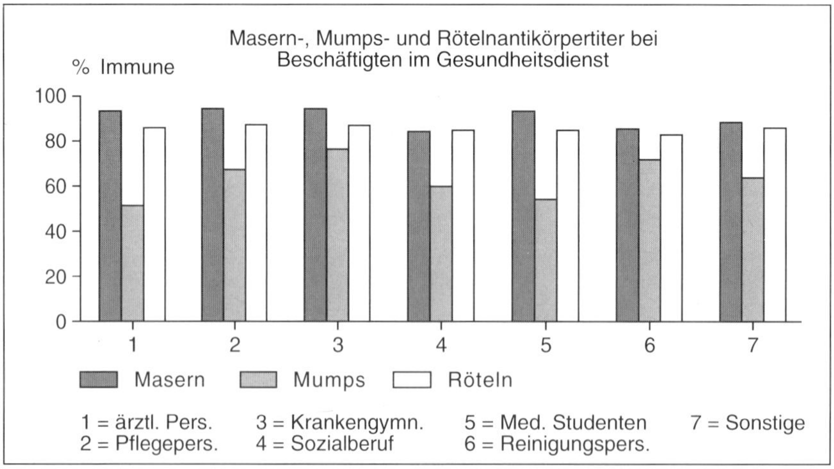

Abb. 10 Masern-, Mumps- und Röteln-Immunität bei Beschäftigten im Gesundheitsdienst nach Berufen differenziert, n = 437/565/667 (Universitätsklinik Freiburg) (18)

Aus diesem Grund sollte derzeit noch als minimale Indikation zum Antikörpertest die Beschäftigung im pädiatrischen Bereich bzw. der Umgang mit Kindern und Jugendlichen in anderen Bereichen der Medizin gelten. Nichtimmune sollten mit der Lebendvakzine geimpft werden.

2.4 Mumps

Ähnliche Überlegungen wie für die Masern gelten auch für die Infektion mit dem Mumpsvirus (Abb. 9, 11). Allerdings ist die Durchseuchung hier noch niedriger – dies wohl in erster Linie wegen der Differenzierung in die verschiedenen Berufssparten im medizinischen Bereich (Abb. 10) ergibt sich auch im Falle der Mumpsinfektion kein klares Bild, so daß die Minimalindikation zum Test bzw. zur Impfung ebenso zu stellen ist wie im Falle der Masern.

2.5 Röteln

Bei den Untersuchungen zur Röteln-Immunität fand sich eine etwas niedrigere Durchseuchung als im Falle der Masern (Abb. 9), während bei der Differenzierung in die verschiedenen Berufe ein recht monotones Bild imponierte (Abb. 10). Den Wert der Impfung demonstrierte eindrucksvoll die Untersuchung nach der Kategorie »ungeimpfte Frauen«, »ungeimpfte Männer« und »geimpfte Frau-

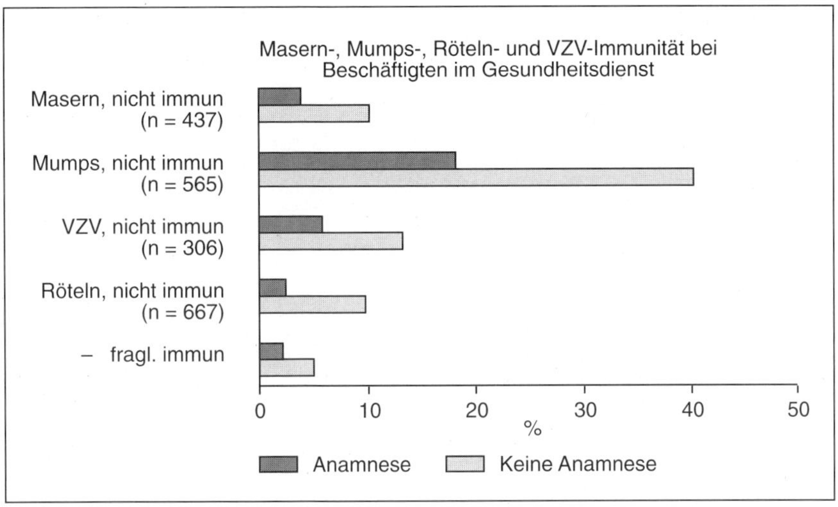

Abb 11 Masern-, Mumps-, Röteln- und VZV-Immunität bei Beschäftigten im Gesundheitsdienst in Abhängigkeit von der Anamnese. Ergebnisse einer Querschnittsuntersuchung bei Beschäftigten des Universitätsklinikums Freiburg (18, 19)

en«. Was den relativ hohen Unterschied in der Immunitätslage bei den nichtgeimpften Frauen bzw. Männern angeht, so dürfte hier der Grund wohl in den doch bisweilen erhobenen falsch-negativen Impfanamnesen liegen (Abb. 12).

Röteln-Tests/Impfungen sollten im Hinblick auf die Embryopathiegefahr bei Beschäftigten im Gesundheitsdienst bzw. bei den Patientinnen unter folgenden Voraussetzungen durchgeführt werden:

1. Alle Frauen im gebährfähigen Alter.
2. Alle Beschäftigten im gynäkologischen Bereich.
3. Alle Beschäftigten im pädiatrischen Bereich.

2.6 Varizellen

Bei Bestimmung der Anti-VZV-Durchseuchung ergaben sich hinsichtlich der Auffächerung in die verschiedenen Berufe keine Unterschiede. Hinsichtlich des Altersgangs waren die Ergebnisse fast mit denen der Masernuntersuchung (Abb. 9) identisch. Im Hinblick auf die Tatsache, daß der Impfstoff recht teuer ist, sollte derzeit als Minimalindikation zum Test/zur Impfung eine Beschäftigung im pädiatrisch-onkologischen Bereich gelten – dies in erster Linie nicht nur aus arbeitsmedizinischer Indikation heraus (Beschäftigtenschutz), sondern vielmehr aus klinikhygienischen Gründen (Patientenschutz, hohe Mortalitätsraten bei onkologischen Patienten im Falle einer VZV-Infektion) (11).

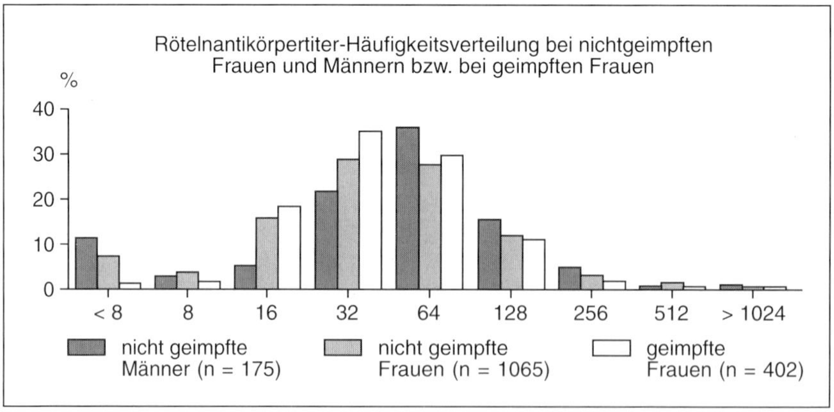

Abb. 12 Röteln-Antikörpertiter-Häufigkeitsverteilung bei nicht-geimpften Frauen und Männern bzw. bei geimpften Frauen. Ergebnisse einer Querschnittsuntersuchung bei Beschäftigten des Universitätsklinikums Freiburg, n = 1642.

Die Tuberkulosegefährdung von Beschäftigten im Gesundheitsdienst wurde mit Hilfe der Tuberkulintestung ermittelt (Abb. 13). Dabei stellte sich heraus, daß sich Beschäftigte im medizinischen und nicht-medizinischen Bereich nur in der Altersgruppe der 20–30jährigen voneinander unterscheiden. Eine Längsschnittstudie zeigte, daß die aus dem Ergebnis der in Abb. 13 zu errechnende Tuberkulintest-Konversionsrate von etwa jährlich 2% auch heute noch Gültigkeit hat. Dies dürfte darauf hindeuten, daß bei einer allgemein pro hundert Tuberkulinpositive in der Größenordnung von 5–10% angegebenen, im späteren Leben tatsächlich auftretenden Tuberkulosefällen in den nächsten Jahren nicht mehr mit einer signifikanten Abnahme der Bedeutung dieser Krankheit zu rechnen sein dürfte. Was die Tuberkuloserisiken bei den verschiedenen Berufsgruppen angeht, so konnten keine stärkeren Abweichungen ermittelt werden. Starke Unterschiede ergaben sich aber bei den Tuberkulin-Konversionen in den verschiedenen Abteilungen des Freiburger Universitätsklinikums: Damit kristallisiert sich heutzutage vor allem ein Bereichsrisiko heraus, das alle Berufsgruppen in den entsprechenden Abteilungen gleichermaßen trifft. Als Risikobereich Nr. 1 ist hier die Pathologie anzusehen (Abb. 14), am geringsten sind die Konversionsraten in den Bereichen Ophthalmologie, Neurologie und Neurochirurgie.

Was die BCG-Impfung als Präventionsmaßnahme zum Schutz vor Tuberkulose angeht, so wird die Indikation zur Immunisierung im europäischen Raum unter-

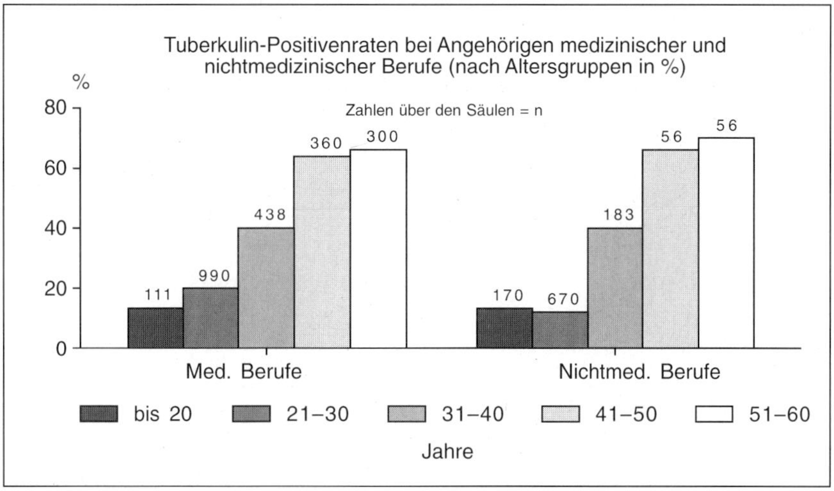

Abb. 13 Abhängigkeit der Tuberkulin-Test-Reaktion bei nicht-geimpften Beschäftigten im Gesundheitsdienst vom Alter. Ergebnisse einer Querschnittsuntersuchung bei Beschäftigten des Universitätsklinikums Freiburg, n = 3583 (20)

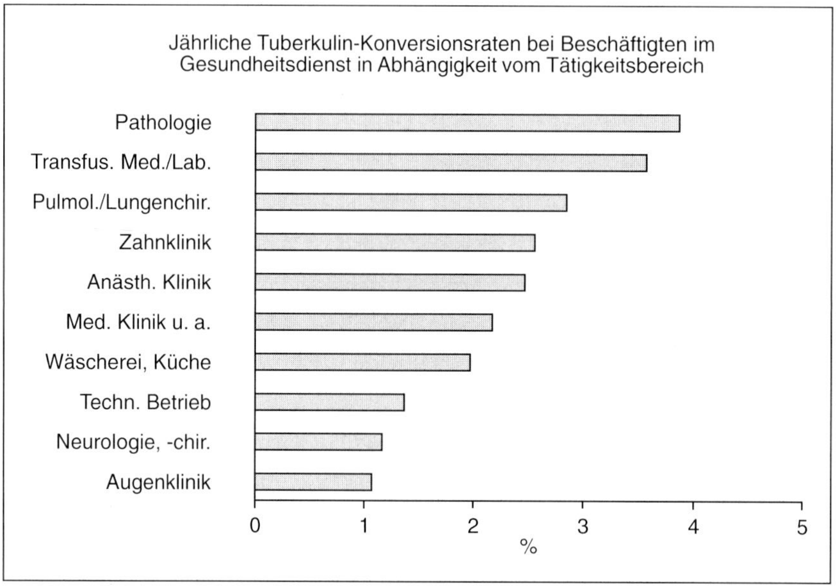

Abb. 14 Jährliche Tuberkulinkonversionsrate bei Beschäftigten im Gesundheitsdienst in Abhängigkeit vom Beschäftigungsort. Ergebnisse einer Längsschnittuntersuchung bei Beschäftigten des Universitätsklinikums Freiburg, n = 246 (20)

schiedlich gesehen: In Schweden werden beispielsweise Tuberkulin-Negative in Hochrisikobereichen (z. B. Pathologie, Pulmologie) geimpft, während man hierzulande aus verschiedenen Gründen von der Impfempfehlung bei Beschäftigten im Gesundheitsdienst abgekommen ist. Einerseits bietet die Impfung nur einen Superinfektionsschutz bei einem gewissen Teil der Immunisierten, andererseits werden aufgrund der in den meisten Fällen erreichten Tuberkulinkonversionen häufigere Thoraxaufnahmen erforderlich und schließlich kann es bekanntlich im Gefolge der Impfung zu Ulzerationen an der Impfstelle kommen (12). Im Hinblick darauf, daß die Behandlung der Tuberkulose heutzutage gut möglich ist, sehen die Unfallverhütungsvorschriften derzeit nur eine lückenlose Überwachung mit Hilfe von Tuberkulintests (bei Tuberkulin-Negativen) bzw. mit Hilfe des Thoraxröntgens (bei Tuberkulin-Positiven bzw. bei Konversion) vor.

2.8 Andere Infektionskrankheiten

Was die weiteren Impfungen bei Beschäftigten im Gesundheitsdienst angeht, so sollte in Zukunft sorgfältig die epidemiologische Entwicklung bei der Diphtherie beobachtet werden. Regelmäßige Schluckimpfaktionen und die Aufrechterhaltung eines Tetanusschutzes gehören ebenso in den Arbeitsbereich von Betriebsärzten im Gesundheitsdienst wie das Angebot von Influenzaimpfungen (Tab. 1).

Krankheit	Komplikationen	Impfstoff	Verabreichung	Wer sollte geimpft werden?
Diphtherie		Toxoid	mehrfach	beim Auftreten einer Epidemie alle Beschäftigten ohne nachweisbaren Impfschutz, ansonsten Impfempfehlung, z. B. Verwendung der Kombinationsvakzine dT
Hepatitis A		tot	mehrfach	Beschäftigte im pädiatrischen Bereich sowie auf Infektionsstationen, in mikrobiologischen Labors und in Küchen
Hepatitis B		tot gentechn.	mehrfach	alle seronegativen Beschäftigten mit Blut-Körperflüssigkeitenkontaktmöglichkeit
Influenza		tot	mehrfach	regelmäßiges Angebot bzw. beim Drohen einer Epidemie, alle Beschäftigten
Masern	Enzephalitis Otitis	lebend	einmalig	seronegative Beschäftigte im pädiatrischen Bereich
Mumps	Meningitis Orchitis Pankreatitis	lebend	einmalig	seronegative Beschäftigte im pädiatrischen Bereich
Röteln	Embryopathie	lebend	einmalig	seronegative Beschäftigte in Pädiatrie/Geburtshilfe/-Ambulanzen, seronegative, gebärfähige Frauen
Poliomyelitis		lebend	mehrfach	alle Beschäftigten z. B. im Rahmen von Impfaktionen
Tetanus		Toxoid	mehrfach	Beschäftigte im gärtnerischen und technischen Bereich obligatorisch, Angebot an alle Beschäftigte
Tuberkulose		lebend	einmalig (BCG)	auf freiwilliger Basis allenfalls Beschäftigte in der Pulmologie und Lungenchirurgie
Varizellen	Fetopathie Enzephalo-Meningomyelitis	lebend	einmalig	seronegative Beschäftigte im pädiatrischen bzw. mindestens im pädiatrisch-onkologischen Bereich

Tab. 1 Indikation und Durchführung von Impfungen bei Beschäftigten im Gesundheitsdienst

3. Ergebnis von Schutzimpfungen bei Beschäftigten im Gesundheitsdienst

Die häufigste, bei Beschäftigten im Gesundheitsdienst vorgenommene Impfpräventionsmaßnahme ist derzeit die Hepatitis B-Schutzimpfung. Weiterhin bestehen einige Erfahrungen mit der (Erwachsenen)-Impfung gegenüber dem Mumps-, dem Masern- und dem Röteln-Erreger.

3.1 Ergebnisse der Hepatitis B-Schutzimpfung

Die Effizienz der Hepatitis B-Schutzimpfung muß nach den Erfahrungen der letzten Jahre als sehr gut bezeichnet werden. Bei der Testung verschiedener Impfschemata ergaben sich bei einer Untersuchung an 750 Probanden in Freiburg die in Abb. 15 wiedergegebenen Resultate. Ähnliche Ergebnisse wurden später auch von JILG et al. bei einer kleineren Stichprobe erhalten (13). Die höchsten Titer wurden mit dem Schema 0-1-12 Monate erreicht, während das Kurzschema 0-1-2 Monate wesentlich schlechter abschnitt. Die Ergebnisse legen den Schluß nahe, daß nur in Fällen mit höchster Expositionswahrscheinlichkeit gegenüber dem HBV nach dem Impfregime 0-1-2 Monate verfahren werden sollte, während bei lang planbarer Exposition (z. B. bei Medizinstudenten vor dem Physikum) das Schema 0-1-12 Monate zur Anwendung kommen sollte. In allen übrigen Fällen sollte man nach dem klassischen Impfschema 0-1-6 Monate verfahren.

Was die Hepatitis B-Boosterimpfung angeht, so ist die Frage von Interesse, wann spätestens eine solche Vakzinegabe notwendig wird. Zur Klärung dieses Problems wurden 125 Probanden geimpft, bei denen Antikörpertiter unter 100

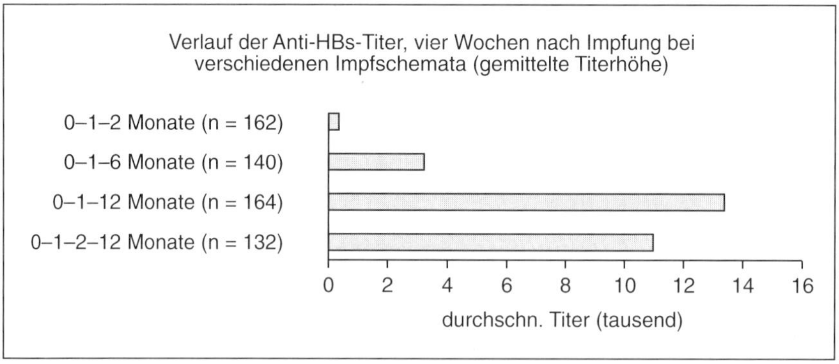

Abb. 15 Verlauf der Anti-HBs-Titer bei Anwendung verschiedener Impfschemata. Abszisse: Verlauf der Impfung (Monate); Ordinate: Mittleres Anti-HBs in Units pro Liter: Zum Zeitpunkt 1 (Abszisse) wurde Anti-HBc bestimmt, zu den anderen Zeitpunkten Anti-HBs (21)

Einheiten/Liter gefunden wurden. Die Ergebnisse zeigen, daß der Multiplikationseffekt beim Anti-HBs bei allen Antikörpertitern unter 100 U/l in etwa gleich bleibt und in der Größenordnung zwischen 70- und 100fach liegt (Tab. 2). Zur Frage, wie schnell die Antikörpertiter abfallen, wurden nach einem Zeitraum bis zu sechs Jahren nach Impfung die Antikörpergehalte im Serum vom Geimpften untersucht. Dabei stellte sich heraus, daß auch nach sechs Jahren immer noch ein sehr kleiner Prozentsatz von unter 5% der Geimpften keinen Schutz mehr aufwies (Abb. 16). Bei zahlreichen Verlaufsbeobachtungen wurde darüber hinaus festgestellt, daß das Anti-HBs von einer Kontrolle zur nächsten plötzlich stark anstieg. Dies kann nur so interpretiert werden, als infektiöse Kontakte (HBV-haltiges Blut) eine Boosterung des Anti-HBs bewirkt hatten. Was die postexpositionelle Hepatitis B-Prophylaxe angeht, so zeigt Tab. 3 den Verlauf

Anti-HBs vor Impfung (IU/L)	mittleres Anti-HBs (IU/L) vor Impfung (A)	nach Impfung (E)	E/A
0	0	1180	
1 – 29	15,8	1471	93
30 – 60	46	3333	72
61 – 100	84	7758	92
Bestimmung von Anti-HBs nach Impfung jeweils nach 4 Wochen			

Tab. 2 Hepatitis B-Booster-Impfung. Abhängigkeit der Anti-HBs-Endtiter von den Ausgangstitern. Ergebnisse einer Untersuchung bei 125 Hepatitis B-geimpften Beschäftigten des Universitätsklinikums Freiburg mit Impftiterabfall auf weniger als 100 Einheiten pro Liter.

Art der Prophylaxe	n	Hepatitis	Serokonversion	keine Infektion
keine	17	10	1	6
2 × HBIG	29	4	6	19
1 × HBIG	16	0	3	13
2 × HBIG simultane Hepatitis B-Impfung	13	0	0	13

Tab. 3 Verlauf von HBs-positiven Nadelstichverletzungen bei 75 Beschäftigten des Universitätsklinikums Freiburg in Abhängigkeit von der Art der Prophylaxe, Ergebnisse einer Längsschnittuntersuchung 1976–1988, HBIG = Hepatitis B-Immunglobulin

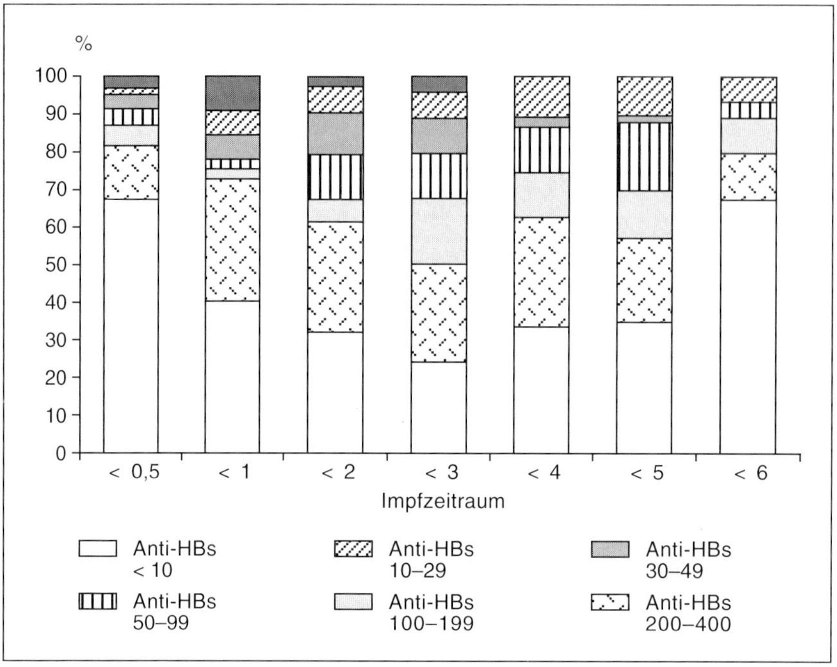

Abb. 16 Anti-HBs bei n = 467 Impflingen mit Plasmavakzine (HB Vax) in Abhängigkeit vom Zeitpunkt der Impfung. Anti-HBs > 400 V/l = Weiße Säulenanteile.

von HBs-positiven Nadelstichverletzungen in Abhängigkeit von der Art der Prophylaxe. Dabei schneidet die simultane HBIG/HBs-Vakzinegabe am besten ab, während ohne Prophylaxe eine Infektionswahrscheinlichkeit von mehr als 50% besteht. HBIG sollte möglichst innerhalb von 48 Stunden nach Verletzung verabreicht werden. Zur Indikationssicherung sollten beim Empfänger des Nadelstichs und beim Spender Anti-HBs bzw. HBs getestet werden.

Eine Kosten-Nutzen-Rechnung der Hepatitis B-Schutzimpfung wurde als Längsschnittuntersuchung 1979–1988 am Universitätsklinikum Freiburg durchgeführt. Dabei stellte sich heraus, daß 1979–1988, bedingt durch Hepatitis B-Erkrankungen beim Personal und durch Maßnahmen durch Kanülenstichverletzungen (Inflationsraten-bereinigt, Stichtag 1. 1. 89) 1.038.000,00 DM aufgewendet werden mußten. Die Aufwendungen in den einzelnen Jahren zeigt Abb. 17. Die Kosten für die Hepatitis B-Erkrankungen konnten seit Einführung der aktiven Schutzimpfung 1983 stark gesenkt werden und 1985–1988 (und auch im Zeitraum 1988–1990) trat kein einziger Krankheitsfall mehr auf. Die jährlichen Kosten für die Hepatitis B-Erkrankungen und Maßnahmen nach Stichverletzungen lagen in den Jahren vor der Impfung bei 197.000,00 DM jährlich und

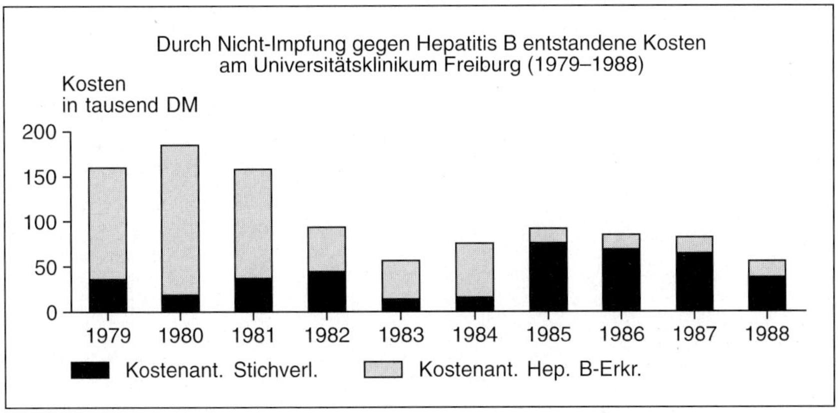

Abb. 17 Durch Hepatitis B-Erkrankungen (Lohnfortzahlungen, MdE-Renten, Krankengeld, Behandlungskosten) und Kanülenstichverletzungen (serologische Tests, passive Immunisierungen) bedingte Kosten (Universitätsklinik Freiburg). Ergebnisse einer Längsschnittuntersuchung von 1979–1988 (22)

1983–1988 bei jährlich 190.000,00 DM. Damit konnte innerhalb von 5 Jahren nach Beginn der Schutzimpfung eine Kosten-Nutzen-Parität erreicht werden.

Was die epidemiologischen Auswirkungen der Hepatitis B-Schutzimpfung angeht, so konnte bei jeweils 4000 Beschäftigten des Universitätsklinikums Freiburg im Rahmen zweiter Querschnittsuntersuchungen 1984/85 und 1989/90 gezeigt werden, daß die Anti-HBs/Anti-HBc-Prävalenz aufgrund der Impfung deutlich reduziert werden konnte, wobei der Effekt wohl darin bestand, daß ältere immune Mitarbeiter aus Altersgründen ausschieden und bei den jungen, nicht-immunen Mitarbeitern eine gute Durchimpfungsrate erzielt werden konnte (Abb. 18).

3.2 Weitere Impfungen bei Beschäftigten im Gesundheitsdienst

Daß Masern-, Mumps- und Röteln-Erwachsenenimpfungen durchaus gute Resultate erbringen können, zeigte die Vakzinegabe bei etwa 200 nicht-immunen Beschäftigten: So ergaben sich bei der Mumps- bzw. bei der Masern-Impfung Erfolgsraten von 80–90% (Abb. 19), während die Antikörperbildung bei Rötelngeimpften sogar noch wesentlich positiver verlief (Tab. 4). Es würde hier sicherlich zu weit führen, wollte man diskutieren, warum einige Beschäftigte nicht auf die Mumps- bzw. auf die Masern-Impfung reagierten. Darüber hinaus bestand und besteht die Möglichkeit, daß bei einer ganzen Reihe von Personen eine zelluläre, aber keine nachweisbare humorale Immunität feststellbar ist. Viel wichtiger dürfte aber der Einfluß von (unerkannten) Infektionen zum Zeitpunkt der Impfung sein: Dies ließ sich im Falle der Mumpsvakzinegabe zeigen,

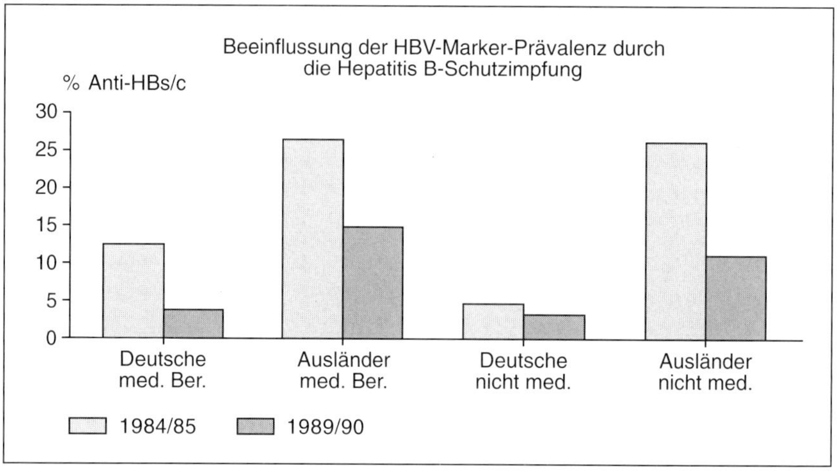

Abb. 18 Anti-HBs/Anti-HBc-Prävalenz (%) bei Beschäftigten im Gesundheitsdienst vor 1984/85 (n = 4218) und 5 Jahre nach (1989/1990, n = 4087) Einführung der Hepatitis B-Schutzimpfung.

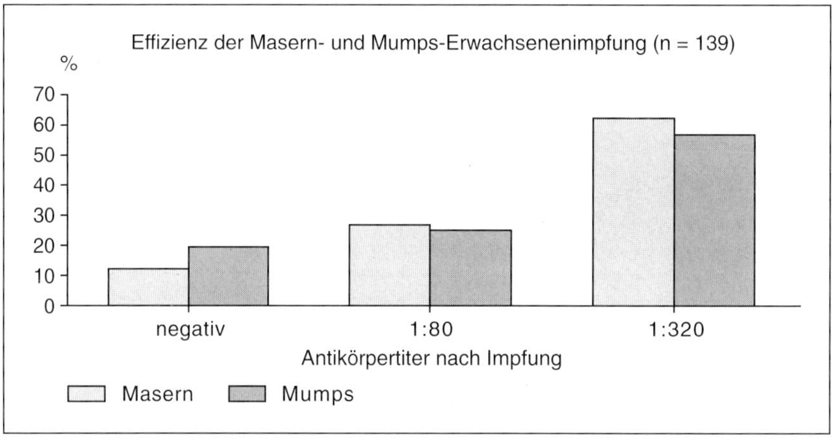

Abb. 19 Effizienz der Masern- und der Mumps-Erwachsenenimpfung bei 139 Beschäftigten des Universitätsklinikums Freiburg.

wo drei nach der ersten Impfung noch negative Beschäftigte nochmals geimpft wurden und dann eine Serokonversion zeigten. Bei drei nach der ersten Vakzinegabe noch nicht immunen Maserngeimpften reagierten zwei positiv auf die zweite Impfung, während ein Beschäftigter weiterhin seronegativ blieb.

Die Erfahrungen mit der Varizellen-Impfung sind zum derzeitigen Zeitpunkt noch nicht so weit gediehen, daß man hier ein einheitliches Bild darstellen könnte.

Titer	< B	B	davon HIG +	16	32	64	> 64
vor Impfung	39	20	10	0	0	0	0
nach Impfung	0	7	3	24	22	4	2

Tab. 4 Ergebnis der Röteln-Schutzimpfung bei 66 nicht-immunen Probanden: Immunitätsmarkerverteilung vor bzw. nach Impfung

Berufsgruppe	n
Ärztin/Arzt	39
Medizinstudenten vor dem PJ	139
Zahnmedizinstudenten im klinischen Studienabschnitt	105
Krankenschwester/-pfleger (inkl. Auszubildende)	149
MTA/CTA/MTR (inkl. Auszubildende)	71
Krankengymnasten (inkl. Auszubildende)	84
Sonstige Krankenhausbeschäftigte	23
Berufsschüler	129
Berufskollegsschüler	116
Gymnasiasten	383
Gesamt	1291

Tab. 5 Zusammensetzung des zur Impfproblematik befragten Kollektivs

Was die Hepatitis A-Impfung angeht, so wurden an verschiedenen Zentren größere Kollektive geimpft, wobei sich Serokonversionsraten von über 90% ergaben. Was die eigenen Impfversuche angeht, so wurden Versuche mit der SmithKlineBeecham- und der Flehmig-Vakzine (3) vorgenommen, die Serokonversionsraten von mehr als 95% erbrachten.

4. Akzeptanz von Impfungen bei Beschäftigten des Gesundheitsdienstes

Da keine der bei Beschäftigten des Gesundheitsdienstes angewandten Impfungen – wie überhaupt keine einzige Immunisierungsmaßnahme in der BRD – obligatorisch verabreicht wird, ist es eine der wichtigsten Aufgaben der hier tätigen Betriebsärzte, die Mitarbeiter zum Impfen zu motivieren. Um den Stand der Meinungen zum Thema »Schutzimpfungen« zu testen, untersuchten wir die Problematik mit Hilfe eines detaillierten Erhebungsbogens, der insgesamt 44 Fragen zum Impfschutz enthielt, wobei einige Fragen noch in Unterfragen unterteilt waren. Mit in die Aktion einbezogen wurden Angehörige des Gesundheitsdienstes einschließlich Studenten und Zahnmedizinstudenten und als Kontrollgruppe diente ein Schülerkollektiv aus 4 (alten) Bundesländern, wobei von insgesamt 1291 Personen Daten ausgewertet werden konnten (Tab. 5). Wie sehr die AIDS-Problematik inzwischen auch die Diskussion um Impfungen beeinflußt, wird deutlich, wenn man sich die außerordentlich hohe Zustimmung zu dem Satz »Wenn es einen Impfstoff gegen AIDS gäbe, würde ich mich auf jeden Fall damit impfen lassen« anschaut (Abb. 20). Interessant fielen die Antworten im speziellen Frageteil aus, der sich mit den letzten aktiven Schutzimpfungen und Urteilen über spezielle Immunisierungsmaßnahmen auseinandersetzte. Der Meinung, daß Erwachsene keinen entsprechenden Impfschutz gegenüber einer ganzen Reihe von Krankheiten benötigen, teilten – je nach Gruppe unterschiedlich, dermaßen viele Befragte, daß hier besser von einem bestehenden »Unkenntnisstand«, als von fundierten Kenntnissen geredet werden darf (Abb. 21). Interessanterweise gab es keine wesentlichen Unterschiede zwischen den befragten Schülern und den Angehörigen des Gesundheitsdienstes, was die Fragen der Impfindikation angeht (Abb. 22). Bei der Kontrolle der Impfdokumente zeigte sich, daß die Teilnahme an Schutzimpfungen noch wesentlich schlechter war als die Einschätzung »diese Immunisierungsmaßnahme ist sinnvoll« (Abb. 23). Damit ergibt sich als Fazit, daß bei den meisten Befragten in Sachen »Schutzimpfung« nicht nur erhebliche Informationsdefizite bestehen, sondern auch eine relativ hohe Indifferenz gegenüber dem

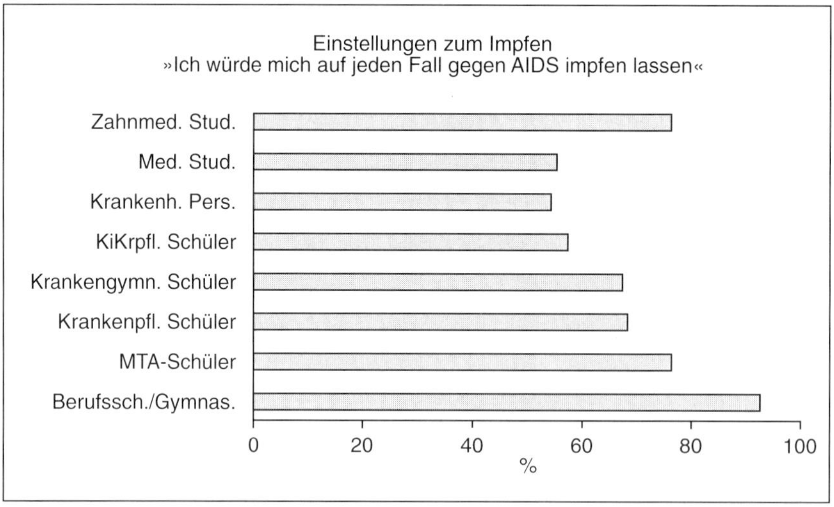

Abb. 20 Positive Antworten auf die Frage »Wenn es einen Impfstoff gegen AIDS gäbe, würde ich mich dagegen impfen lassen« bei Beschäftigten des Universitätsklinikums Freiburg und verschiedenen Ausbildungsgruppen in vier Bundesländern, n = 1291.

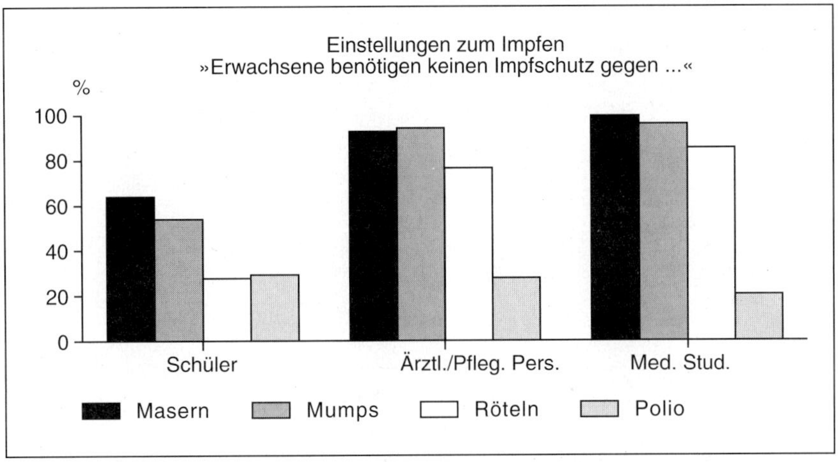

Abb. 21 Ja-Antworten auf die Frage »Impfungen gegen ... sind bei Erwachsenen nicht nötig, weil von diesen Krankheiten ohnehin nur Kinder befallen werden«. Weiße Säulen: Beschäftigte; schwarze Säulen: Medizinstudenten im 10. Semester, Angaben in %, n = 663. Ergebnisse einer Querschnittserhebung bei Beschäftigten des Universitätsklinikums Freiburg (23, 24)

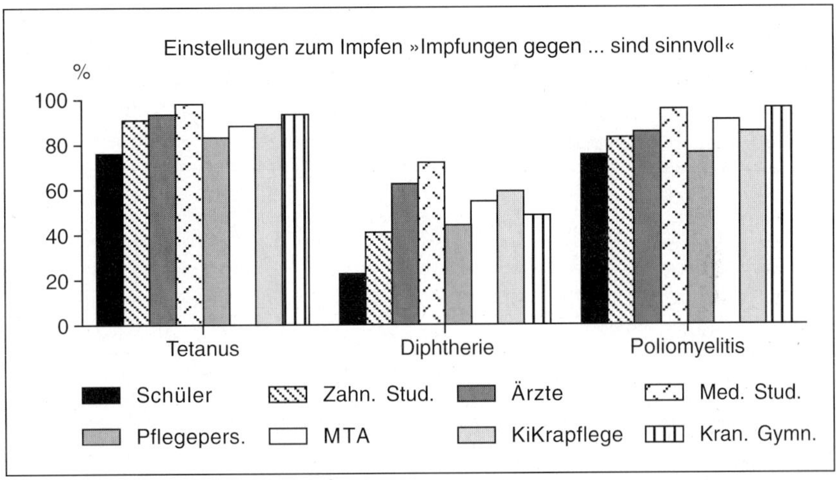

Abb. 22 Urteil »Die Impfung ist sinnvoll« über verschiedene Schutzimpfungen. Ergebnisse einer Befragung bei 1291 Personen.

eigenen Impfschutz. Bei den Beschäftigten im Gesundheitsdienst läßt sich damit feststellen, daß der Informationsstand sich nicht wesentlich von denen in der Allgemeinbevölkerung unterscheidet. Angesichts der Tatsache, daß wir es hier mit einer Gruppe zu tun haben, die durch mangelnde Impfprophylaxe nicht nur ein persönliches Risiko eingeht, sondern gleichzeitig eine Gefahr für an-

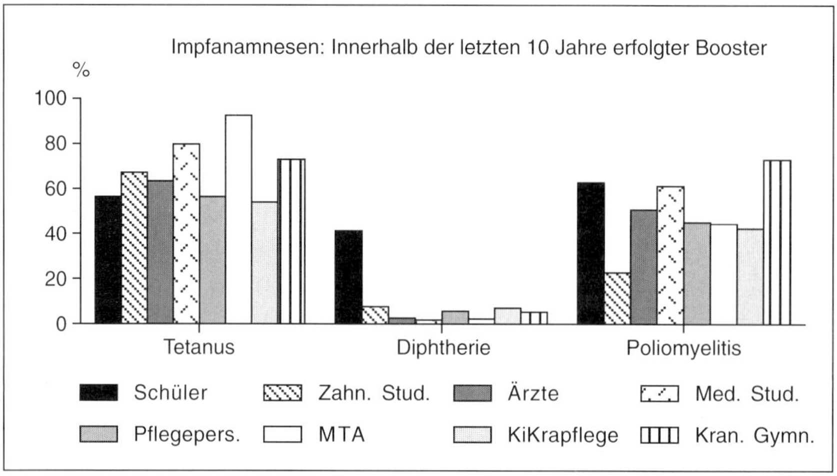

Abb. 23 Zeitraum der letzten aktiven Schutzimpfung gegenüber verschiedenen Infektionskrankheiten, n = 1291 (23, 24)

dere darstellen kann, erscheinen Überlegungen angebracht, wie man über eine verbesserte Impfprophylaxe zu einem besseren Impfstatus der Beschäftigten im Krankenhaus kommen kann. Die distanzierte bis ablehnende Haltung gegenüber bestimmten Impfungen am Arbeitsplatz Krankenhaus rührt sicherlich zu einem großen Teil daher, daß man die statistische Wahrscheinlichkeit des eigenen Betroffenseins gegen Null veranschlagt und daher keine Notwendigkeit sieht, für diesen Eventualfall einen Schutz zu suchen. Daß die Anstrengungen, die notwendig sind, auch bei der Bevölkerung einen effektiveren Impfschutz zu erreichen, weit über den Bereich des Gesundheitsdienstes hinausreichen müßten, zeigen exemplarisch die Ergebnisse der Schülerbefragung, deren Resultate sich teilweise mit anderen in diesem Bereich durchgeführte Untersuchungen decken – obwohl ein anderer Untersuchungsansatz gewählt wurde. Im Falle der Gesundheitsberufe stellt sich das Problem, daß zum Beispiel zwar vor der ärztlichen Ausbildung eine obligatorische Vorstellung bei den für das Gesundheitswesen zuständigen Arbeitsmedizinern vorgesehen ist, diese aber in der Regel erst im 10. klinischen Semester erfolgt. Dabei wäre es wichtig, auch im Hinblick auf eventuelle Schwangerschaften in der Studienzeit zumindest hinsichtlich des Rötelnschutzes Einfluß auf die zukünftigen Studentinnen zu nehmen, vom Hepatitis B-Problem ganz zu schweigen. Untersuchungen vor dem Studium könnten entweder vom öffentlichen Gesundheitsdienst oder von den an den Universitätskliniken tätigen Arbeitsmedizinern übernommen werden – unter der Voraussetzung, daß hier auch stellenmäßig eine Annäherung an die gesetzlichen Vorgaben erfolgt. Politisch sicherlich sehr viel schwerer durchzusetzen sind derzeit obligatorische Impfmaßnahmen.

Für engagierte Mitarbeit bedanken sich die Autoren bei

Wolfgang Achenbach, Hans Berthold, Waltraud Bitzenhofer, Hans-Jochen Grundmann, Lars Hambraeus, Brigitte Kleimeier, Herbert Kössler, Dorothea Köster, Thomas Koty, Achim Rauch, Christoph Schrenk, Ulrich Stößel, Helmut Strohhäker, Horst Studte, Bärbel Sydow, Ulf von Heyden, Jürgen Walcher, Christoph Wanner und Gudrun Wehrle.

Für die Überlassung der Berufskrankheitendaten danken wir Herrn Dipl.-Ing. S. Dinse von der Berufsgenossenschaft für Gesundheitsdienst und Wohlfahrtspflege Hamburg.

Zusammenfassung

Die Arbeit behandelt die Bedeutung der verschiedenen Infektionskrankheiten (Hepatitis B, Hepatitis A, Masern, Mumps, Röteln, Varizellen, Tuberkulose u. a.) im Lichte der Epidemiologie der Erkrankungen und des Immunitätsstatus bei Beschäftigten im Gesundheitsdienst. Vor allen Dingen bei der Hepatitis B-Schutzimpfung lassen sich hinsichtlich der Effizienz in den letzten Jahren aufgrund eigener Studien gute Erfolge nachweisen. Anhand von Befragungen bei Beschäftigten und Auszubildenden des Gesundheitsdienstes kann aber auch nachgewiesen werden, daß die Akzeptanz von Schutzimpfungen zum Teil noch erheblich unterentwickelt ist und hier eine wichtige Aufgabe der Betriebsärzte im Krankenhaus liegt.

Literatur

1) Berufsgenossenschaft für Gesundheitsdienst und Wohlfahrtspflege, jährlich aktualisierte Berufskrankheitenstatistik.
2) SCOLNICK, E. M., McLEAN et al.: JAMA 2512, 2812–2815 (1984).
3) FLEHMIG, B.: In: F. HOFMANN, U.STÖSSEL (Hrsg.): Arbeitsmedizin im Gesundheitsdienst, Band 3, Gentner Verlag Stuttgart, 89–95 (1988).
4) DINSE, S.: Berufsgenossenschaft für Gesundheitsdienst und Wohlfahrtspflege, persönliche Mitteilung.
5) HOFMANN, F., U. VON HEYDEN, H. BERTHOLD, U. STÖSSEL: Arbeitsmed. Sozialmed. Präventivmed., 22, 179–182 (1987).
6) HOFMANN, F., L. HAMBRAEUS, M. HAGBERG, M. BÖTTIGER: In: HOFMANN, F. , U. STÖSSEL, (Hrsg.), Arbeitsmedizin im Gesundheitsdienst Band 5, Hrsg. Gentner Verlag Stuttgart 127–131 (1991).
7) HILLEMAN, M. R., E. BUYNAK et al.: In: SZMUNESS, W. et al. (Hrsg.): Viral hepatitis 1981, International Symposium, Franklin Institute Press, 385–397 (1982).
8) SOBSEY, M. D., P. A. SHIELDS, F. S. HAUCHMAN et al.: In: ZUCKERMANN, A. J. (Ed): Viral hepatitis and liver disease. Alan R. Liss., 121–124 (1988).
9) DIENSTAG, J. L. et al.: Internal Medicine 83, 647 (1975).
10) RICHARDS, G. P.: Journal of Food Protection 48, 121–124 (1985).
11) PREBLUD, S. R.: Pediatrics 68, 14–17.
12) BERGDAHL, S., M. FELLANDER, J. ROBERTSON: 58 B 212–216 (1976)
13) JILG, W., M. SCHMIDT, F. DEINHARDT: J. Inf. Dis. 160, 766–769 (1989).
14) HOFMANN, F., B. KLEIMEIER, C. WANNER, H. BERTHOLD: Arbeitsmed. Sozialmed. Präventivmed. 22, 49–52 (1987).
15) HOFMANN, F., W. ACHENBACH, H. BERTHOLD, S. HEIDENREICH: J. occ. health. safety 4, 335–341 (1988).

16) KÖSTER, D., F. HOFMANN, H. BERTHOLD: Eur. J. Clin. Microbiol. Infect. Dis. 9, 304–305 (1990).
17) HOFMANN, F., D. KÖSTER, C. SCHRENK, G. WEHRLE, H. BERTHOLD: Arbeitsmed. Sozialmed. Präventivmed. 25, 76–79 (1990).
18) HOFMANN, F., B. SYDOW: Das öffentliche Gesundheitswesen 51, 269–320 (1989).
19) HOFMANN, F., B. SYDOW: Scand. J. Infect. Dis., im Druck.
20) HOFMANN, F., C. SCHRENK, B. KLEIMEIER: Öff. Gesundheitswesen 52, 177–180 (1990).
21) HOFMANN, F., H. BERTHOLD: Med. Welt, 40, 1294–1301 (1989).
22) HOFMANN, F., C. SCHRENK, W. BITZENHOFER, H. BERTHOLD: »Sichere Arbeit« Heft 5, 10–14 (1990).
23) STUDTE, H., F. HOFMANN, U. STÖSSEL, H. STROHHÄCKER, H. KOESSLER: Öffentliches Gesundheitswesen, 53, 77–83 (1991).
24) HOFMANN, F., U. V. HEYDEN, U. STÖSSEL (Hrsg.): In: LAASER, U., G. SASSEN, Prävention und Gesundheitserziehung, Springer-Verlag, Berlin, Heidelberg, New York, 298–307 (1987).

D. REINHARDT

Impfen und Allergien

Problematik

Beim impfenden Arzt bestehen einerseits große Unsicherheiten, ob ein allergischer Patient geimpft werden darf oder nicht, andererseits muß sich der Arzt zunehmend mit der von den Impfgegnern propagierten Meinung auseinandersetzen, daß durch das Impfen in verstärktem Maße Allergien ausgelöst werden. Der Hühnereiweißallergie als eine der häufigsten Nahrungsmittelallergien kommt dabei eine besondere Bedeutung zu, da eine Reihe von Impfstoffen auf der Basis von embryonierten Hühnereiern bzw. aus Fibroblastenzellkulturen hergestellt wird. Darüber hinaus ist eine Sensibilisierung gegenüber Hühnereiweiß bereits in den ersten Lebensmonaten, also in dem Zeitraum, in dem die ersten Impfungen durchgeführt werden, über die Zufuhr von hühnereiweißhaltiger Muttermilch bzw. von hühnereiweißhaltiger Beikost möglich.

Impfungen bei Allergikern

Bei allergischen Personen, die sich einer Impfung unterziehen müssen, muß man verschiedene Gruppen unterscheiden:

Gruppe 1: Patienten der Hochrisikogruppe für die Entwicklung von Allergien

Diese Gruppe umfaßt solche Impflinge, die aufgrund einer genetischen Determination und/oder eines erhöhten Nabelschnur-IgE's eine erhöhte Bereitschaft für die Entwicklung einer Allergie haben. Da 11–12% aller Neugeborenen als Hochrisikogruppe für die Entwicklung von Allergien angesehen werden können, ist (KROPF-HERWIG et al., 1988) diese Gruppe relativ groß.

Eine positive Familienanamnese im Hinblick auf allergische Erkrankungen bzw. ein erhöhtes Nabelschnur-IgE ist in keinem Fall ein Hinderungsgrund, die im 1. Lebensjahr erforderlichen Impfungen gegen Diphtherie, Tetanus, Pertussis, Polio und Hämophilus influenzae dem Kind vorzuenthalten. Obwohl große prospektive Studien fehlen, muß davon ausgegangen werden, daß das Auftreten allergischer Reaktionen bei Kindern mit einer atopischen Reaktionsbereitschaft, d. h. also bei Kindern der Hochrisikogruppe für die Entwicklung einer allergischen Erkrankung, gleich hoch ist wie bei normalen Kindern. Die allergischen Reaktionen auf die genannten Impfstoffe sind in erster Linie bedingt durch die im Impfstoff zugesetzten Zusatzstoffe. Mit zunehmendem Reinheitsgrad der Impfstoffe hat die Zahl der Nebenwirkungen und damit auch die der allergischen Reaktionen deutlich abgenommen.

Gruppe 2: Inhalations- und/oder Nahrungsmittelallergie ohne Hühnereiweißallergie

Diese Gruppe umfaßt Patienten, die bereits eine Inhalations- und/oder Nahrungsmittelallergie, nicht jedoch eine Hühnereiweißallergie entwickelt haben.

Bei klinischer Manifestation einer Allergie, z. B. in Form eines nahrungsmittelallergiebedingten Ekzems oder auch einer obstruktiven Bronchitis, die in seltenen Fällen bereits in den ersten Lebensmonaten allergisch bedingt sein kann, stellt der Nachweis einer Nahrungsmittelallergie bzw. einer Inhalationsallergie keine Kontraindikation gegen die im 1. Lebensjahr empfohlenen Impfung mit DTP, Polio und HiB dar. Wenn eine Hühnereiweißallergie weder durch die gängigen Allergietests noch durch eine entsprechende klinische Symptomatik nachgewiesen ist, besteht auch keine Kontraindikation gegen eine Impfung mit einem Mumps-Masern-Röteln-Impfstoff nach dem 14. Lebensmonat, obwohl in diesem Impfstoff eine Anzucht des Impfstoffes auf Fibroblastenzellkulturen erfolgt.

Gruppe 3: Positive Allergietests auf Hühnereiweiß ohne klinische Relevanz

Bei einer Reihe von Patienten finden sich positive Allergietests auf Hühnereiweiß, ohne das eine klinische Relevanz für eine Hühnereiweißallergie bisher nachgewiesen wurde.

Da weder Diphtherie-, Tetanus-, Pertussis- oder Polio- sowie HiB-Impfstoffe auf Hühnerembryonen bzw. Alantoisflüssigkeit oder Fibroblastenzellkulturen angezüchtet werden, kommen entsprechende Vorsichtsmaßnahmen nur bei der Mumps-Masern-Röteln-Impfung infrage. In der Regel sollte bei Kindern, die unter einem endogenen Ekzem oder Asthma bronchiale leiden, bei positivem Nachweis einer Hühnereiweißallergie im Prick-Test oder im RAST eine orale

Impfstoff	Anzucht auf	Hühnereiweißgehalt
Gelbfieber	Hühnerembryonen	++++
Influenza	Alantoisflüssigkeit	++
Masern	Fibroblastenzellkulturen	+
Mumps	Fibroblastenzellkulturen	+
FSME	Fibroblastenzellkulturen	+
Tollwut	Fibroblastenzellkulturen	+

Tab. 1 Impfstoffe, die Hühnereiweiß enthalten (nach MILLER et al., 1983).

Provokation nach dem 1. Lebensjahr unter klinischer Kontrolle nach den üblichen Bedingungen, die alle intensivmedizinischen Vorsichtsmaßnahmen einschließt, vorgenommen werden. Bei negativem Ausfall der oralen Provokation ist eine Impfung mit Mumps-Masern-Röteln-Impfstoff nach dem 14. Lebensmonat möglich.

Gruppe 4: Hühnereiweißallergie mit klinischen Symptomen

Patienten, die nach Verzehr von Hühnerei eine IgE-vermittelte Reaktion in Form einer Urtikaria, eines endogenen Ekzems, eines Laryngospasmus oder einer Asthmasymptomatik bzw. einer anaphylaktischen Reaktion aufweisen, bedürfen einer besonderen Besprechung, da trotz des heute üblichen Hochreinigungsprozesses und der spezifischen Anzucht verschiedener unterschiedlicher Impfstoffe immer noch Spuren von Hühnereiweiß in den Impfstoffen enthalten sein können. Auch wenn ein Nachweis mit so sensiblen Labormethoden wie dem Westernblot nicht mehr möglich ist, sollten bestimmte Vorsichtsmaßnahmen eingehalten werden. Dabei ist folgendes zu bedenken:

a) der verbleibende Anteil von Hühnerfibroblastenproteinen ist in Mumps-, Masern-, FSME- und Tollwutimpfstoff außerordentlich gering und entzieht sich in der Regel dem biochemischen Nachweis. Der Anteil von Hühnereiweiß ist dagegen größer beim Influenzaimpfstoff, der auf Allantoisflüssigkeit und beim Gelbfieberimpfstoff, der auf Hühnerembryonen angezüchtet wird.

b) Die im Impfstoff enthaltenen Hühnereiweißproteine stammen von frühen Embryonalstadien, so daß viele der im Impfstoff vorhandenen Begleitproteine nicht mit den Proteinen eines erwachsenen Huhnes übereinstimmen und somit keine allergenen Potenzen haben. Nur ausnahmsweise kommt es zum Verzehr eines bereits mehrere Tage angebrüteten Hühnereies.

Impfstoffe			
Gruppen-einteilung	Mumps-Masern-Röteln-Impfstoff	Grippe-impfstoff	Gelbfieber-impfstoff
Gruppe 1	Routine-Impfung	Routine-Impfung	Routine-Impfung
Gruppe 2	Routine-Impfung	Routine-Impfung	Routine-Impfung
Gruppe 3	Routine-Impfung	vermeiden wenn nötig nach vorheriger Testung	Kontraindiziert
Gruppe 4	Entweder HDC-Impfstoff (Trivirathen der Schweizer Impfanstalt) oder Impfung nach vorheriger Testung	Kontraindiziert	Kontraindiziert

Tab. 2 Impfvorgehen bei Allergikern (nach FESCHAREK et al., 1990)

Kreuzreaktionen zwischen erwachsenen und embryonalen Hühnerproteinen sind außerordentlich selten. Nach Auswertung aller zur Verfügung stehenden Studien, die allergische Reaktion auf Impfstoffe, die Hühnerfibroblastenzellkulturen gezüchtet wurden, ist im Mittel bei etwa 1% aller Patienten, die eine klinisch manifeste Hühnereiweißallergie haben, mit allergischen Reaktionen zu rechnen, während bei Impfstoffen, die auf der Basis embryonierter Hühnereier hergestellt werden, bei 2,8% allergische Nebenwirkungen zu erwarten sind. Wird eine klinische relevante Hühnereiweißallergie aufgrund anamnestischer Daten oder einer oralen Provokation nachgewiesen, so hat man zwei Möglichkeiten: man kann einen solchen Risikopatienten mit einem auf humandiploiden Zellen angezüchteten sog. HDC-Impfstoff impfen. Dieser ist allerdings in der Bundesrepublik nicht erhältlich, sondern muß über die Internationale Apotheke in der Schweiz bezogen werden (Schweizer Impfanstalt, Bern). Mögliche Schäden werden allerdings in solchen Fällen nicht vom Versorgungsamt übernommen, sondern müssen vom impfenden Arzt bzw. dessen Versicherung getragen werden. Entschließt man sich aus diesem Grund, doch mit einem in der Bundesrepublik erhältlichen Impfstoff zu impfen, so sollte man zunächst einen Prick-Test mit einem 1:10 verdünnten Impfstoff durchführen. Bei negativem oder zweifelhaftem Ausfall dieses Hauttests muß intrakutan getestet werden, bis zu einer Injektion von 0,05 ml des unverdünnten Impfstoffes. Bei negativem Ausfall kann eine Routineimpfung erfolgen, bei positivem Ausfall dieser dritten Injektion muß man fraktioniert, wie in Abb. 1 nach einer Darstellung von FESCHAREK et al., die den Empfehlungen von MURPHY und LAVI folgt, impfen.

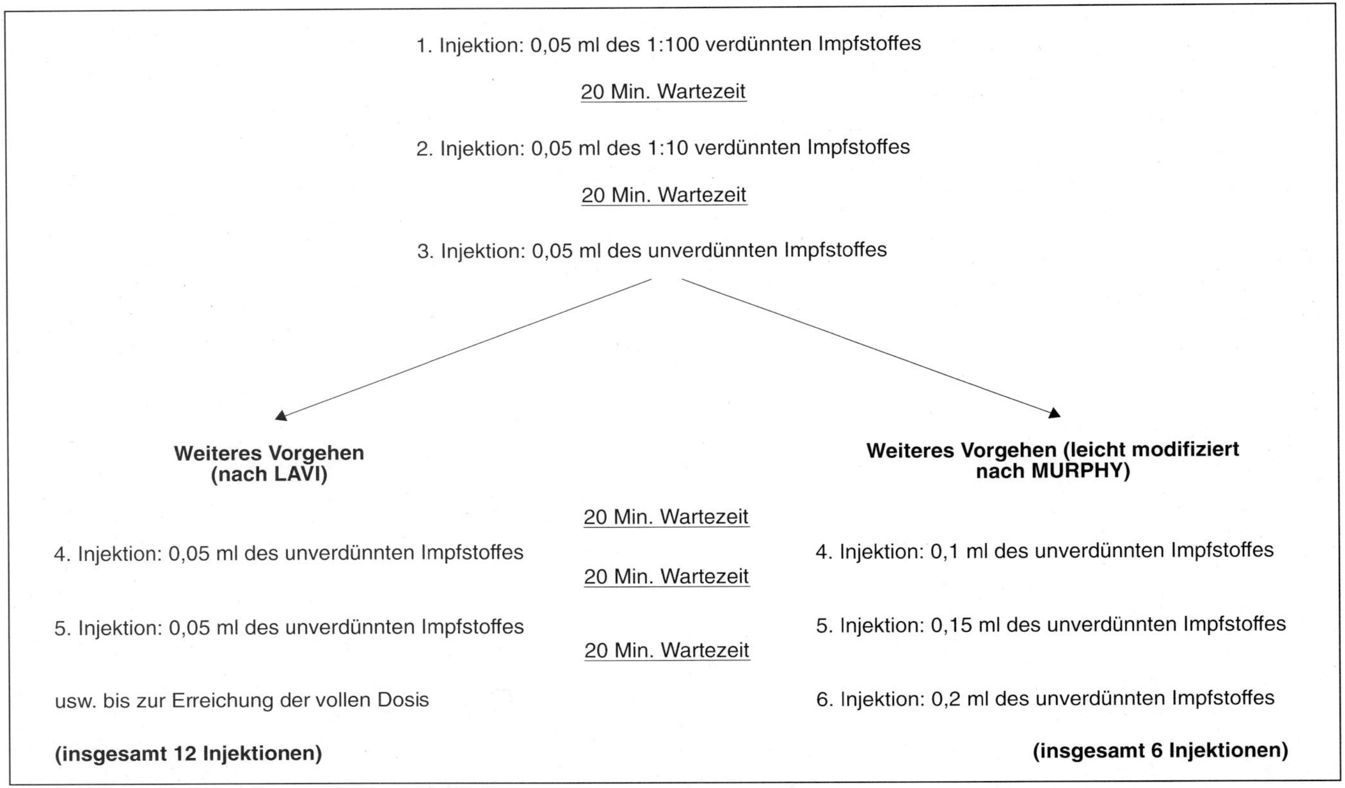

1. Injektion: 0,05 ml des 1:100 verdünnten Impfstoffes
20 Min. Wartezeit
2. Injektion: 0,05 ml des 1:10 verdünnten Impfstoffes
20 Min. Wartezeit
3. Injektion: 0,05 ml des unverdünnten Impfstoffes
Weiteres Vorgehen (nach LAVI)
Weiteres Vorgehen (leicht modifiziert nach MURPHY)
20 Min. Wartezeit
4. Injektion: 0,05 ml des unverdünnten Impfstoffes
4. Injektion: 0,1 ml des unverdünnten Impfstoffes
20 Min. Wartezeit
5. Injektion: 0,05 ml des unverdünnten Impfstoffes
5. Injektion: 0,15 ml des unverdünnten Impfstoffes
20 Min. Wartezeit
usw. bis zur Erreichung der vollen Dosis
6. Injektion: 0,2 ml des unverdünnten Impfstoffes
(insgesamt 12 Injektionen)
(insgesamt 6 Injektionen)

Abb. 1 Fraktionierte subkutane Impfung mit Mumps-Masern-Impfstoff bei Hühnereiweißallergikern (Gruppe 4). Nach LAVI et al. (1990) u. MURPHY (1980) aus FESCHAREK et al. (1990).

Durch Impfungen erzeugte Allergien

Es bestehen keine Hinweise darauf, daß durch die üblichen Impfungen Nahrungsmittelallergien bzw. Inhalationsallergien der Weg gebahnt werden kann. Dies gilt sowohl für eine normale Population als auch für solche Impflinge, bei denen ein Hochrisiko für die Entwicklung einer Allergie aufgrund einer positiven Familienanamnese und eines erhöhten Nabelschnur-IgE's bestehen. Allergien auf Impfstoffe können durch die den Impfstoffen zugesetzten Adjuvantien entstehen. Aufgrund der heute üblichen Hochreinigungsverfahren sind solche Allergien jedoch außerordentlich selten.

Als Zusatzsubstanzen im Impfstoff kommen Inaktivierungsmittel wie Formaldehyd, Antibiotika sowie Pepton infrage. Formaldehyd ist eines der bekanntesten chemischen Inaktivierungsmittel bei der Impfstoffherstellung. Obwohl die Impfstoffe chemisch relativ leicht mit Natriumbisulfit zu neutralisieren sind, können u. U. noch Spuren im Impfstoff vorhanden sein. Formaldehyd scheint wiederum als Antigen wirksam zu sein und offenbar mit einem Protein zu reagieren, so daß diese Substanz nicht zu einer Sofortreaktion führen kann. Durch Reduktion des Gehaltes an albuminoider Substanz in Rohtoxoid, z. B. im Diphtherie-Tetanus-Impfstoff, konnte auch die Zahl allergischer Reaktionen vom verzögerten Typ deutlich reduziert werden. Antibiotikazusätze garantieren eine Freiheit von bakteriellen Verunreinigungen. Da heutzutage Neomycin den Impfstoffen zugesetzt wird, das eine relativ niedrige antigene Wirkung hat, sind die früher bei Verwendung von Penicillin und Streptomycin häufiger beobachteten Allergien drastisch verringert worden, und heute extrem selten. Das früher bei der Gewinnung von Tetanustoxin verwendete Pepton, das schwere allergische Reaktionen auslöste, kommt mittlerweile nicht mehr zum Tragen, da Pepton bei der Herstellung eliminiert wird. Bei der Verwendung des Keuchhustenimpfstoffes sind in sehr seltenen Fällen Asthmaanfälle beobachtet worden, der Kombinationsimpfstoff löst jedoch deutlich weniger Allergien aus als die Monovakzine. Trotz der heute technologisch möglichen Hochreinigung von Impfstoffen können allergische Reaktionen durch Verunreinigungen in extrem seltenen Fällen immer noch ausgelöst werden. Die Inzidenz des Auftretens solcher allergischer Reaktionen durch Zusatzstoffe ist bei einem Impfling mit einer Allergiebereitschaft nicht größer als bei einem Patienten, der eine solche Bereitschaft (negative Familienanamnese und normale IgE's) nicht zeigt. Das Entstehen von Nahrungsmittel- oder Inhalationsallergien bei Patienten der Hochrisikogruppe, d. h. bei solchen Impflingen, die ein erhöhtes Nabelschnur-IgE oder eine positive Allergieanamnese haben, ist bisher nicht bewiesen.

Schlußfolgerung

Bei Allergikern mit nachweislicher Inhalations- oder Nahrungsmittelallergie kann nach Ausschluß einer Hühnereiweißallergie generell eine Routineimpfung nach dem Impfplan der Ständigen Impfkommission durchgeführt werden. Bei Patienten, die positive Allergietests auf Hühnereiweiß haben, kann ein auf Hühnerfibroblasten angezüchteter Impfstoff wie der Mumps-Masern-Impfstoff empfohlen werden. Vorsicht muß man bei Anwendung der auf Alantoisflüssigkeit angezüchteten Impfstoffe walten lassen, während der auf Hühnerembryonen gezüchtete Gelbfieberimpfstoff kontraindiziert ist. Bei Patienten, bei denen der klinische Nachweis einer relevanten Hühnereiweißallergie durch eine eindeutige Anamnese oder durch einen oralen Provokationstest geführt werden kann, sollte man mit einem HDC-Impfstoff, z. B. gegen Mumps und Masern, impfen oder eine Impfung nach vorheriger Testung im Prick-Test oder Intrakutantest fraktioniert durchführen. Eine Impfung mit einem Grippeimpfstoff bzw. Gelbfieberimpfstoff ist in diesen Fällen kontraindiziert. Übliche Nahrungsmittel- oder Inhalationsallergien werden durch Impfungen nicht ausgelöst. Allergische Reaktionen auf Impfstoffe sind auf Zusatzstoffe zurückzuführen. Da die heutigen Impfstoffe hochgereinigt sind, sind diese Reaktionen jedoch außerordentlich selten.

Literatur

EHRENGUT, W.: Schutzimpfungen bei Allergikern. Med. Klin. 68, 972–974 (1973).

FESCHAREK, R., U. QUAST, V. FRANKE, U. DREIMER: Impfungen bei hühnereiweißallergischen Patienten. Zeitschr. Allgemeinmedizin 66, 1022–1029 (1990).

KROPF-HERWIG, G., S. LAU, H. WEITZEL, U. WAHN: Wieviele Neugeborene haben ein Atopie-Risiko? Mschr. Kinderheilkunde 136, 443 (1988).

LAVI, S., M. D. ZIMMERMANN, G. KOREN, R. GOLD: Administration of measles, mumps and rubella virus vaccine (live) to egg allergic children. JAMA 263, 269 (1990).

MILLER, J. R., H. A. ORGEL, E. O. MELTZER: The safety of egg-containing vaccines for egg-allergic patients. J. Allergy Clin. Immunol. 71, 568 (1983).

MURPHY, K. R., R. C. Strunk: Safe administration of influenza vaccine in asthmatic children hypersensitive to egg proteins. J. Pediatr. 106, 931 (1985).

E. POTT

Akzeptanz und Motivation zu Schutzimpfungen (Kann mit öffentlichen Kampagnen die Impfbereitschaft gefördert werden?)

Ausgangssituation

In ihrer europäischen Strategie »Gesundheit für alle bis zum Jahr 2000« hat die Weltgesundheitsorganisation unter 38 Einzelzielen zur Umsetzung dieser Strategie als Ziel Nr. 5 formuliert, daß bis zum Jahr 2000 einheimische Masern, Poliomyelitis, Neugeborenen-Tetanus, Röteln, Diphtherie u. a. nicht mehr vorkommen sollen. Von diesem Ziel ist die Bundesrepublik Deutschland noch weit entfernt. Sie nimmt bei den Durchimpfungsraten in Europa etwa einen mittleren Platz ein. Bei Beteiligung an Masern- und Pertussis-Schutzimpfung liegt sie im europäischen Vergleich eher am Ende.

Seit Jahren wird ein Nachlassen der Impfbereitschaft in den alten Bundesländern beklagt. Im Gegensatz dazu steht bisher die hohe Durchimpfungsrate in den neuen Bundesländern. Es muß allerdings sorgfältig beobachtet werden, ob die Impfungen, die bis Ende 1990 in den Mütterberatungsstellen, Kinderkrippen und -tagesstätten durchgeführt wurden, weiter in demselben Umfang nachgefragt werden, da Eltern nun selbst aktiv zu den entsprechenden Terminen zum Arzt gehen müssen. Die Analyse der Ausgangssituation hat inzwischen zu vielen Veröffentlichungen geführt, die dieses Problem breit diskutieren und von der Ermahnung der Eltern, ihre Fürsorgepflicht gegenüber den Kindern nicht zu vernachlässigen, bis zur Darstellung des Nutzens, nicht nur unter medizinischen, sondern auch unter ökonomischen Gesichtspunkten reichen. Auf dem 94. Deutschen Ärztetag in Hamburg hat die Behandlung dieses Themas zu einer Entschließung geführt, die zu einer Verbesserung der Situation beitragen soll:

»Der Deutsche Ärztetag ersucht die Bundesländer, sich *einheitlich* den Impfempfehlungen der Ständigen Impfkommission des Bundesgesundheitsamtes anzuschließen. Dieses scheint um so dringender, da die neuen Bundesländer bisher einheitliche Impfempfehlungen hatten und daher noch einen beispielhaft hohen Durchimpfungsgrad besitzen.

Begründung

Eine bundeseinheitliche Impfempfehlung ist zum Erreichen eines hohen Durchimpfungsgrades unerläßlich. In der Vergangenheit haben die in einzelnen Bundesländern unterschiedlichen Impfempfehlungen große Unsicherheit über den Wert verschiedener Impfungen bei Patienten und auch Ärzten bewirkt. Daraus resultierte eine besorgniserregend niedrige Durchimpfungsrate bei Kindern, Jugendlichen und Erwachsenen in den alten Bundesländern. Durch Annahme der Impfempfehlungen der Ständigen Impfkommission des Bundesgesundheitsamtes in den Bundesländern könnte dieses wichtigste Impfhindernis beseitigt werden.«

Im Hinblick auf die Frage nach dem Nutzen von öffentlichen Kampagnen in diesem Zusammenhang ist hervorzuheben, daß diese Entschließung einheitliche Impfempfehlungen, denen sich alle Bundesländer anschließen, als unerläßliche Voraussetzung für die Erreichung eines hohen Durchimpfungsgrades fordert, was in der Tat die wichtigste Voraussetzung für jede erfolgversprechende öffentliche Kampagne wäre.

Als ursächlich für die Impfmüdigkeit wurde vor allem das Fehlen einer einheitlichen Impfempfehlung, die mangelhafte Ausbildung und Motivation von Medizinstudenten und Ärzten auf diesem Gebiet, die Tatsache, daß manche Krankheitsbilder dadurch, daß sie durch erfolgreiches Impfen stark zurückgedrängt wurden, ihre Bedrohlichkeit verloren haben, angesehen. Befürchtet wird heute vor allem eine Verschlechterung der Situation in den neuen Bundesländern, in denen es bisher einen hohen Durchimpfungsrad aufgrund einheitlicher Impfempfehlungen gegeben hat. Hier erscheinen besondere Hilfen, z. B. Fortbildung für die neu niedergelassenen Ärzte und neu eingerichteten Gesundheitsämter notwendig, um Impflücken bei Säuglingen und Kleinkindern zu verhindern. Vor diesem Hintergrund hat die Ständige Impfkommission des Bundesgesundheitsamtes (STIKO) im Juli 1991 neue Impfempfehlungen bekannt gemacht:

Anmerkung zur DPT-Impfung:

Kinder mit
1. progressiven neurologischen Erkrankungen,
2. Krampfleiden,
3. neurologischen Erkrankungen, die besonders häufig mit Krampfanfällen einhergehen,
sollten nur mit DT geimpft werden.

Diese Erkrankungen gelten zwar nicht grundsätzlich als eine Kontraindikation für eine Pertussisimpfung, jedoch könnten eine Verschlechterung des Leidens oder das Auftreten von Krampfanfällen der Impfung angelastet werden. Bei der z. Zt. bestehenden hohen Keuchhusten-Inzidenz sind andererseits einige dieser Kinder sehr gefährdet.

Daher ist in solchen Fällen vom impfenden Arzt eine sorgfältige Risikoabwägung vorzunehmen.

Alternativ besteht die Möglichkeit, den Beginn der DPT-Impfung auf das 2. Lebenshalbjahr zu verschieben, wenn über Art und Verlauf der Erkrankung mehr bekannt ist.

Keine Kontraindikation sind Fieberkrämpfe und Krampfanfälle in der Familie. Da fieberhafte Reaktionen einen Anfall provozieren können, ist bei Kindern mit Neigung zu Krampfanfällen von Antipyretika großzügig Gebrauch zu machen.

Für die DT-Grundimmunisierung gilt folgendes Impfschema:

ab 3. Lebensmonat 2 × im Abstand von mindestens 6 Wochen, 1 × im 2. Lebensjahr.

Impfempfehlungen der Ständigen Impfkommission des Bundesgesundheitsamtes (STIKO) – Stand: Juli 1991

Impfkalender für Kinder und Jugendliche
A: nach dem Lebensalter geordnet

1 Lebensalter	2 Impfung gegen	3 Personenkreis
ab 3. Lebensmonat	Diphtherie-Pertussis-Tetanus 3 × im Abstand von 4 Wochen. Haemophilus influenzae Typ b 2 Injektionen im Abstand von mindestens 6 Wochen oder mit der 1. und 3. DPT-Impfung. (Die Injektion erfolgt kontralateral zur Injektion gegen DPT) Poliomyelitis 2 × trivalente Schluckimpfung im Abstand von mindestens 6 Wochen, mit der 1. und 3. DPT-Impfung. oder Teilnahme an Impfaktionen der Gesundheitsämter im folgenden Winter (November/Januar)	alle Säuglinge und Kleinkinder (bei bestehenden hirnorganischen Störungen) alle Säuglinge und Kleinkinder alle Säuglinge und Kleinkinder
2. Lebensjahr (nicht vor dem 15. Lebensmonat)	Masern, Mumps und Röteln (Kombinationsimpfstoff) Diphtherie-Pertussis-Tetanus 4. Injektion (Abschluß der Grundimmunisierung) Haemophilus influenzae Typ b 3. Injektion, ggf. in Verbindung mit der 4. DPT-Impfung. (Die Injektion erfolgt kontralateral zur Injektion gegen DPT) Poliomyelitis 3. trivalente Schluckimpfung	alle Kleinkinder und Kinder

Impfkalender für Kinder und Jugendliche
A: nach dem Lebensalter geordnet (Fortsetzung)

1 Lebensalter	2 Impfung gegen	3 Personenkreis
ab 6. Lebensjahr	Masern, Mumps und Röteln (Wiederimpfung) Tetanus-Diphtherie (Auffrischung, gegen Diphtherie d-Impfstoff für Erwachsene verwenden, zweckmäßigerweise als Kombination Td).	alle Kinder
	Nachhol-Impfungen (bisher versäumte Impfungen außer gegen Pertussis und Haemophilus influenzae b; bei Erstimpfung gegen Diphtherie d-Impfstoff für Erwachsene verwenden, zweckmäßigerweise als Kombinationsimpfung mit Td-Impfstoff)	alle Kinder
ab 10. Lebensjahr	Poliomyelitis (Wiederimpfung) trivalente Schluckimpfung	alle Kinder
11.–15. Lebensjahr	Röteln	alle Mädchen, auch wenn im Kleinkindesalter bereits gegen Röteln geimpft
	Tetanus (Auffrischimpfung) Diphtherie (Auffrischimpfung mit d-Impfstoff für Erwachsene; zweckmäßig als Kombinationsimpfung mit Td-Impfstoff). Der Abstand zur letzten Auffrischimpfung sollte nicht kürzer als 5 Jahre sein.	alle Kinder und Jugendliche

B: nach Impfung geordnet

1 Impfung gegen	2 Lebensalter	3 Personenkreis Anwendung
Diphtherie-Pertussis-Tetanus (Grundimmunisierung)	ab 3. Lebensmonat: 3 × im Abstand von 4 Wochen	alle Säuglinge und Kleinkinder (bei bestehenden hirnorganischen Störungen siehe oben)
	1 × im 2. Lebensjahr (Abschluß der Grundimmunisierung)	

B: nach Impfung geordnet (Fortsetzung)

1 Impfung gegen	2 Lebensalter	3 Personenkreis Anwendung
Diphtherie-Tetanus 1. Auffrischimpfung	6.–8. Lebensjahr (Auffrischimpfung, für Diphtherie mit d-Impfstoff für Erwachsene), zweckmäßigerweise als Kombinationsimpfung mit Td-Impfstoff	alle Kinder
Auffrischimpfung	11.–15. Lebensjahr (Auffrischimpfung, für Diphtherie mit d-Impfstoff für Erwachsene) zweckmäßig als Kombinationsimpfung (Td-Impfstoff). Der Abstand zur 1. Auffrischimpfung sollte nicht kürzer als 5 Jahre sein.	alle Kinder bzw. Jugendlichen
Haemophilus influenzae Typ b (Grundimmunisierung)	ab 3. Lebensmonat: 1. Injektion, zweckmäßigerweise gleichzeitig mit 1. DPT- oder 1. DT-Impfung (Die Injektion erfolgt kontralateral zur Injektion gegen DPT oder DT) ab 5. Lebensmonat: 2. Injektion, zweckmäßig als Kombination mit 3. DPT- oder 2. DT-Impfung (kontralateral) 14.–18. Lebensmonat 3. Injektion, zweckmäßigerweise gleichzeitig mit 4. DPT- oder 3. DT-Impfung. (Die Injektion erfolgt kontralateral zur Injektion gegen DPT oder DT)	alle Säuglinge und Kleinkinder (für Kinder nach dem 5. Lebensjahr nicht mehr erforderlich)
Poliomyelitis Grundimmunisierung	ab 3. Lebensmonat: 2 × trivalente Schluckimpfung im Abstand von mindestens 6 Wochen, ggf. gleichzeitig mit der 1. und 3. DPT-Impfung	alle Säuglinge und Kleinkinder
	oder Teilnahme an Impfaktionen der Gesundheitsämter im folgenden Winter (November/Januar)	alle Säuglinge und Kleinkinder
	ab Beginn des 2. Lebensjahres: 3. trivalente Schluckimpfung	alle Kleinkinder und Kinder
Auffrischimpfung	10. Lebensjahr: 1 × trivalente Schluckimpfung (Wiederimpfung)	

B: nach Impfung geordnet

1 Impfung gegen	2 Lebensalter	3 Personenkreis Anwendung
Masern (ggf. Masern-Mumps-Röteln Kombination)	ab 15. Lebensmonat ab 6. Lebensjahr (Wiederimpfung)	alle Kleinkinder und Kinder
Mumps (ggf. Masern-Mumps-Röteln Kombination)	ab 15. Lebensmonat ab 6. Lebensjahr (Wiederimpfung)	alle Kleinkinder und Kinder
Röteln (ggf. Masern-Mumps-Röteln Kombination)	ab 15. Lebensmonat ab 6. Lebensjahr (Wiederimpfung) 11.–15. Lebensjahr	Kleinkinder und alle Kinder alle Mädchen, auch wenn im Kleinkindesalter bereits gegen Röteln geimpft

Diese Impfungen werden im gesamten Bundesgebiet von niedergelassenen Kinder- und Allgemeinärzten durchgeführt und auch von den Gesundheitsämtern angeboten. Bei den Einschulungsuntersuchungen z. B. können noch vorhandene Impflücken erkannt und geschlossen werden.

Chancen von öffentlichen Kampagnen

Zu einer Steigerung von Akzeptanz und Motivation zu gesundheitsgerechtem Verhalten, wozu auch eine sachgerechte Inanspruchnahme von Angeboten des Gesundheitswesens gehört, können öffentliche Kampagnen beitragen. Erfahrungen über Fragen der Akzeptanz von Gesundheitsangeboten und der Verbesserung der Motivation zur Nutzung solcher Angebote gibt es aus verschiedenen Studien, die in der Bundesrepublik Deutschland in den letzten Jahren durchgeführt worden sind. Dazu gehören, um nur einige Beispiele zu nennen,

— die Deutsche Herz-Kreislauf-Präventionsstudie,
— das Programm zur Intensivierung der Gesundheitserziehung im öffentlichen Gesundheitsdienst,
— Untersuchungen über Gesundheitsberatung durch Ärzte
— und die AIDS-Aufklärungskampagne der Bundeszentrale für gesundheitliche Aufklärung.

Erfahrungen gibt es auch im europäischen Vergleich, z. B. hat Frankreich 1990 eine nationale Kampagne zur Steigerung der Impfbeteiligung an Masern-, Mumps- und Rötelnimpfungen erfolgreich durchgeführt.

Die gelegentlich aufgestellte Behauptung, Informationskampagnen seien überflüssig weil nicht wirksam, beruht in der Regel auf Eindrücken aus schlecht vorbereiteten sowie unzureichend geplanten und durchgeführten Kampagnen.

Wichtige Voraussetzungen für die erfolgreiche Durchführung öffentlicher Kampagnen sind:

— Analyse der Ausgangssituation
  (hier: Feststellung des Durchimpfungsgrades, Analyse der Ursachen für die mangelnde Beteiligung der Bevölkerung an Impfangeboten)

— Zieldefinition
  (z. B. welcher Durchimpfungsgrad soll in welcher Bevölkerungsgruppe erreicht werden)
  ggf. Festlegung von Teilzielen
  (Erreichung eines bestimmten Informationsstandes, Einstellungsveränderung)

— Definition und Festlegung der Strategie, mit der die beschriebenen Ziele erreicht werden sollen.
  (Dazu gehört hier z. B. die Festlegung einer einheitlichen Impfempfehlung)

— Definition und Ansprache der relevanten Zielgruppen

— Einbeziehung von in Frage kommenden Kooperationspartnern

— Durch wissenschaftliche Begleitung und Auswertung (Evaluation) muß von Anfang an eine Steuerung der Kampagne erfolgen.

Aktuellstes Beispiel für eine umfassende nationale Kampagne in der Bundesrepublik Deutschland, deren Wirksamkeit durch begleitende Evaluation ständig überprüft wurde und wird, ist die »AIDS-Aufklärungskampagne«. Erfahrungen aus diesem Bereich können in vieler Hinsicht auf die Konzeptionierung neuer Kampagnen in anderen Themenfeldern übertragen werden.
Was eine bundesweite Impfkampagne betrifft, so würde es sich insbesondere um folgende Erfahrungen handeln:

Eine öffentliche Kampagne darf nicht nur eine Informationskampagne sein, die Wissen vermittelt, da Wissen allein noch nicht zu Verhaltensänderungen führt.

Sie muß deshalb vielmehr eine Kommunikationskampagne sein, d. h. sie muß massenmediale und personalkommunikative Elemente angemessen miteinander verbinden. Über Massenmedien, Anzeigen, Broschüren, Fernsehspots können die notwendigen Informationen vermittelt werden, die eine Wissensbasis herstellen und Anlaß zu weiteren Fragen und Gesprächen geben. Über die personale Kommunikation, z. B. Telefonberatung bei der Bundeszentrale für gesundheitliche Aufklärung, persönliche Beratung im Gesundheitsamt, beim Hausarzt, kann der Bezug zur persönlichen Lebenssituation, zu individuellen Befürchtungen, Verunsicherungen hergestellt, können Fragen beantwortet und so die individuelle Entscheidung vorbereitet und ermöglicht werden.

Eine solche Kampagne muß mit positiven Botschaften arbeiten, mit Botschaften, die konkrete Handlungsmöglichkeiten eröffnen. Abschreckung hat sich in der Gesundheitserziehung als wirksame Methode zur Verhaltensbeeinflussung nicht bewährt. Solche positiven Botschaften müssen über ein Paket aufeinander abgestimmter Medien und konkreter Hilfen so angeboten werden, daß jedes Medium für diejenigen Teilbotschaften eingesetzt wird, die es in besonders geeigneter Weise zu vermitteln vermag.

Häufig wird die Produktion und Sendung von Fernsehspots als *der* Königsweg in der Aufklärung gesehen. Dazu ist festzustellen, daß Fernsehspots, das zeigen die Untersuchungen über Wissen, Einstellung und Verhalten der Bevölkerung zu AIDS (Forsa-Institut) in der Tat eine große Breitenwirkung haben und vor allem auch Menschen aus unterschiedlichsten sozialen Schichten erreichen. Durch die Fernsehspots zu AIDS werden aber auch viele Fragen, wird ein großer Kommunikationsbedarf ausgelöst (was auch angestrebt wird). Das bedeutet aber, daß Fernsehspots nur in Verbindung mit der Möglichkeit zu personaler Kommunikation, z. B. Telefonberatung, Beratungsgespräch beim Arzt, wirklich sinnvoll sind. Ziel einer Impfinformationskampagne sollte es generell sein, die Bereitschaft, sich impfen zu lassen, zu stärken. Die Kampagne muß also motivieren.

Der erste Schritt dazu ist die Information über die Impfung, hier insbesondere über den Nutzen und die Vorteile, die sich daraus ergeben. Von zentraler Bedeutung ist dabei, wie oben dargestellt, daß das Thema positiv behandelt wird.

Positiv formulierte Botschaften in Print- und AV-Medien haben – mit ausreichender Frequenz geschaltet – eine gute Chance, ihren Empfänger zu erreichen; in den Massenmedien schaffen sie auch ein positives gesellschaftliches Klima für die Impfungen, was wiederum die individuelle Akzeptanz gegenüber der Maßnahme erhöht.

Diese Form der Information ist noch eine Einwegkommunikation und muß durch eine intensivere Kommunikation ergänzt werden. Der Dialog, das Gespräch zwischen einem Multiplikator, hier z. B. dem Arzt und dem Endadressaten, ist das Mittel der Wahl. Voraussetzung erfolgreicher Beratung durch den Arzt ist seine fachliche Qualifikation, seine Kompetenz in Gesprächsführung und seine persönliche Überzeugung bzw. Überzeugungskraft. Gut fortgebildete und selbst motivierte Ärzte haben nach allen Umfragen eine hohe Glaubwürdigkeit in der Bevölkerung zu Gesundheitsfragen. Wenn also der Arzt selbst nicht überzeugt von den Impfempfehlungen ist, so würde das den Erfolg der Fernsehkampagne mit Sicherheit beeinträchtigen.

Über die Massenmedien und/oder vertiefende Informationsmedien gestreute Botschaften werden im Gespräch aufgegriffen und auf die persönliche Situation bezogen. Durch die Herstellung dieses persönlichen Bezuges entsteht eine neue/geänderte Nähe zum Thema. Hier können durch divergierende Auffassungen Erfolgsaussichten und Risiken geklärt werden. Aus der AIDS-Aufklärungsarbeit wissen wir, daß auf diese Weise Einstellungsänderungen bewirkt werden können, anders ausgedrückt die Motivation, sich anders zu verhalten, steigt.

Der Eindruck, daß die Impfmüdigkeit ein Ergebnis der Tatsache ist, daß die Schreckensbilder, z. B. der Polio, nicht mehr in der Bevölkerung präsent sind, darf nicht zu dem Fehlschluß führen, angstauslösende Botschaften seien notwendig. Unangemessene Dramatisierung und Panikmache sind zu vermeiden, weil die Kampagne sonst ihre Glaubwürdigkeit verliert. Eine Ausgrenzung von Betroffenen, die heute mit einer der in Frage kommenden Krankheiten leben, ist mit einer Abschreckungsstrategie zwangsläufig verbunden (wie beispielsweise: »Kinderlähmung ist grausam«). Schon deshalb ist sie abzulehnen. Die Erfahrungen mit negativ besetzten Werbespots haben – besonders deutlich in der britischen AIDS-Kampagne – gezeigt, daß angstauslösende Botschaften ihren Empfänger nicht erreichen. Vielfach sind Mißerfolge von Aufklärungsmaßnahmen dadurch zu erklären, daß die Zielgruppe durch falsche Aufklärungsstrategien nicht angesprochen werden.

Fazit

Massenmediale Kampagnen alleine können in ihrer auf das Individuum bezogenen, nur punktuellen Wirkung in der Regel keine dauerhaften Verhaltensänderungen bewirken, dazu bedarf es längerfristiger und differenziert angelegter Interventionsstrategien. Solche Strategien müssen auch die übrigen – teilweise strukturellen – Bedingungen des Impfens erfassen, sich also bspw. mit der

Schmerzfreiheit, Nebenwirkungen, dem leichten Zugang zu Impfstellen etc. befassen. Deshalb muß eine solche Kampagne von vielen mitgetragen werden, d. h. es muß eine Infrastruktur entwickelt werden, die auf der kommunalen und Länder-Ebene zu einer angemessenen Umsetzung derselben Botschaften wie auf Bundesebene führt. Dazu ist vor Ort die Zusammenarbeit zwischen niedergelassenen Ärzten, Gesundheitsämtern und Krankenkassen erforderlich.

Um über eine solche Kampagne tatsächlich ein Klima zu schaffen, in dem Verantwortung und vorbeugender Gesundheitsschutz für Kinder einen hohen Stellenwert haben, muß sie über mehrere Jahre bundesweit umgesetzt werden. In einer umfassenden Kampagne müssen Informationen, Dialog und strukturelle Maßnahmen so aufeinander abgestimmt sein, daß Synergieeffekte erzielt werden.

Literatur

»Einzelziele zur Unterstützung der europäischen Regionalstrategie für 'Gesundheit 2000'«, Weltgesundheitsorganisation (WHO), Kopenhagen, 1985.

Entschließungen des 94. Deutschen Ärztetages 1991, »Impfempfehlungen« (S. 23), Bundesärztekammer, Köln, 1991.

Beitrag »Gesundheitskampagnen in den Massenmedien: Kommunikationstheorie für Kommunikationspraxis«, Heinz Bonfadelli, in: Zeitschrift für Sozial- und Präventivmedizin-Médecine sociale et préventive 33, 86–92 (1988).

»DHP – Deutsche Herz-Kreislauf-Präventionsstudie, Forschungskonzept und Ergebnisse zur Studienmitte«, Forschungsverbund DHP, Bonn, 1991.

Projektbericht »Intensivierung der Gesundheitserziehung durch den öffentlichen Gesundheitsdienst«, BZgA, Köln, 1989.

Studie »AIDS im öffentlichen Bewußtsein in der Bundesrepublik – Wiederholungsbefragung 1990«, BZgA, Köln, 1991.

Report »Campagne Nationale de Vaccination Rougeole, Oreillons, Rubeole«, Ministère de la Santé et Comité Francais d'Education pour la Santé, Paris, 1990.

H. J. LANDZETTEL

Diskussion: Standpunkt des Kinderarztes

Wir haben alle das gemeinsame Ziel, die uns anvertrauten Kinder durch wirksame und ungefährliche Impfungen vor einer ernsten Infektionskrankheit zu bewahren. Wir erreichen dieses Ziel nur, wenn wir uns verständigen und in einer konzertierten Aktion zusammenwirken. Wenn wir ein Konzert geben wollen, so brauchen wir zunächst einen Komponisten, der gute Musik erfindet, die Noten müssen sodann fehlerfrei abgeschrieben und auf die Pulte verteilt werden. Wir brauchen einen guten Dirigenten, vielleicht auch Solisten. Zum Klingen kommt die Musik jedoch nur, wenn alle Register mit Musikern besetzt sind, deren Instrumente gut aufeinander eingestimmt wurden. Das wichtigste ist jedoch das Publikum, das nur dann zum Konzert kommt, wenn es durch die Medien vom Konzert weiß und in sich das Bedürfnis entdeckt, Musik zu hören.

In unserer konzertierten Aktion entsprechen

der Komponist der medizinischen Forschung,
der Druck der Noten der Pharma-Industrie,
der Dirigent der STIKO,
der Solist dem Impfexperten,
die Musiker den Impfärzten,
Ankündigung durch die Medien,
Kartenverkauf den Krankenkassen,
Publikum den Impflingen.

Ich spreche hier für die Musiker an den Pulten, die darauf angewiesen sind, daß die Komposition gut ist und die Noten fehlerfrei abgeschrieben wurden, der Dirigent überzeugend führt und daß die Instrumente stimmen. Wir brauchen jedoch auch die Ankündigung durch die Medien. Möglicherweise kommt das Publikum aber auch, weil es von der Qualität unseres Spiels überzeugt ist.

Als Kinderärzte sind wir auf ein partnerschaftliches Verhältnis mit den Eltern angewiesen. Vorbehalte und Sorgen wegen des Impfrisikos müssen wir deshalb ernst nehmen, bei unberechtigten Vorurteilen brauchen wir viel Geduld, um zu überzeugen.

Wir wissen, daß es kein starres Impfschema geben kann, weil es sich ständig am Wandel der epidemischen Lage, den Veränderungen der Virulenz der Erreger und an den Fortschritten der Therapie im Erkrankungsfall orientieren muß. Wir fordern jedoch, daß unsere Arbeit nicht durch unnötige Widersprüche in den Impfempfehlungen der Impfexperten erschwert wird.

Wir wissen, daß Aufklärung nötig ist, um »durch die Einwilligung des Patienten oder seines gesetzlichen Vertreters die RECHTSWIDRIGKEIT DER (ärztlichen) KÖRPERVERLETZUNG zu beseitigen«. Ich bezweifle jedoch, daß die Verpflichtung richtig ist, bis zu einem Impfrisiko von 1:750000 aufklären zu müssen, da diese Zahl menschliche Vorstellung übersteigt.

Die Mitteilung eines Impfrisikos erzeugt naturgemäß Ängste bei den Eltern. Die Angst steht oft in keinem Verhältnis zur tatsächlichen Gefahr. Um diese Angst zu nehmen, oder wenigstens auf das richtige Maß zu reduzieren, muß ich an die Schwere und die ernsten Komplikationen der eigentlichen Infektionskrankheit erinnern. Der Ablauf des Gesprächs gleicht somit einer angstbesetzten Reaktionskette:

1. Aus Angst vor der Infektionskrankheit wird das Kind zur Impfung gebracht.
2. Die Mitteilung des Impfrisikos erzeugt Angst vor der Impfkomplikation.
3. Um diese Angst zu reduzieren, muß die Angst vor der Infektionskrankheit aktiviert werden.
4. Das Abwägen des Infektionsrisikos zum Impfrisiko führt zur Einwilligung, zur Impfung.

Die Impfung selbst erfolgt in 10 Abschnitten:

1. Vorinformation und Vereinbarung des Impftermines.
2. Impfaufklärung.
3. Körperliche Untersuchung des Impflinges.
4. Kind wird seelisch vorbereitet.
5. Aufziehen des Impfstoffes unter sterilen Kautelen in Einmalspritze, Aufsetzen der Einmalkanüle (Materialwert trägt der impfende Arzt).
6. Kind wird vorbereitet, muß richtig gehalten werden.
7. Desinfektion der Impfstelle.
8. Einstich – Aspiration – Injektion – Herausziehen der Nadel – Versorgung des Stichkanals.
9. Versöhnung des Kindes, es sollte erst dann das Ordinationszimmer verlassen, wenn seine Erregung abgeklungen ist.
10. Eintragung der Impfung mit Unterschrift und Stempel, handschriftliche Erinnerung an nächste Impfung, event. Verordnung eines fiebersenkenden Medikamentes.

Impfvorgang

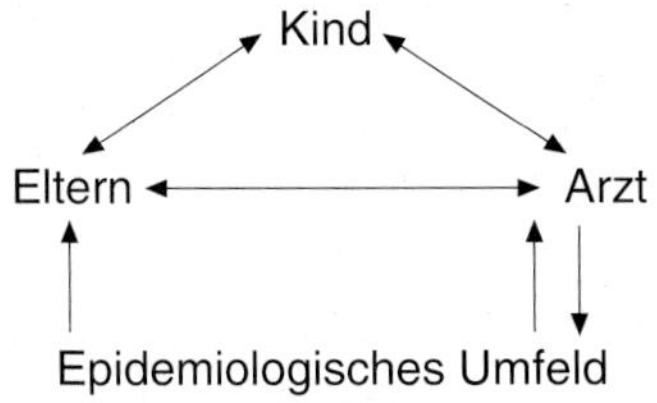

Ich behaupte, daß die Kompetenz und die Effizienz der impfenden Kinderärzte sehr groß ist. Gerade der rasche Einsatz der neuen HIB-Impfung, von der in 11 Monaten über 2 Millionen verabreicht wurden, mag für die Bereitschaft zur Impfung sprechen. Der niedergelassene Kinderarzt hat durch die hohe Beteiligung an den Vorsorgeuntersuchungen die Möglichkeit, Säuglinge rechtzeitig zu impfen. So wird die U4 in 97,12%, die U5 in 95,14% und die U7 in 87,37% in Anspruch genommen (Die Zahlen gelten für das Jahr 1988).

Ich denke, es sollte nicht nur von Versäumnissen und von den wenigen Impfgegnern unter den Ärzten gesprochen werden, sondern es sollte auch der Einsatz und die Arbeit der impfenden Ärzte gewürdigt werden.

Wünsche der. Kinderärzte:
— überzeugendes Impfprogramm
— einheitlicher, übersichtlicher Impfpaß
— wirksame Öffentlichkeitsarbeit
— »Feuerwehr« gegen Falschmeldungen
— Anerkennung der Leistung der impfenden Ärzte
— gerechte, angemessene Honorierung
— systemisches Denken.

S. DITTMANN

Nebenwirkungen nach Schutzimpfungen

Bevor Definitionen und Kriterien der Nebenwirkungen nach Impfungen berührt werden, möchte ich es vorerst bei diesem Terminus belassen und darstellen, was wir gegenwärtig über diese Nebenwirkungen wissen.

Ungeachtet der weitestgehenden Unschädlichkeit moderner Impfstoffe können unerwünschte Nebenwirkungen auftreten. Sie unterscheiden sich bei den einzelnen Impfstoffen nach Art und Häufigkeit ihres Auftretens.

1. Impfstoffe mit geringen Nebenwirkungen

Sehr viele Impfstoffe weisen nur geringe Nebenwirkungen auf. Lediglich in kleinen Prozentsätzen sind moderate lokale und systemische Reaktionen zu verzeichnen. Über schwerwiegende Komplikationen des ZNS und anderer Organsysteme wird gelegentlich kasuistisch berichtet, wobei eine sichere kausale Zuordnung zur Impfung nicht vorgenommen werden kann.

Zu diesen sehr gut verträglichen Impfstoffen gehören

— als Toxoid- bzw. bakterielle Impfstoffe: die Impfstoffe gegen Tetanus und Diphtherie-Tetanus sowie gegen Haemophilus influenzae-, Meningokokken- und Pneumokokkeninfektionen (1, 2, 3);

— als Virusimpfstoffe: die Impfstoffe gegen FSME, Gelbfieber, Hepatitis B, Influenza, Japanische Enzephalitis, Rabies (Impfstoffe der 3. Generation), Varizellen sowie der inaktivierte Impfstoff (IPV) gegen Poliomyelitis (1, 2, 3).

Einige Einschränkungen sind dabei zu machen. Bei Toxoidimpfstoffen kennen wir die Problematik der Hypersensibilisierung nach vielfachen Impfungen; im Säuglingsalter sind Enzephalitiden nach Gelbfieberimpfung beschrieben (1); bei hochgradig immundefizitären Kindern kann die Varizellenimpfung zu schweren Varizellen und zu Herpes zoster führen (3); HDC-Rabies-Impfstoffe rufen bei 6% der Boosterungsimpfungen Hypersensitivitätsreaktionen vom Typ III hervor (4).

2. Impfstoffe mit stärkeren lokalen und systemischen Nebenwirkungen

Von einigen Impfstoffen ist bekannt, daß sie in höheren Prozentsätzen zu stärkeren lokalen und systemischen Reaktionen führen, wobei das Allgemeinbefinden für einige Tage deutlich beeinträchtigt sein kann. Auch hier spielen zu häufig wiederholte Impfungen eine Rolle.

— Als bakterielle bzw. Toxoidimpfstoffe sind zu nennen: Diphtherie/Tetanus/Pertussis-, Cholera- und Typhusimpfstoff (1, 2, 3).
— als Virusimpfstoff: der Rötelnimpfstoff. Nach der Rötelnimpfung kommt es jenseits des Kindesalters häufig zu Arthralgien, auch in persistierender und rekurrierender Form (1, 2, 3).

3. Impfstoffe mit häufigeren und/oder schwereren Nebenwirkungen

Ein Impfstoff mit häufigeren und ausnahmsweise auch schweren Nebenwirkungen ist der BCG-Impfstoff. Die bedeutendste Lokalreaktion ist die suppurierende Lymphadenitis. Sie tritt in Abhängigkeit vom Impfstamm, der Zahl der vermehrungsfähigen Partikel, der Handhabung des Impfstoffs und vor allem von der Impftechnik in 0,1–5% der Impfungen auf. Die gelegentlich tödliche, disseminierte BCG-Infektion und die BCG-Osteitis sind kausal sicher zuzuordnende schwere Komplikationen (5, 6, 13).

Der Poliomyelitislebendimpfstoff (OPV) führt in einer Rate, die unter 1 Erkrankung/1 Million Impfungen liegt, zur Impfpoliomyelitis (7,8).

4. Einige offene Fragen

Einige offene Fragen hinsichtlich möglicher Folgen bestehen bei der Pertussisimpfung mit Vollbakterienimpfstoff, ferner bei den Impfungen gegen Masern und Mumps.

Pertussisimpfstoff

Nach den hitzigen Debatten der 70er und vor allem 80er Jahre neigen jetzt die Fachleute fast übereinstimmend zu der Meinung, daß akute zentralnervöse Erkrankungen nach Pertussisimpfung mit Vollbakterienimpfstoff sehr selten sind; das Vorkommen zentralnervöser Restschäden nach Pertussisimpfung wird von der Mehrzahl der Autoren überhaupt angezweifelt. Eine noch kritischere Wertung der englischen National Encephalitis Childhood Study und drei große Langzeitstudien in den USA stützen im wesentlichen diese Einschätzungen (9, 10, 11, 12, 19).

Masernimpfstoff

Bei der Masernimpfung kennen wir sehr genau die Prozentsätze, in denen es zu Fieberreaktionen und Impfmasern kommt, wissen auch um die Möglichkeit des Auftretens von Fieberkrämpfen in diesem Zusammenhang. Ob die Masernimpfung aber tatsächlich zur postvakzinalen Enzephalitis bzw. postvakzinalen Enzephalopathie führen kann, ist unklar. Bei den im zeitlichen Zusammenhang berichteten Erkrankungen konnte die Impfgenese bisher nicht eindeutig bewiesen werden; auch ein Vergleich der beobachteten Raten für vermutete Impfenzephalitiden mit den background-rates natürlicher Enzephalitiden stützt aus epidemiologischer Sicht eine Impfgenese nicht.

Hinsichtlich der subakuten sklerosierenden Panenzephalitis (SSPE) belegen Langzeitstudien aus den USA, aus Japan, Israel und Ostdeutschland, daß parallel zum Rückgang der Masern im Gefolge erfolgreicher Impfprogramme auch die SSPE zurückgeht (1, 2, 3).

Mumpsimpfstoff

Nicht unerwartet für diejenigen, die sich mit Untersuchungen zum Neurotropismus von Wild- und attenuierten Mumpsviren beim Menschen und im Tiermodell beschäftigt haben, mehren sich jetzt Angaben im Schrifttum zu Meningitiden nach Mumpsimpfung. Insbesondere aus Kanada, England, Jugoslawien, Japan und Deutschland kommen kasuistische Berichte. Moderne Differenzierungsmethoden (polymerase chain reaction, Sequenzierung) wiesen in Einzelfällen die isolierten Erreger als Impfviren aus. Die Rate des Auftretens wird um 1/100.000 angegeben. Stammabhängigkeiten werden vermutet: Urabe soll höhere Komplikationsraten verursachen als Jeryll Lynn (3).

Unser Wissen um Impfstoffnebenwirkungen verdanken wir der Publikation von kasuistischen Berichten; regionalen, nationalen und internationalen retro- und prospektiven Studien; den Überwachungsprogrammen von Impfstoffherstellern, nationalen Surveillanceprogrammen sowie Schrifttumsübersichten. Als gute Beispiele für Studien möchte ich die retro- (1948–1974) und prospektiven (1979–1983) Studien (5, 13) der International Union against Tuberculosis and Lung Disease (IUATLD) sowie eine über 15 Jahre geführte internationale Studie der WHO (1970–1984) hinsichtlich vakzine-assoziierter Poliomyelitis (8) und die ebenfalls bereits erwähnten Pertussisstudien (10–12) nennen. Die Behringwerke führen eine sehr sorgfältige Überwachung von Nebenwirkungen durch.

Gute Beispiele für Übersichten sind Graham WILSONS 1967 erschienene Monografie »Hazards of Immunization« (14) und die Kapitel zu Impfstoffnebenwirkungen in der Enzyklopädie »Meyler's Side Effects of Drugs« (1) nebst den zugehörigen Annuals (2, 3).

Gute nationale Surveillanceprogramme bestehen in den USA, in Schweden, den Niederlanden und einigen anderen Ländern. Ostdeutschland hatte ebenfalls ein gutes Programm. Zu letzterem kurz einige Daten:

Impfstoffe	**Nebenwirkung**	**Rate**
DPT 1964–1988	pvEp, afebr. Krampf, kompl. Fieberkrampf, Anaphylaxie	7.4/1 Mill.I.
Masern 1967–1988	pvE, pvEp	5/1 Mill.I.
Poliomyelitis 1960–1990	Impfpoliomyelitis	0.6/1 Mill.I. 0.4/1 Mill.Erst-I. > 65% Typ 3

Die aus verschiedenen Quellen ermittelten Daten weisen alle bestimmte Vor- und Nachteile auf, die kritische Gesamtschau ist nötig. Internationale case-control-Studien auf der Grundlage exakt vorgegebener Definitionen und Kriterien dürften am aussichtsreichsten sein, um aussagekräftige Ergebnisse zu erzielen; sie sind auch am schwersten zu realisieren.
Im Rahmen einer von der EG unterstützten Forschungsgruppe ist eine solche internationale Zusammenarbeit im Entstehen.

Abschließend einige Ausführungen zu Definitionen und Kriterien.

Im Schrifttum über Arzneimittelnebenwirkungen werden folgende Begriffe weitgehend synonym gebraucht:
»Nebenwirkung«, »unerwünschte Arzneimittelwirkung«, »side effect«, »Komplikation«, »atypischer Verlauf«, »adverse event«, »adverse reaction« und weitere Termini. Die Definitionen »side Effect« in der anglikanischen und »unerwünschte Arzneimittelwirkung« in der deutschsprachigen Literatur haben sich weitgehend durchgesetzt.

Nach Diskussionen in den USA (15) und im Rahmen der WHO (16) wurde für Surveillancezwecke vom Terminus »side effect« abgegangen, da dieser Ausdruck bereits eine gewisse Kausalität impliziert. Für Surveillancezwecke wird der Terminus »adverse event following immunization« (als ein zeitlich koinzident mit der Impfung ablaufendes unerwünschtes Ereignis) verwendet.

Dieses kann

- durch den Impfstoff hervorgerufen (vaccine-induced), beispielsweise BCG-Osteitis, Impfpoliomyelitis,
- durch die Impfung zur Manifestation gebracht (vaccine-precipitated), z. B. Krampfanlage vorhanden, erste Auslösung durch die Impfung (als fragwürdiger Zusammenhang anzusehen),
- durch einen »programmatic error«, z. B. falsche Technik, mangelhafte Sterilisation, hervorgerufen oder
- zeitgleich ablaufend, ohne Zusammenhang (coincidental) sein (16).

In den USA hat man seit 1988 für Surveillancezwecke eine Meldepflicht eingeführt (17). Für jede spezielle Impfung werden bestimmte Ereignisse meldepflichtig gemacht; nachfolgend wird ein Auszug für die DPT- bzw. DPT-Polioimpfung gegeben:

Meldepflichtiges postvakzinales Ereignis	Intervall
A. Anaphylaxie	24 Stunden
B. pvE	7 Tage
C. Schock-Kollaps	7 Tage
D. Krampfleiden	
E. Komplikation/Tod im Zusammenhang mit A–D	
F. Ereignisse, die im Beipackzettel als Kontraindikationen gegen weitere Impfungen gelten	

Nach Erfassung dieser meldepflichtigen Ereignisse bleibt es der sachverständigen Auswertung überlassen, ob kausale Zusammenhänge angenommen werden können.

Auswertungen sollten auf der Grundlage vorgegebener Definitionen und Kriterien erfolgen. Ein Beispiel von prinzipieller Bedeutung sind die vor einigen Jahren von einer ad hoc-Gruppe der American Medical Association erarbeiteten Vorgaben für Pertussisimpfkomplikationen (18), auch wenn inhaltlich heute wohl eine andere Vorgabe erfolgen müßte.

Schlußfolgerungen

Das vorliegende Wissen um unerwünschte Nebenwirkungen der Schutzimpfungen stützt die Einschätzung, daß die heutigen Impfstoffe zu den sichersten

Arzneimitteln gehören. Die Kontinuität der Kontrolle und die Notwendigkeit der Abklärung offener Fragen läßt unter anderem folgendes geboten erscheinen:

— Interessierte Länder sollten nationale Surveillance-Programme einführen, basierend auf den Erfahrungen der auf diesem Gebiet fortgeschrittenen Länder.
— Die Weltgesundheitsorganisation sollte im Rahmen des erweiterten Immunisierungsprogramms die weltweite Datensammlung zu Nebenwirkungen ebenso wie die Ausarbeitung von Definitionen und Kriterien für Surveillance und Evaluierung unterstützen.
— Internationale prospektive case-control-Studien sollten offene Probleme, wie beispielsweise zentralnervöse Komplikationen nach Masern- oder Mumpsimpfung, abzuklären helfen.

Literatur

1) DITTMANN, S.: Immunobiological preparations. In: DUKES, M. N. G. (Ed.): Meyler's Side Effects of Drugs. 11th edition, Elsevier Science Publishers, Amsterdam (1988).
2) DITTMANN, S.: Immunobiological preparations. In: DUKES, M. N. G., L. BEELEY, (Eds.): Side Effects of Drugs Annual 14, Elsevier Science Publishers, Amsterdam (1990).
3) DITTMANN, S.: Immunobiological preparations. In: DUKES, M. N. G., L. BEELEY (Eds.): Side Effect of Drugs Annual 15, Elsevier Science Publishers, Amsterdam (1991).
4) Committee on Immunization. Guide for Adult Immunization, p. 72. American Academy of Physicians, Philadelphia (1985).
5) LOTTE, A., O. LE VÉZINET, N. WASZ-HOECKERT et al.: Estimates of the risk among vaccinated subjects and statistical analysis of their main characteristics. Adv. Tuberc. Res., 21, 107 (1984).
6) LOTTE, A., O. LE VÉZINET, N. WASZ-HOECKERT et al.: A comprehensive list of the world literature since the introduction of BCG up to July 1982, supplemented by over 100 personal communications. Adv. Turberc. Res., 21, 194 (1984).
7) NKOWANE, B., S. G. F. WASSILAK: Update on paralytic poliomyelitis. In: Proceedings, 19th Immunization Conference, Boston, MS, p. 67, CDC Atlanta, Georgia (1984).
8) COCKBURN, W. C.: The work of the WHO Consultative Group on Poliomyelitis Vaccine. Bull. WHO, 66/2, 143 (1988).
9) GRIFFITH, A. H.: Permanent brain damage and pertussis vaccination: is the end of the saga in sight? Vaccine, 7, 199 (1989).
10) GRIFFIN, M. R., W. A. RAY, E. A. MORTIMER et al.: Risk of seizures and encephalopathy after immunization with DPT vaccine. J. Amer. Med. Assoc., 263, 1641 (1990).
11) LONG, S. S., A. DEFOREST, D. G. SMITH et al.: Longitudinal study of adverse reactions following DPT vaccine in infancy. Pediatrics, 85, 294 (1990).
12) BARAFF, L. J., W. D. SHIELDS, L. BECKWITH et al.: Infants and children with convulsions and hypotonic-hyporesponsive episodes following DPT immunization: Follow-up evaluation. Pediatrics, 81, 789 (1988).
13) LOTTE, A., O. WASZ-HOECKERT, N. POISSON et al.: Second IUATLD study on complications induced by intradermal BCG vaccination. Bull. Int. Union Tuberc. Lung Dis., 63, 47 (1988).
14) WILSON, G. S.: The Hazards of Immunization. Athlone Press, University of London (1967).
15) Centers for Disease Control. Adverse events following immunization. Surveillance Report No 2. U.S. Department of Health and Human Services, CDC, Atlanta, Georgia (1986).

16) WHO. Monitoring of adverse events following immunization in the Expanded Programme on Immunization. WHO/EPI/GEN/91.2 (1991).
17) U.S. Department of Health and Human Services National Childhood Vaccine Injury Act: requirements for permanent vaccination records and for reporting of selected events after vaccination. Morbid. Mortal. Wkly. Rep. 37, 197 (1988).
18) American Medical Association Ad Hoc Panel on Pertussis Vaccine Injury. J. Amer. Med. Assoc., 254, 3083 (1985).
19) Institute of Medicine. Adverse effects of pertussis and rubella vaccines. National Academy Press, Washington, D. C. (1991).

E. SAMSON

Aufklärungspflicht bei Schutzimpfungen – ein ungeklärtes Problem

Daß auch bei Schutzimpfungen eine ärztliche Aufklärungspflicht besteht, ist selbstverständlich. Wie weit dagegen die Aufklärung zu gehen hat, d. h. insbesondere von welcher Eintrittswahrscheinlichkeit an über einzelne schädliche Nebenwirkungen informiert werden muß, ist noch weitgehend ungeklärt. Die wenigen obergerichtlichen Entscheidungen betreffen Sonderfälle, die die Grundsatzfrage nicht enthalten. So wird in einer Entscheidung von 1959 gerügt, daß der Amtsarzt bei einer Schutzimpfung gegen Diphtherie und Scharlach nicht genügend über die Freiwilligkeit aufgeklärt habe. Vor allem sei es pflichtwidrig gewesen, den Lehrern lediglich ein Rundschreiben zur Übermittlung an die Eltern auszuhändigen. Auch dadurch sei der Eindruck einer Zwangsimpfung verstärkt worden (BGH VersR 1959, 855). In einer neueren Entscheidung hat das OLG Stuttgart (VersR 1986, 1198) bei einer DPT-Impfung beanstandet, daß der Impfarzt nicht darüber aufgeklärt hatte, daß diese Impfung nicht unter die amtlich allgemein empfohlenen fiel.

In einer neueren Entscheidung aus dem Jahre 1990 hat der BGH etwas grundsätzlichere Ausführungen gemacht (NJW 1990, 2311). Der Amtsarzt hatte hier eine Mehrfachimpfung gegen Diphtherie, Keuchhusten und Wundstarrkrampf vorgenommen, obwohl nach einem ministeriellen Runderlaß des Landes eine Keuchhustenimpfung nur bei ungünstigen sozialen Verhältnissen oder Unterbringung in einer Gemeinschaftseinrichtung angezeigt war und diese Voraussetzungen bei dem geimpften Kind nicht vorlagen.

Darüber hinaus weist der BGH den Einwand des Beklagten, im Rahmen der »Massenmedizin« bestünden nur eingeschränkte Möglichkeiten einer Einzeluntersuchung und -aufklärung, als unerheblich zurück. Auch hätten die auf der Rückseite des Impfanmeldungsformulars abgedruckten allgemeinen Hinweise die Aufklärungspflicht nicht erfüllt, weil sie weder etwas darüber aussagten, ob eine Keuchhustenimpfung gerade bei der Klägerin angezeigt gewesen ist, noch auf die Gefahren einer schweren Schädigung hingewiesen hätten.

Aus diesen wenigen Entscheidungen läßt sich lediglich etwas über den Umfang der Aufklärung in den behandelten besonderen Fällen ableiten. Allgemeine Grundsätze über den Umfang der Aufklärungspflicht lassen sich weder dort noch sonstwo finden. Will man dieser Frage nachgehen, dann muß man sich zuvor über die Gründe für die Aufklärungspflicht überhaupt und sodann darüber informieren, nach welchen allgemeinen Grundsätzen die Rechtsprechung die Reichweite der Aufklärungspflicht bestimmt.

I.

Die Verletzung der ärztlichen Aufklärungspflicht kann zwei ganz verschiedene rechtliche Sanktionen nach sich ziehen.

Im Strafverfahren geht es um die Frage, ob der Arzt sich bei Vornahme eines Heileingriffs strafbar gemacht hat. Da die Rechtsprechung – völlig unbeeindruckt von dem lebhaften Widerspruch der Wissenschaft – seit je die Auffassung vertreten hat, daß jeglicher Heileingriff den Tatbestand der Körperverletzung erfüllt – gleichgültig, ob der Eingriff kunstgerecht und erfolgreich war –, kann nur die vom Patienten – bzw. seinem Sorgeberechtigten – erteilte Einwilligung den Arzt vor Strafe bewahren. Eine Einwilligung ist aber nur dann wirksam, wenn der Einwilligende in vollem Umfang über Chancen und Risiken des Eingriffs informiert war. Da der Patient diese Informationen allein vom Arzt erhalten kann, schafft der Arzt durch das Aufklärungsgespräch selbst die Voraussetzungen dafür, daß eine ihn rechtfertigende wirksame Patienteneinwilligung erteilt wird.

Freilich gilt im Strafverfahren der Grundsatz »in dubio pro reo«. Das heißt praktisch, die Staatsanwaltschaft muß dem beschuldigten Arzt beweisen, daß entweder überhaupt keine Einwilligung vorlag oder eine vorhandene Einwilligung mangels hinreichend umfassender Aufklärung unwirksam war. Gelingt ihr dieser Nachweis nicht, so ist das Strafverfahren einzustellen.

Im Zivilverfahren geht es dagegen nur um Ansprüche des Patienten auf Schadensersatz oder Schmerzensgeld, Leistungen, die der Arzt selten selbst zu tragen hat, weil sie ihm entweder von seiner (staatlichen) Anstellungsbehörde oder seiner Versicherung abgenommen werden.

Jeder Heileingriff ist hier ein Eingriff in die körperliche Unversehrtheit des Patienten i.S.v. § 823 I BGB und bedarf deshalb zu seiner Rechtfertigung ebenfalls der Einwilligung. Auch hier gilt, daß nur der vollständig informierte Patient wirksam einwilligen kann.

Freilich besteht ein gravierender Unterschied zur strafrechtlichen Situation. Während im Strafverfahren dem Arzt das Fehlen der wirksamen Einwilligung nachgewiesen werden muß, hat im Zivilverfahren der Arzt selbst zu beweisen, daß eine wirksame Einwilligung vorlag und das heißt praktisch, daß die vollständige Aufklärung erfolgt ist. Bleiben hieran Zweifel beim Gericht, so verurteilt es den beklagten Arzt.

II.

Auf diesen Grundlagen hat die Überlegung zur Reichweite der Aufklärungspflicht aufzubauen.

Dabei gilt der Grundsatz, daß die Aufklärung den Patienten in die Lage versetzen soll, eine freie Entscheidung darüber zu treffen, ob und in welchem Umfang er sich dem vom Arzt geplanten Eingriff unterziehen soll. Das bedeutet zunächst, daß der Arzt in der Regel über *drei Gruppen* von Gegenständen aufklären muß. Er hat einmal über die *Diagnose* zu informieren, zum anderen muß er über die *vorgeschlagene Behandlung* und schließlich auch über mögliche *Alternativtherapien* selbst dann aufklären, wenn diese nur von einem anderen Arzt oder einer anderen Klinik durchgeführt werden können.

Im Hinblick auf die vorgeschlagene Therapie hat der Arzt grundsätzlich über Art und Umfang des Eingriffs, vor allem aber auch über seine Chancen und Risiken zu informieren.

Besondere Schwierigkeiten bereitet dabei die Reichweite der Aufklärung über unerwünschte (Neben-)wirkungen. Während die Rechtsprechung früher dazu neigte, eine Aufklärungspflicht erst von einer bestimmten Eintrittswahrscheinlichkeit an zu fordern, ist der BGH von diesem starren Schema bereits seit langem abgegangen.

Es gilt heute vielmehr der Grundsatz, daß die aufklärungspflichtige Eintrittswahrscheinlichkeit von der Dringlichkeit des Eingriffes abhängt. Das bedeutet praktisch, daß beim unaufschiebbaren lebensrettenden Eingriff über wenig wahrscheinliche Nebenwirkungen nicht aufgeklärt werden muß, während der plastische Chirurg vor einem bloß kosmetischen Eingriff über noch so seltene mögliche Nebenwirkungen vollständig aufzuklären hat.

Diese Rechtsprechung ist im Prinzip vernünftig, in ihrer Anwendung auf den konkreten Fall jedoch in höchstem Maße problematisch. Das liegt nicht nur daran, daß angesichts der unpräzisen Kriterien im Einzelfall kaum sicher vorhergesehen werden kann, welchen Umfang der Aufklärung die Rechtsprechung für erforderlich halten wird. Die Formel beeinträchtigt auch in erheblichem Umfang die Rechtssicherheit, weil sie dem Richter, der den Einzelfall zu beurteilen hat, kaum Bindungen auferlegt.

Das führt dazu, daß die meisten Arzthaftungsprozesse mit einem Kunstfehlervorwurf beginnen und dann, wenn es dem Patienten nicht gelingt, die Fehlbehandlung oder ihre Kausalität nachzuweisen, auf den Vorwurf der Verletzung der Aufklärungspflicht umgestellt werden und dieser den Arzt regelmäßig in Beweisnot versetzt.

Inzwischen wird von hohen Richtern, die häufig Arzthaftungsprozesse zu entscheiden haben, offen eingestanden, daß die flexible Formel über die Reichweite der Aufklärungspflicht die Gerichte in die Lage versetzt, den Arzt, dem ein Kunstfehler nicht nachgewiesen werden konnte, sozusagen stattdessen wegen Verletzung der Aufklärungspflicht zu verurteilen. Das Gericht muß in einem solchen Fall nur den Arzt zu der Frage hören, über welche Gegenstände er den Patienten informiert hat, sodann eine weitere denkbare Komplikation in der medizinischen Literatur finden und schließlich feststellen, daß auch über diesen Umstand hätte aufgeklärt werden müssen. Der Weg zur Verurteilung ist damit geöffnet.

Vor diesem Hintergrund müssen auch die Versuche vieler Ärzte, Krankenhausleitungen und Verfasser von Aufklärungsbroschüren mit großer Skepsis betrachtet werden. Das Wettrennen um die Aufklärungspflicht können sie nicht wirklich gewinnen. Die detaillierte Aufklärungsdokumentation beweist ja nicht nur, über welche Gegenstände aufgeklärt wurde, sie dokumentiert vor allem auch, worüber nicht gesprochen wurde.

III.

Versucht man, diese Grundsätze auf das Problem der Schutzimpfungen zu übertragen, dann wird die Lage noch weitaus unbefriedigender. Das liegt daran, daß schon die Grundlagen der Aufklärungsformel der Rechtsprechung in ihrer Anwendung auf Schutzimpfungen äußerst problematisch sind.

Wendet man die Formel nämlich rein individualistisch an, dann ergibt sich aus ihr die Notwendigkeit, über noch so unwahrscheinliche Nebenwirkungen detailliert aufzuklären. Das sei am Beispiel der Poliomyelitisimpfung erläutert.

Die Antwort auf die Frage, ob der Impfarzt die Eltern des zu impfenden Kindes über das Risiko aufzuklären hat, daß die Impfung selbst zur Poliomyelitis-Erkrankung des Impflings führen kann, hängt nach der Aufklärungsformel der Rechtsprechung einmal von der Eintrittswahrscheinlichkeit einer solchen schlimmen Nebenwirkung ab. Ist die Wahrscheinlichkeit sehr gering, dann muß über sie dennoch aufgeklärt werden, sofern die Impfung selbst weniger dringlich ist.

Bei der Einschätzung dieses Parameters ist nicht nur zu berücksichtigen, daß der Impfling nicht gegen eine schon akut vorhandene Erkrankung behandelt, sondern lediglich vor einer nur wahrscheinlichen zukünftigen Infektion geschützt werden soll. Damit geht aber die Infektionswahrscheinlichkeit in die Abwägung mit ein.

Da diese derzeit relativ gering ist, müßte die Aufklärung eigentlich umfassend und detailliert ausfallen, wozu dann auch die anschauliche Beschreibung einer Poliomyelitisinfektion durch Impfung, des Umfanges der damit verbundenen möglichen Schädigungen des Kindes sowie der vorhandenen (bescheidenen) Therapiemöglichkeiten gehören.

Damit beginnt dann aber ein circulus vitiosus: Aufklärungen dieses Umfanges werden voraussichtlich die Impfbereitschaft der Bevölkerung schlagartig auch deshalb zurückgehen lassen, weil sich niemand wirklich Eintrittswahrscheinlichkeiten von 1:10.000 oder 1:100.000 vorstellen kann und deshalb allein die äußere Anmutung der möglichen Erkrankung die Entscheidung beeinflussen wird. Nur der Zyniker kann sich bei diesem Szenario mit der Vorstellung des weiteren Ablaufes beruhigen: Der allgemeine Rückgang der Impfbereitschaft wird in absehbarer Zeit zu epidemieartigem Auftreten der Poliomyelitis wie in den 50er Jahren führen, damit werden Schutzimpfungen wieder dringlicher, was sodann zu einer Reduzierung der Aufklärungspflicht führt. Freilich: Wenn dann die Poliomyelitis auf diesem Wege wieder eingedämmt sein wird, dehnt sich die Aufklärungspflicht wieder aus, und der Kreislauf beginnt von neuem.

Über diese Zusammenhänge ist – meines Wissens – in der juristischen Literatur bisher noch nicht nachgedacht worden. Deshalb kann auch der folgende Lösungsvorschlag nicht als konkrete Handlungsanweisung an den Impfarzt verstanden werden:

Will man sich aus dem oben perhorreszierten Kreislauf lösen und dennoch die Aufklärungsformel der Rechtsprechung beibehalten, dann kann dies nur so geschehen, daß man die Dringlichkeit der Schutzimpfung nicht allein nach der individuellen Situation des Impflings bestimmt. Vielmehr ist in die Betrachtung mit einzubeziehen, was geschieht, wenn Schutzimpfungen generell unterbleiben. Daß in diesem Fall das epidemieartige Auftreten der Erkrankung auch den einzelnen Impfling bedrohen wird, macht schon bei ihm die Impfung zu einem Eingriff von hoher Dringlichkeit. Dies reduziert dann die Reichweite der gebotenen Aufklärung.

Freilich ist damit nur im Grundsatz, nicht aber im Detail etwas gewonnen. Von welcher Eintrittswahrscheinlichkeit der Nebenwirkung an Aufklärung geboten ist, läßt sich – wie bei der Aufklärungsformel der Rechtsprechung stets – auch hier nicht abstrakt und vor allem nicht präzise angeben.

Bedenkt man weiter, daß die Nebenwirkungen vielfach gravierend sind und daß auch bei amtlich empfohlenen Impfungen die vom Bundesseuchengesetz vorgesehenen staatlichen Ersatzleistungen sehr gering ausfallen, dann ist leicht zu prognostizieren, daß die Gerichte auch in Zukunft versuchen werden, das Leid der wenigen Betoffenen dadurch zu lindern, daß sie im Einzelfall über das Vehikel der Aufklärungspflichtverletzung zu einem Schmerzensgeld verurteilen.

Dem konnte allerdings dadurch Einhalt geboten werden, daß die Entschädigungsleistungen des Bundesseuchengesetzes für Impfschäden drastisch erhöht werden. Solange dies nicht geschieht, können sich Impfärzte, Gesundheitsbehörden und Klinikleitungen durch die schriftliche Dokumentation von Aufklärungsgesprächen vor Schadensersatzansprüchen nicht wirklich schützen. Freilich erreichen sie mit einer den Grundsätzen der Rechtsprechung entsprechendnen umfassenden und detaillierten Aufklärung zwei andere Effekte: Einmal den Rückgang der Impfbereitschaft und zum anderen die Dokumentation dessen, worüber sie nicht aufgeklärt haben.

A. v. JUNGENFELD

Impfschadensmeldung und versorgungsrechtliche Beurteilung

Seit frühester Kindheit an einem hochgradigen körperlichen oder gar geistigen Schaden zu leiden, ist ein bitteres Schicksal. Sehr selten kann eine Impfung die Ursache sein. Weitaus häufiger jedoch wird ein solcher Zusammenhang vermutet und früher oder später geltend gemacht. Immer dann, wenn in einem Feststellungsverfahren nach dem Bundes-Seuchengesetz (BSeuchG) die Vorstellungen und Erwartungen des Antragstellers sich nicht mit den gesetzlichen Bestimmungen in Einklang bringen lassen, resultieren Resignation oder Aufbegehren und unter Umständen langwierige, alle Beteiligten belastende Streitverfahren.

Der Bundesgerichtshof hatte im Jahre 1953 erstmals einen Ausgleichsanspruch nach einem Impfschaden grundsätzlich anerkannt und zwar unter dem Gedanken der Aufopferung, weil durch das Impfenlassen dem Wohl des Gemeinwesens ein Sonderopfer gebracht worden war (Urteil vom 19. 02. 1953 – Az III Z R 208/51 – BGHZ 9 S. 86 = NJW 1953, S. 857). Anschließend regelten unterschiedliche Ländergesetze und ab Januar 1961 das BSeuchG die Entschädigung von Impfopfern. Da sich dabei Schwierigkeiten und Mängel zeigten, wurde vom Deutschen Bundestag eine bundeseinheitliche, klare und umfassende Entschädigungsregelung für unerläßlich gehalten, um eine Gleichbehandlung aller Impfgeschädigten zu sichern und eine angemessene Entschädigung in allen Fällen zu gewährleisten (BT-Drucksache VI, 1568, S. 6).

Mit dem 2. Gesetz zur Änderung des BSeuchG vom 25. 08. 1971 (in Kraft getreten am 01. 09. 1971, BGBl. I, S. 1401) sollte diesem Ziel näher gekommen werden. Der Kreis der geschützten Impflinge wurde erweitert, die Leistungen wurden nach Art und Umfang verbessert und der Beweis zwischen Schutzimpfung und Gesundheitsschaden wurde erleichtert. Den Impfgeschädigten wurde ein Anspruch auf Versorgung in entsprechender Anwendung der Vorschriften des Bundesversorgungsgesetzes eingeräumt, das sich bei der Versorgung von Kriegsopfern millionenfach bewährt hat. Dieses Gesetz ist zum Grundgesetz der Versorgung in allen Fällen geworden, in denen ein öffentlich-rechtlicher Entschädigungsanspruch gegen den Staat wegen der Folgen gesundheitlicher

Schädigungen gegeben ist. Mit anderen Gesetzen, bei denen seine Vorschriften Anwendung finden, wird es heute unter dem Begriff »soziales Entschädigungsrecht« zusammengefaßt.

Das Versorgungsrecht ist ein äußerst differenziertes Recht, bei dem neben den gesetzlichen Bestimmungen auch Rechtsverordnungen, Verwaltungsvorschriften, Erlasse und Rundschreiben zu beachten sind. Jede Entscheidung einer Versorgungsbehörde ist gerichtlich nachprüfbar. Zahlreiche Urteile des Bundessozialgerichts begleiten kritisch den Gesetzesvollzug. Mit den immer wieder aktualisierten »Anhaltspunkten für die ärztliche Gutachtertätigkeit im sozialen Entschädigungsrecht und nach dem Schwerbehindertengesetz« hat der Bundesminister für Arbeit und Sozialordnung Richtlinien zur Verfügung gestellt, die es ermöglichen, sachgerechte, einwandfreie und bei gleichem Sachverhalt auch einheitliche Beurteilungen abzugeben. Diese Richtlinien sind sowohl für die bei den Versorgungsbehörden tätigen Ärzte wie auch für die Sachbearbeiter und Dezernenten der Verwaltung und die Richter bei den Sozialgerichten maßgeblich. Auch jeder ärztliche Sachverständige außerhalb der Versorgungsbehörden muß sie kennen und anwenden, wenn er mit Begutachtungen nach dem sozialen Entschädigungsrecht beauftragt worden ist.

Der gesetzliche Auftrag für die Durchführung des BSeuchG an die dafür zuständigen Versorgungsbehörden ist eindeutig: Wer zum geschützten Personenkreis des § 51 BSeuchG gehört und einen Impfschaden erlitten hat, erhält wegen der gesundheitlichen und wirtschaftlichen Folgen der Impfung auf Antrag Versorgung. Für die Praxis haben die Pockenimpfung als in der Vergangenheit gesetzlich vorgeschriebene Impfung und die von der obersten Gesundheitsbehörde eines Landes öffentlich empfohlenen und in ihrem Bereich vorgenommenen Impfungen Bedeutung. In § 52 BSeuchG wird ein Impfschaden definiert als ein über das übliche Ausmaß einer Impfreaktion hinausgehender Gesundheitsschaden. Zur Anerkennung eines Gesundheitsschadens als Folge einer Impfung genügt die Wahrscheinlichkeit eines ursächlichen Zusammenhangs.

Wegen seiner Einbindung in das Versorgungsrecht müssen bei der Kausalbeurteilung nach dem BSeuchG die Grundsätze beachtet werden, die allgemein in diesem Recht Gültigkeit haben. Begriffe wie Ursache, ursächlicher Zusammenhang, Wahrscheinlichkeit, Beweis usw. müssen von allen an einem Feststellungsverfahren Beteiligten gekannt und richtig angewendet werden, damit den gesetzlichen Bestimmungen Genüge getan werden kann. Daran kranken viele Verfahren, in denen es um einen fraglichen Impfschaden geht, und dadurch werden die oft Jahre dauernden Streitverfahren unterhalten. Vor allem die Antragsteller, die die gesetzlichen Bestimmungen nicht kennen, fühlen sich dann häufig der Willkür der Behörden ausgesetzt.

Erst mit seinem Antrag gibt derjenige, der sich durch eine Impfung geschädigt glaubt, der zuständigen Versorgungsbehörde Anlaß, tätig zu werden. Da es hierzulande keine ärztliche Meldepflicht für Impfschäden gibt, liegt es allein am Impfling, sich an das zuständige Versorgungsamt zu wenden. Ob und wann dies geschieht, hängt von vielen Unabwägbarkeiten ab. Wenn allerdings ein Behinderter bei einem anderen Sozialleistungsträger den Verdacht auf einen Impfschaden äußert, ist dieser im Rahmen seiner Fürsorgepflicht gehalten, einen Antrag nach dem BSeuchG anzuregen.

Die Antragsteller lassen sich in drei Gruppen gliedern:

1. Antragsteller, welche nur vorübergehend durch eine akute Impfkomplikation beeinträchtigt gewesen sind. Sie melden sich häufig nur auf Drängen der Krankenkassen, die ein Interesse an der Kostenabwälzung haben. Die Übergänge von üblichen Impfreaktionen zu Impfkomplikationen sind hier fließend.
2. Antragsteller, die im Anschluß an eine Impfung eine akute, unter Umständen lebensbedrohliche Erkrankung durchgemacht haben und weiterhin an deren Folgen leiden. Wegen des engen zeitlichen Zusammenhangs mit der Impfung halten sie von vornherein einen ursächlichen Zusammenhang für gegeben und drängen auf Abklärung.
3. Schließlich die Jugendlichen oder gar Erwachsenen mit einem oft hochgradigen frühkindlichen Hirnschaden, bei denen die angeschuldigte Impfung – meistens die Pockenimpfung – schon viele Jahre zurückliegt und eine Impfkomplikation von den zugezogenen Ärzten damals nicht erwogen worden war. Bei den Angehörigen ist oft erst im Laufe der Jahre der Verdacht auf einen Zusammenhang mit einer Impfung aufgetreten, angestoßen vielleicht durch Kontakte zu anderen Behinderten oder gar Impfgeschädigten, durch – zum Teil irreführende – Veröffentlichungen in den Medien und manchmal auch durch Äußerungen von Ärzten.

Nach Eingang des Antrags wird im Versorgungsamt mit der Sachverhaltsaufklärung begonnen. Dabei ist die Mitwirkung des Antragstellers unerläßlich. Wie in anderen Rechtsbereichen auch, wird im Versorgungsrecht für die Kausalbeurteilung eine mehrgliedrige Kausalkette gefordert. Diese besteht aus folgenden Gliedern:

1. der schädigende Vorgang, beim BSeuchG die Impfung,
2. die dadurch hervorgerufene gesundheitliche Schädigung, beim BSeuchG die akute Impfkomplikation und
3. die Folgen dieser Schädigung, die bleibenden Gesundheitsstörungen, beim BSeuchG der Impfschaden.

Die Feststellung dieser Tatbestände ist Aufgabe der Verwaltung. Die drei Glieder der Kausalkette müssen bewiesen werden. Dies bedeutet, daß sie belegt werden müssen oder daß – wenn Belege nicht zu beschaffen sind – zumindest nach den gegebenen Umständen die Überzeugung gewonnen werden muß, daß es so gewesen ist. Für die Beurteilung des ursächlichen Zusammenhangs zwischen den Gliedern der Kausalkette läßt der Gesetzgeber dagegen Wahrscheinlichkeit genügen. Die bloße Möglichkeit reicht jedoch nicht aus. Wahrscheinlichkeit bedeutet, daß nach der geltenden medizinisch-wissenschaftlichen Lehrmeinung mehr für als gegen einen ursächlichen Zusammenhang spricht. Ursachen im versorgungsrechtlichen Sinne sind die Bedingungen, die wegen ihrer besonderen Beziehung zum Erfolg an dessen Eintritt wesentlich mitgewirkt haben.

Die Entscheidung, ob die zur Diskussion stehende Impfung überhaupt zu berücksichtigen ist, trifft allein die Verwaltung. Die Frage, ob durch diese Impfung ein Schaden verursacht worden ist, muß gemeinsam von Verwaltung und ärztlichen Sachverständigen beantwortet werden.

Unter Umständen findet das Verwaltungsverfahren ein schnelles Ende. Kann z. B. weder die Durchführung einer Impfung noch deren Zeitpunkt bewiesen werden, geht dies zu Lasten des Antragstellers. Mit dieser Entscheidung wird man sich in der Regel abfinden können, nicht dagegen mit einer Ablehnung, die ausgesprochen werden muß, weil zum Zeitpunkt der Impfung keine öffentliche Empfehlung der zuständigen Behörde bestanden hatte. So hat z. B. das Schicksal eines im Jahre 1969 nach einer Masernimpfung mit Lebendimpfstoff an einer Enzephalitis erkrankten Mädchens – die Impfung war erst ab 1973 öffentlich empfohlen worden – die Sozialgerichte bis hin zum Bundessozialgericht beschäftigt. Mit Urteil vom 24. 08. 1982 ist bekräftigt worden, daß in einem solchen Fall tatsächlich kein Rechtsanspruch auf Entschädigung besteht. An den Tatbestand der öffentlichen Empfehlung müssen strenge Maßstäbe angelegt werden (Az 9a/9RVi 3/81 – Breith. 1983, S. 438 = VersB 1983, S. 23). Angesichts der von Bundesland zu Bundesland bestehenden Unterschiede bei dieser öffentlichen Empfehlung und der von Zeit zu Zeit selbst in jedem Bundesland vorgenommenen Änderungen kommt den Impfärzten eine große Verantwortung zu.

Die weiteren Ermittlungen der Verwaltung richten sich nach den Erfordernissen des Einzelfalles. Bei eindeutigen, nur vorübergehenden Gesundheitsstörungen im Gefolge einer Impfung werden in der Regel mit Hilfe eines ausführlichen Berichts der behandelnden Ärzte eine versorgungsärztliche Zusammenhangsbeurteilung und eine anschließende versorgungsrechtliche Entscheidung möglich sein. Auf diese Weise konnten z. B. Mitte der 70er Jahre die zahlreichen Anträge wegen lokaler Komplikationen nach BCG-Impfung rasch erledigt werden. Auch ein so schwerwiegender Impfverlauf wie z. B. ein Guillain-Barré-Syndrom nach Grippe- oder Wundstarrkrampfimpfung mit bleibenden neurologischen Störungen bereitet weder bei der Sachverhaltsaufklärung noch bei der ärztlichen Begutachtung Schwierigkeiten. Mancher Antragsteller mit einem chronischen zerebralen Anfallsleiden, der Folge einer akut-konvulsiven Komplikation nach Pockenimpfung, früher als unbedeutender Fieberkrampf abgetan, kann heute noch Versorgung erhalten. Anmeldefristen bestehen nicht. Selbst bei den nicht Poliomyelitis-ähnlichen Erkrankungen am Zentralnervensystem nach Polioschluckimpfungen – früher sehr kontrovers diskutiert – steht einer Anerkennung als Impfschaden nichts im Wege, wenn die in den »Anhaltspunkten...« genannten Voraussetzungen erfüllt sind.

Wenn es trotz vollständig aufgeklärten Sachverhalts vor einer versorgungsrechtlichen Entscheidung besondere Schwierigkeiten gibt, liegt dies daran, daß die ärztlichen Sachverständigen kein eindeutiges Urteil über den ursächlichen Zusammenhang bei einer in zeitlichem Zusammenhang mit einer Impfung aufgetretenen Erkrankung abzugeben vermögen. Die Frage, ob eine Impfung, der im allgemeinen eine Resistenzminderung gegenüber anderen Krankheiten abgesprochen wird – wie z. B. der Polioschluckimpfung –, in einem besonders gelagerten Einzelfall nicht doch eine solche Wirkung gehabt hat, beschäftigt dann in einem einzigen Verfahren oftmals mehrere Gutachter. Häufig resultieren völlig gegensätzliche Beurteilungen. In einem solchen Fall tun sich Versorgungsärzte und Versorgungsdezernenten gleich schwer, eine zutreffende Entscheidung zu fällen.

Die wohl am schwierigsten zu beantwortende und häufig gestellte Frage bei Begutachtungen im Rahmen des BSeuchG lautet: Hat der Antragsteller nach der angeschuldigten Impfung eine zerebrale Erkrankung durchgemacht, die mit Wahrscheinlichkeit Ursache des vorliegenden frühkindlichen Hirnschadens ist? Dann ist es unerläßlich, möglichst alle seit Schwangerschaft und Geburt erhältlichen Aufzeichnungen sowie die Unterlagen von Krankenkassen, Gesundheitsämtern, Sozialbehörden, Schulen, Arbeitsämtern usw. beizuziehen. Dies ist eine mühsame Aufgabe für die Verwaltung und eine lange Zeit des Wartens für den Antragsteller und seine Familie. Besonders bei Widersprüchlichkeiten sollten die so gewonnenen Informationen ergänzt werden durch eine nochmalige genaue Erhebung der Vorgeschichte bei den Angehörigen.

Mit einer versorgungsrechtlichen Vorgabe, von welchem Sachverhalt bei der ärztlichen Begutachtung auszugehen ist – darauf sollte ärztlicherseits bestanden werden –, und einer präzisen Fragestellung kann der ärztliche Sachverständige sein Zusammenhangsgutachten beginnen. Er muß dann versuchen, aus allen Einzelheiten der im Rahmen der Ermittlungen und einer eventuell vorgenommenen klinischen Untersuchung gewonnenen Informationen ein möglichst umfassendes und mit der herrschenden medizinischen Lehrmeinung zu vereinbarendes Bild von unter Umständen schon viele Jahre zurückliegenden Ereignissen zu vermitteln.

In den umstrittenen Verfahren um frühkindliche Hirnschäden letztlich ungeklärter Ätiologie wird oft vorgetragen, gelegentlich sogar von ärztlichen Sachverständigen, daß – weil andere Ursachen des Zerebralschadens nicht zu finden seien – die im Säuglings- oder Kleinkindalter durchgeführte Impfung als einziges schädigendes Ereignis in Frage komme und deshalb die Ursache des Zerebralschadens sein müsse. Dieser Argumentation kann nur gefolgt werden, wenn die Überzeugung zu gewinnen ist, daß bei einem bis dahin gesunden Kind im Anschluß an eine Impfung eine akute zrebrale Symptomatik aufgetreten ist, oder wenn zumindest auf einen eindeutigen postvakzinalen Entwicklungsknick geschlossen werden kann. Nach den Grundsätzen, die im sozialen Entschädigungsrecht Gültigkeit haben, müssen nicht nur die Impfung und die bleibenden Gesundheitsstörungen, sondern auch die in enger zeitlicher Verbindung mit der Impfung aufgetretene gesundheitliche Schädigung bewiesen sein. Das Bundessozialgericht hat sich mehrfach in diesem Sinne geäußert. Mit Urteil vom 19. 03. 1986 hat es nochmals klargestellt, daß auf dieses Mittelglied der versorgungsrechtlichen Kausalkette nicht verzichtet werden darf. Wenn nicht alle Voraussetzungen für einen Entschädigungsanspruch gegeben sind, geht dies zu Lasten des Antragstellers. Eine Umkehr der Beweislast, wie von dem Sozialrechtler Prof. Dr. Bogs im Jahre 1981 vorgeschlagen, kann es im Impfschadensrecht nicht geben (Az 9aRVi 2/84, ZfS 1986, S. 176).

Sind jedoch die Voraussetzungen erfüllt, die der Gesetzgeber für die Anerkennung eines Impfschadens verlangt, erhält der Antragsteller die gesetzlich vorgesehenen Leistungen. Wer andere Erwartungen an das BSeuchG knüpft, wird zwangsläufig enttäuscht werden. Die kleine Zahl von versorgungsberechtigten Impfgeschädigten zeigt, daß wegen der großen Seltenheit von schwerwiegenden Impfkomplikationen auch nur selten eine Anerkennung gerechtfertigt ist: 1870 Impfgeschädigte haben Anfang des Jahres 1991 Versorgungsleistungen nach dem BSeuchG bezogen. Über die Hälfte davon sind hirnbeschädigt, erwerbsunfähig und auf fremde Hilfe angewiesen. Diese außergewöhnlich Betroffenen bedürfen über die Bescheiderteilung hinaus besonderer Fürsorge und Betreuung.

Zusammenfassung

Es wird ein Überblick gegeben, welche Voraussetzungen bei der Anerkennung eines Impfschadens nach dem Willen des Gesetzgebers erfüllt sein müssen.

Unter den in § 51 des Bundes-Seuchengesetzes genannten Impfungen sind es vor allem die früher gesetzlich vorgeschriebene Pockenimpfung und die von der obersten Gesundheitsbehörde eines Landes öffentlich empfohlenen Impfungen, die eine Antragstellung nach sich ziehen. Nach § 52 des Bundes-Seuchengesetzes genügt die Wahrscheinlichkeit bei der Beurteilung des ursächlichen Zusammenhangs zwischen einer geschützten Impfung und einem über das übliche Ausmaß einer Impfreaktion hinausgehenden Gesundheitsschaden. Auf die besondere Bedeutung der in enger zeitlicher Verbindung mit einer Impfung aufgetretenen gesundheitlichen Schädigung wird hingewiesen. Nach der Rechtsprechung darf auf dieses Mittelglied der versorgungsrechtlichen Kausalkette bei der Zusammenhangsbeurteilung zwischen einer Impfung und einem bleibenden Schaden nicht verzichtet werden.

Literatur

Anhaltspunkte für die ärztliche Gutachtertätigkeit im sozialen Entschädigungsrecht und nach dem Schwerbehindertengesetz, hrsg. vom Bundesminister für Arbeit und Sozialordnung, Bonn (1983).

BOGS, W.: Zur Wahrscheinlichkeit des ursächlichen Zusammenhangs und zur Umkehr der Beweislast im sozialgerichtlichen Impfschadenprozeß. Die Sozialgerichtsbarkeit 28, 197 (1981).

EHRENGUT, W., I. EHRENGUT-LANGE: Impfschäden. In: RAUSCHELBACH H.-H., K.-A. JOCHHEIM (Hrsg.): Das neurologische Gutachten, Thieme Stuttgart (1984).

Handbuch der Schutzimpfungen, hrsg. von A. HERRLICH, Springer Berlin (1965).

v. JUNGENFELD, A.: Besonderheiten bei der Begutachtung von Impfgeschädigten in Rheinland-Pfalz. Die Kriegsopferversorgung 22, 183 (1973).

v. JUNGENFELD, A.: 15 Jahre versorgungsärztliche Beurteilung von Impfschäden – ein Rückblick. Med. Sach. 83, 59 (1987).

RAUSCHELBACH, H.-H., J. POHLMANN: Kommentar zu den »Anhaltspunkten für die ärztliche Gutachtertätigkeit im sozialen Entschädigungsrecht und nach dem Schwerbehindertengesetz«. In: ROHR/STRÄSSER (Hrsg.): Bundesversorgungsrecht mit Verfahrensrecht, Handkommentar, Band IV, Asgard Sankt Augustin (1989).

RAUSCHELBACH, H.-H.: Ärztliche Gutachtertätigkeit im sozialen Entschädigungsrecht, Med. Sach 86, 120 (1990).

Soziales Entschädigungsrecht: Handkommentar zum Bundesversorgungsgesetz und zu Vorschriften aus dem Soldatenversorgungs-, Opferentschädigungs- und Bundes-Seuchengesetz, begr. von G. WILKE, fortgef. von G. WUNDERLICH, neu bearb. von H.-M. FEHL, Boorberg Stuttgart (1987).

STICKL, H., H.-G. Weber: Schutzimpfungen, Hippokrates Stuttgart (1987).

B. STÜCK

Impfgegner: Kritische Würdigung

Eine der wichtigsten und verantwortungsvollsten Aufgaben des Kinderarztes ist die Beratung der Eltern bei der Durchführung der Schutzimpfungen. Dabei setzt eine individuelle Betreuung auch die Auseinandersetzung mit den Argumenten und Vorbehalten sogenannter Impfgegner voraus.

Von einer Gruppe von Impfgegnern wird der Wert einer Schutzimpfung grundsätzlich in Frage gestellt. Als besonders aktiver und prominenter Vertreter tritt hier der Arzt Dr. BUCHWALD auf, der an vielen Orten Deutschlands Vorträge hält mit dem Motto: »Impfen schützt nicht – Impfen nützt nicht – Impfen schadet« (4). Dabei behauptet er: »Niemals ist ein Mensch durch eine Impfung vor der Erkrankung bewahrt oder geschützt worden, gegen die sich die Impfung richtete« (5). In seinen zahlreichen Publikationen und polemisch gehaltenen Vorträgen versucht er, diese Behauptung durch ungenaue Zitate, verfälschte Statistiken und Falschaussagen »pseudowissenschaftlich« zu belegen. Nur einige Beispiele sollen das belegen. So schreibt er 1991 zur BCG-Impfung: »Bis vor kurzem war es üblich, diese Impfung am 1. oder 2. Lebenstag durchzuführen, ohne die Eltern zu fragen, ob sie dies wünschen« (6). BUCHWALD weiß, als oft auftretender Gutachter sehr genau, daß in der Bundesrepublik Deutschland keine Impfung ohne Einwilligung der Eltern durchgeführt werden darf und daß die meisten Bundesländer eine schriftliche Einwilligungserklärung für die BCG-Impfung verlangen. Auch erwähnt er nicht, daß bereits in den 70er Jahren wegen der günstigen epidemiologischen Situation der Tuberkulose eine Reihe von Bundesländern die BCG-Impfung bei Neugeborenen nur noch bei einer erhöhten Gefährdung durchführten. Vielmehr schreibt er: ». . . haben die Gesundheitsämter sozusagen noch einmal zeigen wollen, was sie können und von 1970 bis 1980 verstärkte Impfaktionen durchgeführt« (6). Nach seiner Meinung hat während dieser Zeit weder die Zahl aller Todesfälle an Tuberkulose noch die aller Zugänge an aktiven Erkrankungen stärker als vorher abgenommen. Er lehnt deshalb jeden Einfluß einer BCG-Impfung auf den epidemiologischen Ablauf der Tuberkulose ab (5, 6). Eine Differenzierung der Erkrankungen nach Altersgruppen nimmt er nicht vor. Vielmehr behauptet er: »Für Fragen, die das offensichtliche Versagen eines Impfverfahrens beinhalten, hatten die Impfärzte immer entsprechende Erklärungen bereit. Sie behaupteten, wenn auch die BCG-Impfung nicht absolut vor der Tuberkulose schütze, so bewahre sie doch den so Geimpften vor der schwersten Form der Tuberkulose, nämlich vor der Meningitis tuberculosa und vor der sogenannten Miliartuberkulose. Daß diese Erklärung nicht stimmt, möchte ich Ihnen anhand einer Kurve aus England zeigen, die zwar nicht die Tuberkulose, sondern den Keuchhusten betrifft... Sie sehen, daß zuerst die schweren Fälle zurückgehen und danach folgt ein Rückgang der Gesamterkrankung« (6). Dazu demonstriert er 1991 eine Kurve über Pertussiserkrankungen und Pertussissterblichkeit in England und Wales, publiziert 1977 (Abb. 1) von EHRENGUT (11). Sechs Jahre später erschien in der gleichen Zeitschrift erneut ein Bericht über das Auftreten von Keuchhusten in Großbritannien (18). Fortgeführt ist die Morbiditäts- und Letalitätskurve bis 1979. Auch ist der Beginn der verstärkten Impfkampagne gekennzeichnet (Abb. 2). BUCHWALD kennt sicher auch diese Arbeit, denn er verfügt nach eigener Aussage über eine große Literatursammlung. Die 1983 mitgeteil-

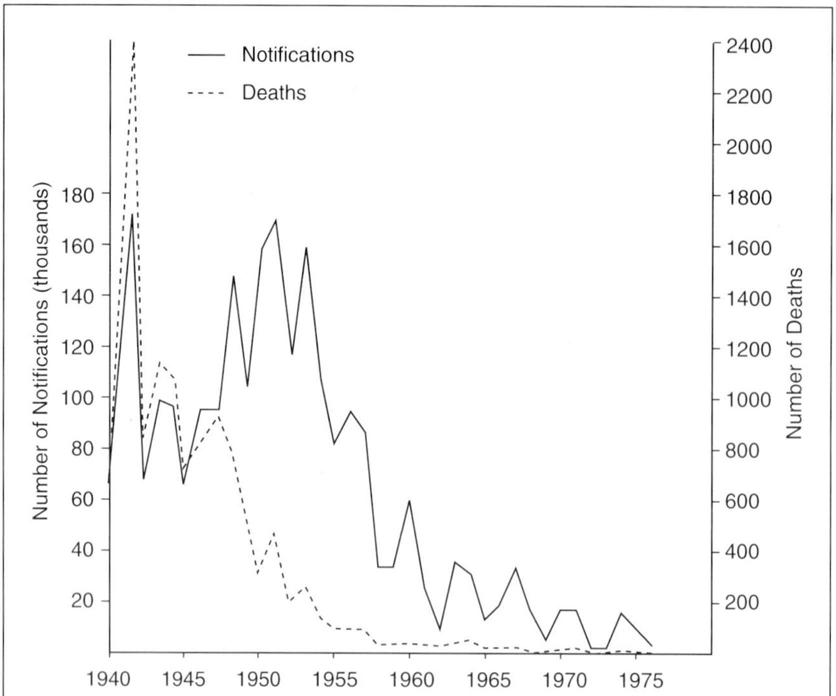

Abb. 1 Keuchhusten-Sterblichkeit und -Erkrankungen in England. EHRENGUT (1977). Quelle: BUCHWALD (1991)

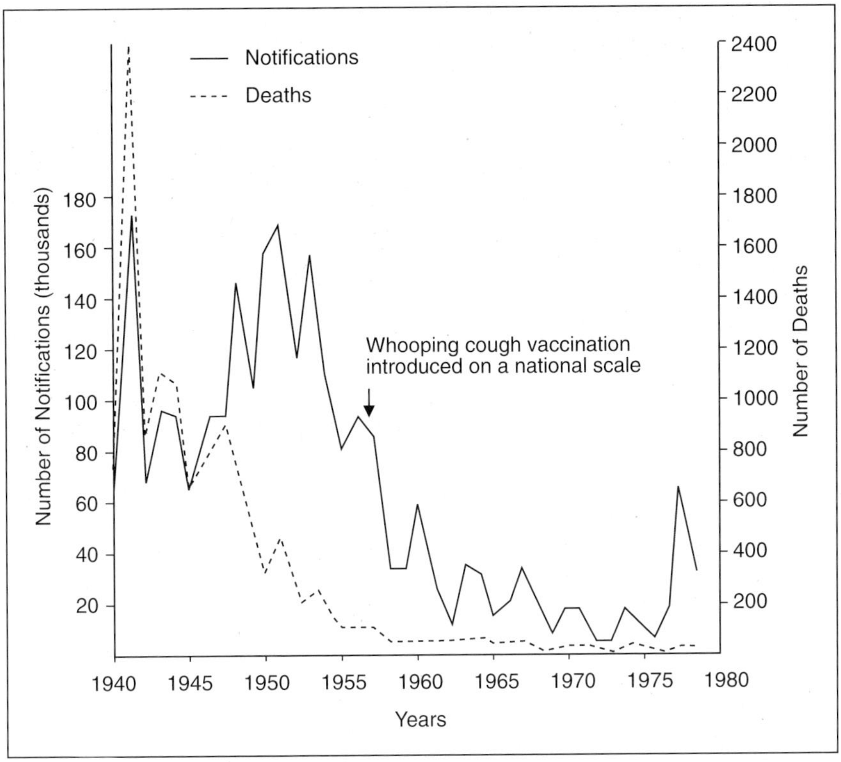

Abb. 2 Keuchhusten-Sterblichkeit und -Erkrankungen in England. PÖHN (1983)

ten Ergebnisse passen jedoch nicht in sein Konzept, denn die Letalität bleibt niedrig, obwohl die Morbidität wieder stark ansteigt.

Außerdem zeigt sie die positive Wirkung der Pertussisimpfung. Eine solche wird von ihm jedoch strikt abgelehnt. Vielmehr verhindert seiner Meinung nach die Impfung den »vorherberechenbaren« Rückgang der Todes- und Erkrankungsfälle (5, 6). Die nach dem Rückgang der Durchimpfungsrate bei uns zur Zeit herrschende Pertussisepidemie stellt er als Phantasiegebilde hin (5).

Selbst eine Tetanusschutzimpfung im Kindesalter wird von ihm abgelehnt, denn »wie groß ist die Gefahr, daß sich ein von seinen Eltern geliebtes Kind in den ersten Jahren seines Lebens eine gedeckte, nicht blutende und entsprechend verschmutzte Wunde zuzieht – die die Gefahr einer Tetanuserkrankung mit sich bringt!« (3, 4). Für ihn ist »der Tetanus – wenn überhaupt – ein Problem des älteren Menschen« (4). In der Bundesrepublik Deutschland werden jährlich noch 10 bis 15 Fälle registriert. Diese niedrige Zahl ist auf die hohe Durchimpfungsrate zurückzuführen (22). Wenn bei uns heute vorwiegend alte Menschen erkranken, liegt es an ihrem fehlenden Impfschutz. So wurden bei Frauen und Männern nach dem 60. Lebensjahr große Lücken in der Tetanusimmunität festgestellt (22). Der Impfschutz ist vielfach nachgewiesen worden. Trotzdem behauptet BUCHWALD, daß durch den Einsatz von »Massenimpfungen« »die vorherberechenbare Erreichung des Nullpunkts der Morbiditätskurve, (Anm. des Verf.) um Jahre verzögert wurde« (4). Kein mit einem Tetanustoxoid geimpfter Mensch erkrankt an Tetanus! Bereits 1988 wurden alle von ihm gegen eine Impfung im Kindesalter vorgetragenen Behauptungen von SCHMAUSS (21) eindeutig widerlegt, was ihn nicht daran hindert, sie auch heute noch vorzutragen.

Ähnliche Desinformationen gibt er auch zu den anderen Impfungen. Die Glaubwürdigkeit seiner Aussagen zu Impfschäden stellt BUCHWALD selbst in Frage mit Sätzen wie: »Von einer Impfschädigung werden daher vermutlich besonders hochdifferenzierte Gehirne betroffen, und wahrscheinlich vernichten wir über die Impfschäden die Spitzenintelligenz unseres Volkes« (3). Er fordert eine wertfreie Auseinandersetzung: »Wer statt sachlicher Argumente beschimpfende und beleidigende Formulierungen benötigt, befindet sich auf dem Rückzug und damit in einer schwachen Position«. Er selbst schreibt aber: »Dafür haben wir indirekten Impfzwang: Es wurden sogenannte Vorsorgeuntersuchungen eingeführt... Der Bevölkerung wurde suggeriert, es handele sich um eine gesundheitliche Vorsorgemaßnahme, und fast alle Mütter machen davon Gebrauch. In Wirklichkeit handelt es sich um eine enge Bindung an den Kinderarzt zur Durchführung der Impfpläne. Inzwischen glauben die Mütter, Impfungen des von der STIKO (Ständige Impfkommission beim Bundesgesundheitsamt) herausgegebenen Impfplanes seien eine Pflicht« (5). Und: »Der wahre Grund für die staatlich geforderten Impfaktionen ist das Profitdenken der Pharmaindustrie und der Ärzte« (4). Es ist für mich verständlich, daß Dr. BUCHWALD aufgrund seines persönlichen Schicksals Impfungen nicht befürwortet und für seine Kinder ablehnt. Bei seinem Sohn wurde nach einer Pockenschutzimpfung ein Impfschaden anerkannt. Wenn er jedoch in einer breiten Öffentlichkeit als Arzt mit unwahren und falschen Behauptungen argumentiert und so Eltern verunsichert, muß er sich dem Widerspruch stellen.

Auch einige homöopathisch behandelnde Ärzte lehnen jede Impfung ab, »da das Risiko, daß durch Impfungen Langzeitschäden gesetzt werden, viel größer ist als das Risiko, daß unter homöopathischer Behandlung von Infektionskrankheiten Komplikationen auftreten« (17). Lehnt ein Arzt oder eine Ärztin Impfungen aus ideologischen oder religiösen Gründen ab, so muß das eindeutig gesagt werden. Sie müssen sich dabei ihrer hohen Verantwortung bei der Beratung von Eltern bewußt sein. Gesicherte Erkenntnisse über die Schutzwirkung von Impfungen können nicht in Frage gestellt werden. Insbesondere, wenn sie nicht nur auf dem Rückgang der Erkrankungszahlen in der Bevölkerung beruhen, sondern auch aufgrund von Feldversuchen gewonnen wurden, bei denen Erkrankungszahlen bei Geimpften und Nichtgeimpften gegenübergestellt werden. Auch ist es unverantwortlich, Impfungen gegen Poliomyelitis und andere Viruskrankheiten abzulehnen, gleichzeitig aber beim Auftreten einer solchen Erkrankung den Eltern die Schuld zuzuweisen mit dem Hinweis: »Voraussetzung (nicht zu erkranken, Anm. d. Verf.) ist natürlich, was nicht oft genug wiederholt werden kann, eine vitalstoffreiche Vollwertkost, auf die ein sicherer Verlaß ist, und eine naturgemäße Lebensführung« (2).

Andere Ärzte lehnen grundsätzlich die Schutzimpfung gegen Masern und gegen Mumps ab. Eine Rötelnschutzimpfung befürworten sie nur bei Mädchen im präpubertären Alter. Einige fordern eine »sehr zurückhaltende, individuell abgestimmte Impfpraxis« (1). Folgende Gründe werden vor allem angeführt: Die Überwindung der Masern durch eigene Abwehrkräfte ermögliche die Reifung des kindlichen Immunsystems und den Aufbau der Widerstandskraft, auch gegen andere Krankheiten im Kindes- und Erwachsenenalter. Auch würden Kinderkrankheiten oft zu einem wesentlichen Fortschritt in der Gesamtentwicklung des Kindes führen. Darauf ist folgendes zu antworten: Wir machen zahlreiche Virusinfektionen in unseren ersten Lebensjahren durch, die zu einem entsprechenden Training unseres Immunsystems führen. Es müssen nicht die gelegentlich so folgenschweren Infektionskrankheiten wie Masern und Mumps sein. Bei Masernvirus-Infektionen werden oft Veränderungen in unserer Immunabwehr beobachtet, so z. B. Störungen der Phagozytose, im Komplementsystem und bei der zellulären Immunreaktion (10). So treten bakterielle und virus-bedingte Komplikationen relativ häufig auf. Aber nur die durch Bakterien bedingten Komplikationen sind heute durch die Antibiotikatherapie relativ gut zu beherrschen. Eine Beteiligung des Zentralnervensystems ist nicht selten. Fast die Hälfte der erkrankten Kinder zeigen Auffälligkeiten im Hirnstrombild. Gefürchtet ist besonders die Masernenzephalitis, die in einer Häufigkeit von 1 auf 2000 bis 1 auf 4000 Erkrankungen auftritt (10, 19). Eine sehr selten auftretende Komplikation ist die subakute, sklerosierende Panenzephalitis (SSPE), deren Häufigkeit in den USA mit 0,5 bis 2 auf 100000 angenommen wird. Sie tritt häufiger nach einer Masernerkrankung im frühen Kindesalter auf (10, 24). Dagegen ist das Risiko, nach einer Masern-Lebendimpfung an einer SSPE zu erkranken, bedeutend geringer und beträgt 1 auf 1 000 000 (10). Andererseits treten schwere neurologische Störungen nach Impfungen so selten auf, daß ihre Zuordnung zur Vakzination stets fraglich bleibt (19, 23).

Anders sind die Bedenken zu beurteilen, daß durch hohe Durchimpfungsraten im Kleinkindesalter »Kinderkrankheiten« wie Masern, Mumps und Röteln durch ein Nachlassen des Impfschutzes epidemisch erst im Jugend- oder Erwachsenenalter auftreten (1, 25). Individuelle Antikörperverläufe bis zu 15 Jahren nach Masern- und Mumpsimpfungen geben bisher keinen Hinweis auf einen Verlust des Impfschutzes (13, 15). Wenige Einzelberichte über z. T. leichtere Erkrankungsverläufe nach einer Masernimpfung (mit serologisch bestätigter Immunantwort) weisen auf die Möglichkeit eines »sekundären Impfversagens« hin (16).

14 bis 17 Jahre nach einer Rötelnschutzimpfung haben mehr als 97,5% der geimpften Frauen noch schützende Antikörper (12). Zur Zeit liegt die Seronegativrate bei schwangeren Frauen ohne Impfanamnese nach den jährlichen Ermittlungen von G. ENDERS bei 5,2% und bei Frauen mit Impfanamnese bei 2,1%! Andererseits werden unabhängig von »Massenimpfungen« in den letzten drei Jahrzehnten durch Veränderungen der sozio-ökonomischen Struktur zunehmend Verschiebungen der durch enge Kontakte von Mensch zu Mensch übertragenen Infektionskrankheiten in höhere Altersgruppen beobachtet. Eine große Rolle scheint hier die Ein-Kind-Familie und die Suburbanisierung der jungen Familie in der Stadtrandsiedlung zu spielen (23). So bei den Masern, die in den vierziger Jahren ihr Manifestationsalter im 2. und 3., in den 60er Jahren im 5. und 6. Lebensjahr hatten und heute vorwiegend im Schulalter auftreten (23). Noch stärker macht sich die Verschiebung beim Mumps bemerkbar. So ergab die Untersuchung von 565 Seren nicht geimpfter Erwachsener im Alter von 20 bis 30 Jahren bei etwa 30% keinen Hinweis auf eine Mumpsimmunität (14). 5% bis 10% der verschiedenen Altersgruppen waren nicht immun gegen Masern (14). Masern und Mumps sind schon vor Einsetzen der »Massenimpfungen« keine »Kinderkrankheiten« mehr gewesen. In diesem Frühjahr traten gehäuft Varizellen in Berlin auf. Dabei erkrankten auch mehrere junge Erwachsene und Mütter.

Von Gegnern einer generellen Masern-Mumps-Röteln-Impfung wird häufig die in den letzten beiden Jahren aus den USA berichtete Zunahme an Masern zitiert. Hier wurde zwar 1990 mit 27672 Erkrankungen eine Zunahme von 52,1% gegenüber dem Vorjahr registriert. Die Erkrankungsrate betrug aber immer noch nur ca. 6% derjeniger vor Einführung der Impfung! 81,4% der Erkrankten waren nicht geimpft (7, 9). Überwiegend handelte es sich um Ausbrüche in der Population sehr junger Kinder sozial schlecht gestellter Familien in Großstädten, wie in der Bronx und Brooklyn in New York City. Fast 50% der hier erkrankten Kinder waren jünger als 12 Monate. Auch waren in diesen Bezirken weniger als 50% der 2jährigen geimpft (8).

Parallel mit der Verbesserung der Durchimpfungsraten ist in den Industrieländern eine Verschiebung des Manifestationsalters zu beobachten (10, 19). Das

Beispiel der USA zeigt aber, daß diese Veränderung nicht auf hohe Durchimpfungsraten zurückzuführen, sondern Folge der sozialen, hygienischen und ökonomischen Veränderungen ist. Das Aussetzen der Impfungen gegen Masern, Mumps und Röteln oder eine sehr »gezielte, individuell abgestimmte Impfpraxis« würde in den Industrieländern den Trend zur Spätmanifestation verstärken (20). Nicht immune Menschen werden immer wieder Ausgangspunkt phasenhaft auftretender, epidemischer Ausbrüche sein.

Es müssen daher verstärkt Impfungen durchgeführt werden. Die Ständige Impfkommission des Bundesgesundheitsamtes hat deshalb auch eine zweite Masern-Mumps-Röteln-Impfung ab dem 6. Lebensjahr empfohlen. Hierbei handelt es sich nicht um eine Auffrischimpfung im Sinne einer Boosterung. Vielmehr sollen Impflücken geschlossen werden, die aufgrund der geringen Impfbeteiligung und der ca. 5% »primären Impfversager« (13) bestehen. Solche Wiederimpfungen werden z. T. seit Jahren in Schweden, Finnland, der ehemaligen DDR, den USA angeboten.

Unabhängig davon, ob durch Schutzimpfungen eine Eliminierung von Masern-, Mumps- und Röteln-Viren in absehbarer Zeit gelingt, ist bei dem anhaltenden Trend zur Spätmanifestation der Erkrankungen in den Industrieländern eine konsequente Durchführung der Schutzimpfungen erforderlich (20). Bisher gibt es keine Hinweise, daß diese grundsätzlich nur einen zeitlich begrenzten Schutz bieten (16). Zur Kontrolle der Antikörperpersistenz sind seroepidemiologische Untersuchungen erforderlich. Bei fehlender Immunität sollten auch Erwachsene geimpft werden (14).

Zusammenfassung

Schutzimpfungen haben sich als sehr segensreich erwiesen. Trotzdem treten in der Öffentlichkeit zunehmend Impfgegner auf, die den Wert von Schutzimpfungen im Kindesalter grundsätzlich in Frage stellen. Die Beratung der Eltern ist deshalb eine der wichtigsten und verantwortungsvollsten Aufgaben des Arztes. Wissenschaftlich gesicherte Erkenntnisse können nicht einfach negiert werden. Zunehmend größer wird auch die Gruppe von Ärzten, die Impfungen gegen Masern, Mumps und Röteln ablehnen, in der Annahme, daß dadurch das Auftreten dieser Krankheiten in das Schul- und Jugendalter verschoben wird. Dieser Trend wurde aber schon vor Einsetzen der »Massenimpfungen« beobachtet und ist vorwiegend auf hygienische und sozio-ökologische Veränderungen in unseren hochzivilisierten Ländern zurückzuführen. Um Kinder und Jugendliche vor Spätmanifestationen mit oft schwereren Krankheitsverläufen zu schützen, ist deshalb eine konsequente Durchimpfung gegen Masern, Mumps und Röteln anzustreben.

Literatur

1) ALBONICO, H., P. KLEIN, CH. GROB, D. PEWSNER: Die Impfkampagne gegen Masern, Mumps und Röteln. Ein Zwangsszenarium ins Ungewisse. Bern (1990).
2) BRUKER, M. O.: Biologischer Ratgeber für Mutter und Kind. EMU, Lahnstein (1989).
3) BUCHWALD, G.: Impfen – ja oder nein? Ärztezeitschr. f. Naturheilverf. 28, 841–867 (1987).
4) BUCHWALD, G.: Impfen schützt nicht – Impfen nützt nicht – Impfen schadet. Gesundheitsberater 5–21 (1988).
5) BUCHWALD, G.: Impfschäden in Deutschland und der Seuchenverlauf in der Statistik. In: DELARUE, F., S. DELARUE (Hrsg.): Impfungen der unglaubliche Irrtum. Hirthammer Verlag München (1990).
6) BUCHWALD, G.: Was gegen die Impfung spricht (I). raum & zeit 9, 3–12 (1991).
7) Centers for Disease Control: Measles-United States (1989) and first 20 weeks (1990). MMWR 39, 353–355 u. 361–363 (1990).
8) Centers for Disease Control: Measles outbreak-New York City, 1990–1991, MMWR 40, 305–306 (1991).
9) Centers for Disease Control: Measles – United States, 1990. MMWR, 40, 369–372 (1991).
10) CHERRY, J. D.: Measles. In: FEIGIN, R. D., J. D. CHERRY (Eds.): Textbook of Pediatiatric infectious diseases. Saunders, Philadelphia (1987).
11) EHRENGUT, W.: Gedanken zum britischen Report über die Pertussis-Schutzimpfung. Bundesgesundhbl. 20, 397 (1977).
12) ENDERS, G., U. NICKEL: Rötelnimpfung: Antikörperpersistenz für 14–17 Jahre und Immunstatus von Frauen ohne und mit Impfanamnese. Immun. Infekt. 16, 58–64 (1988).
13) FESCHAREK, R., U. QUAST, G. MAASS et al.: Masern- und Mumpsimpfung in der Bundesrepublik Deutschland. Die gelben Hefte 30, 134–138 (1990).
14) HOFMANN, F., B. SYDOW: Röteln-, Masern-, Mumps-Epidemiologie, arbeitsmedizinische Bedeutung, Indikation und Effizienz der Erwachsenenimpfung. Öff. Gesundh.-Wes. 51, 299–302 (1989).
15) KRUGMAN, S.: Further-attenuated measles vaccine: characteristics and use. Rev. Infect. Dis. 5, 477–481 (1983).
16) MARKOWITZ, L. E., ST. R. PREBLUD, P. E. M. FINE et al.: Duration of live measles vaccine-induced immunity. Pediatr. Infec. Dis. J. 9, 101–110 (1990).
17) OSWALD, A.: Die Impfproblematik aus homöopathischer Sicht. Homöopathie 2, 4–5 (1988).
18) PÖHN, H.-Ph.: Keuchhusten in Großbritannien. Bundesgesundhbl. 26, 358–361 (1983).
19) PREBLUD, St. R., S. L. KATZ: Measles vaccine. In: PLOTKIN, St. A., E. A. MORTIMER, Jr. (Eds.): Vaccines. Saunders, Philadelphia (1988).
20) SCHEIER, R.: Über die Notwendigkeit von Schutzimpfungen im Kindes- und Jugendalter in hochzivilisierten Industrieländern. Öff. Gesundh.-Wes. 51, 483–487 (1989).
21) SCHMAUSS, A. K.: Impfen – ja oder nein? Stellungnahme zur Arbeit von G. Buchwald. Ärztezeitschr. f. Naturheilverf. 29, 241–246 (1988).
22) SCHRÖDER, J. P., W. D. KUHLMANN: Tetanusimmunität bei Männern und Frauen in der Bundesrepublik Deutschland. Immun. Infekt. 19, 14–17 (1991).
23) STICKL, H., H. G. WEBER: Schutzimpfungen, Hippokrates, Stuttgart (1987).
24) TER MEULEN, V.: Schleichende Virusinfektionen. In: BACHMANN, K.-D., H. EWERBECK, E. KLEIHAUER et al.: (Hrsg.) Pädiatrie in Praxis und Klinik, Bd. II. Fischer, Stuttgart u. Thieme, Stuttgart (1989).
25) V. ZIMMERMANN, H.: Masernschutzimpfung einschränken. pädiat. prax. 34, 587–593 (1986/87).

H. V. ZIMMERMANN

Kritik an Massenimpfungen gegen sog. Kinderkrankheiten

Die Masern-Durchimpfung in den industrialisierten Ländern führt zu ungewollten langfristigen Nachteilen, die den kurzfristigen Nutzen übersteigen. Die Begründung der Durchimpfkampagne beruht z. T. auf falschen statistischen Annahmen. Es geht um die nüchterne Frage nach den langfristigen epidemiologischen Folgen von Massenimpfungen, nicht um »Impfgegnerschaft«. So ist auch der schwedische Pädiater WALLGREN (17) kein Impfgegner, obwohl er 1964 mit guten Gründen die Massenimpfungen gegen Masern wegen der langfristigen Folgen ablehnte. Auch die Schweizer Kollegen um ALBONICO und KLEIN (1) sind »nicht gegen Impfungen an sich, sondern für eine individuell abgestimmte Impfpraxis«.

Wegen der Kürze der Zeit kann ich hier nur die Hauptpunkte stichwortartig erörtern. Neben Röteln und Mumps muß vor allem über Masern gesprochen werden. Infolge der Massen-Impfkampagne sind mindestens 4 Gruppen, der ungeschützte Rest, stärker gefährdet:

1. Alle unerkannten primären und sekundären Impfversager. Die Planung von Wiederholungsimpfungen in total durchgeimpften Bevölkerungen zeigt, daß ein lebenslanger Schutz nach Impfung vielfach nicht mehr angenommen wird. Den Impfversagern wird in letzter Zeit eine höhere Bedeutung zugemessen, als früher angenommen (NKOWANE, 15; MATHIAS, 12). BIGL (4) schätzt, daß in einer durchgeimpften Umgebung, also ohne Wildboosterung, bis zu 25% der Geimpften den Impfschutz binnen 10 Jahren verlieren können.
2. Die von der Impfwerbung nicht Erreichten. Wenn die erforderliche Aufklärung vor der Impfung mit Hinweis auf laufende Nachimpfungen und evtl. Impfkomplikationen ernst genommen wird, dürfte sich die Akzeptanz noch verringern.
3. Die Säuglinge, die von nur-geimpften Müttern keine ausreichenden Antikörper erhalten haben.
4. Impfgegner, z. B. aus religiösen und auch aus medizinischen Gründen.

Die Unsicherheit über Langzeitfolgen besteht darüber hinaus bei allen Geimpften, die nicht laufend auf ihre Antikörper getestet werden.

Nach offiziellen amerikanischen Angaben (5) ergibt sich heute eine 10fach höhere Letalität der Masern, da jetzt in USA prozentual mehr Adoleszente und, wegen ungenügendem Impfschutz der Mütter, mehr Säuglinge erkranken. Hinter dem kurzfristigen Erfolg, nämlich der Senkung der Kinder-Erkrankungszahlen, treten jetzt die langfristigen Unsicherheiten und Gefahren aus der epidemiologischen Entwicklung zu Tage. Bei einer 40%igen Durchimpfungsrate errechneten DIETZ und SCHENZLE (6) ein Ansteigen der Erwachsenen-Masern und eine absolute Zunahme der Komplikationen, wobei noch nicht berücksichtigt ist, daß Impfversager und nachlassender Impfschutz langfristig den Impferfolg zusätzlich beeinträchtigen. So entspricht die Durchimpfungsrate auch nicht mehr der Erfolgsrate. In den USA, wo über 95% der Kinder geimpft sind, soll nach LEVY (11) bis zum Jahre 2050 ein großer Teil der Bevölkerung gefährdet sein. Er kommt zum Schluß: »wenn im Jahr 2050 eine Epidemie auftreten sollte, könnten theoretisch in den USA 25000 Maserntodesfälle auftreten«.

Die durch die Masern-Impfstrategie bis heute neu geschaffene Unsicherheit wird anhand der rigorosen amerikanischen Maßnahmen (13) für den Fall von Einschleppung in eine durchgeimpfte Bevölkerung illustriert. Subklinische Verläufe bei früher Geimpften verstärken diese Unsicherheit, ganz abgesehen davon, daß bei diesen mitigierten Masern besondere Gefahren für den Einzelnen auftreten können.

Die seit den 80er Jahren intensivierten Massenimpfkampagnen gehen auf eine WHO-Empfehlung (Declaration of Alma Ata 1978) (zit. bei 1) zurück, die zunächst die weltweite Ausrottung der Masern und erst später die der Röteln und Mumps in Europa bis zum Jahre 2000 zum Ziel hat.

Als medizinische Begründungen für das Impfprogramm werden angeführt:
für die Masernschutzimpfung – die Verhütung der Masernenzephalitis,
für die Rötelnschutzimpfung – die Vorbeugung der Röteln-Embryopathie,
für die Mumpsschutzimpfung – »die Tatsache, daß ein guter Impfstoff zur Verfügung steht, der sich gleichzeitig mit der Masern-Röteln-Impfung verabreichen läßt« »und aufgrund der öffentlichen Gesundheit und aus Kosten-Nutzen-Überlegungen sinnvoll ist« (JUST. zit. bei 1).

Damit sind – entsprechend den drei völlig verschiedenen Krankheiten – drei ganz verschiedene Anliegen angesprochen, denen man unmöglich mit einer Massen-Kombinationsimpfung gerecht werden kann. Zahlreiche Impfexperten zweifeln schon heute an dem Ziel einer weltweiten Ausrottung der Masern.

Das Hauptargument für die Impfung gegen Masern ist die Masern-Enzephalitis, deren Häufigkeit immer wieder mit 1:1000 angegeben wird. Vor dem Beschluß zur Massen-Impfstrategie hat es offensichtlich keine zuverlässige Erhebung zur Häufigkeit dieser Komplikation gegeben. Aus verläßlichen Berechnungen ist nachzuweisen, daß diese Zahl ca. 10-fach zu hoch angesetzt ist. So mußte auch das Schweizerische Bundesamt für Gesundheit die anfänglich genannte Zahl 70 auf 7 Enzephalitis-Fälle pro Jahr reduzieren. Zur Berechnung der Masern-Häufigkeit hat man praktisch nie die Geburtenziffer zugrundegelegt, die bei einer 95%igen Durchseuchung brauchbar gewesen wäre. Häufig wurden sogar die stationär behandelten Masernfälle als Bezugszahlen für die dabei aufgetretenen Komplikationen verwendet.

Weil man die Verhältnisse bei uns nicht unterscheidet von denen in den Hungergebieten der 3. Welt, kommt es in der Laienpresse und im Fernsehen zu falsch verallgemeinerten Schreckenszahlen, wie z. B. in der Tagesschau: »...alle 15 Minuten stirbt ein Kind an Masern«. Die Kinderkrankheiten werden so schlecht als möglich, die Vorteile der Impfungen dagegen im bestmöglichen Licht dargestellt. So werden die Ärzte heute schon öffentlich aufgefordert, »die Angst vor der Infektionskrankheit zu aktivieren« und »die Angst vor einem Impfrisiko zu reduzieren« (GRITZ, 9). Ob eine geschürte Angst der richtige Weg ist zu der von der WHO geforderten »maximalen Eigenverantwortlichkeit der Bevölkerung bei den Impfprogrammen«, bleibt dahingestellt.

Auch bei den zur Begründung der Masern-Durchimpfung immer wieder angeführten EEG-Veränderungen im Zusammenhang mit der Masernerkrankung ist der wissenschaftliche Ansatz fragwürdig. Diese EEG-Untersuchungen wurden nur an klinisch behandelten Masernfälle, also an einer von vornherein negativen Auslese durchgeführt. So fanden GMYREK u. a. (8) bei 70 wegen schwerer Masernverläufe hospitalisierten Kindern, darunter 2 Enzephalitiden, 63% akute EEG-Veränderungen, die bis auf einen Rest von 4,3% nach wenigen Wochen verschwunden waren. Dieselbe Autorengruppe (14) untersuchte dann ein Kollektiv gesunder Kinder nach Masernimpfung, sortierte allerdings 7% bereits in der Vorableitung pathologischer Befunde heraus, was naturgemäß bei den Kindern mit Masern-Erkrankung nicht möglich war. Es ist noch nicht einmal erklärt, warum die unausgelesen gesunden Kinder mit 7% in einem höheren Prozentsatz dauerhafte EEG-Veränderungen aufwiesen als die von Wildmasern Genesenen mit 4,3%.

Die Langzeituntersuchungen auf Antikörpertiter nach Impfung leiden unter den heutigen Verhältnissen der noch bestehenden Wildviruszirkulation an mangelnder wissenschaftlicher Aussagekraft, da eine Wildboosterung der Geimpften nicht ausgeschlossen werden kann. Diese Tatsache wird sogar vom Impfexperten als »Segen der Impfgegnerschaft« begrüßt.

Zu den Impfnebenwirkungen (z. B. Impfenzephalitis – Enzephalopathie) ist zu sagen, daß die deutschen Zahlen (ALLERDIST (3) mit 1:17500 und DIETZSCH (9) mit 1:35 000) wegen der nachgehenden Untersuchungen sehr viel glaubwürdiger sind als die amerikanischen Zahlen (1:1,6 Mill.), die durch Impfschadensprozesse gegen die Hersteller zustandegekommen sind. Diese Meinung klingt auch bei SABIN (16) und ALLERDIST (2) an.

Zu den medizinisch fragwürdigen Kosten-Nutzen-Analysen ist zu bemerken, daß die hohen Summen der bei uns staatlich garantierten Entschädigungen nach Impfkomplikationen (viele Mill. DM pro Fall) in die Rechnungen weitgehend nicht mit einbezogen werden. Die ganze Fragwürdigkeit der Massenimpfungen kann auch an der »amerikanischen Röteln-Impfstrategie« dargestellt werden: Durch die Impfung aller 2-jährigen Kinder soll die Röteln-Zirkulation unterbunden werden und so die suszeptiblen schwangeren Frauen indirekt geschützt werden. Nach KNOX (zit. bei TSCHUMPER-WÖRSTEN) kommt es bei einer Durchimpfungsrate unter 80% zu einer Zunahme der Röteln-Embryopathie sogar über das Niveau der Vorimpfära.

Demgegenüber wäre das Bestehenlassen der Röteln als harmlose Kinderkrankheit mit einer ca. 85%igen Durchseuchung sinnvoller, wenn alle gebärfähigen Frauen später, evtl. mit Hilfe einer Prämie, getestet werden. Verglichen mit dem kostenaufwendigen Frühimpfprogramm aller Kinder und der Auffrischungs-Impfung aller Mädchen und der Testung vor jeder Schwangerschaft würde mit diesem Vorgehen ein schnellerer Erfolg bei der Verhinderung der Röteln-Embryopathie möglich sein.

Es müßte überlegt werden, ob nicht auch entsprechend gegen Masern und Mumps eine spätere Impfung der Seronegativen sinnvoller wäre, um die mehr gefährdeten Altersgruppen besser zu schützen. Für die jüngeren Jahrgänge wäre »eine sehr zurückhaltende, individuell abgestimmte Impfpraxis zu befürworten, welche der unterschiedlichen Problematik der drei Kinderkrankheiten einzeln Rechnung trägt, die Epidemiologie der drei Krankheiten nicht grundlegend verändert und die Entscheidungsfreiheit der Eltern respektiert (1)«.

Die Massenimpfungen sind ein Zwangsszenarium ins Ungewisse. Den Kritikern wird vorgeworfen, daß sie mit ihren – nicht widerlegten – Argumenten die Impfakzeptanz verringern und damit die gefährlichen Langzeitwirkungen erst hervorrufen, denn sie verhinderten ja die Ausrottung der Wildviren. Dieser wahrscheinlich irreale Wunschtraum einer Ausrottung der Krankheiten würde somit abweichende ärztliche Meinungen und den wissenschaftlichen Diskurs über die Tatsachen verhindern.

In der Praxis werden von den betroffenen Eltern Fragen gestellt. Die Aufgabe des niedergelassenen Arztes ist der individuelle Schutz des Einzelnen, die Aufgabe des Staates ist die Beachtung der Langzeitfolgen. Beide sind zur Aufklärung verpflichtet. Mit der staatlich propagierten Impfkampagne werden die Zuständigkeiten ins Gegenteil verkehrt.

Der Münchner Physiker Prof. Hans Peter DÜRR hat am 31. Mai 1991 im Züricher Tages-Anzeiger gesagt: »Wir müssen viel klarer sehen, daß jede Veränderung Auswirkungen auf andere Teilbereiche und schließlich auf das Ganze hat. Die Natur sollte uns dazu Vorbild sein. Sie macht uns vor, daß man bei Veränderungen nicht versuchen soll, gewisse Optionen, die man sich vornimmt, zu maximieren. In ihrer Evolution hat die Natur einen Pfad eingeschlagen, bei dem sie versucht, die Zahl der Möglichkeiten bei jedem Schritt zu vergrößern. Sie ist dann bei Veränderungen immer wieder anpassungsfähig. Unsere Fähigkeit, Prinzipien in der Natur zu erkennen, verführt uns dazu, maximale Dummheiten zu machen. Wenn man ein Prinzip erkannt hat, versucht man das Maximale herauszuholen. Damit schränken wir aber die Möglichkeiten und die Flexibilität ein«.

Zusammenfassung

Die Massenimpfungen gegen die sog. Kinderkrankheiten stellen ein volksgesundheitliches Experiment dar, dessen langfristiger Ausgang in wesentlichen Teilen unbekannt ist. Es bleibt, auch bei einer hohen Durchimpfungsrate immer ein ungeschützter Rest in der Bevölkerung, der bei seltener werdenden Epidemien von Jahr zu Jahr größer wird. Es entsteht so möglicherweise aus einer Kinderkrankheit eine gefährlichere Erwachsenen-Seuche. Aus den USA wird jetzt schon eine gegenüber früher 10-fach höhere Letalität bei den – allerdings selteneren – Masern gemeldet.

Die offiziellen Informationen in den Impfprogrammen verstärken die Angst vor den Kinderkrankheiten, bagatellisieren die Impfkomplikationen und die langfristigen Folgen und Gefahren der Massenimpfungen.

Die Annahme, daß ein Impfschutz lebenslang anhält, muß bezweifelt werden. Ob Nachimpfungen für den Einzelnen und für die Gesamtheit genügend Sicherheit geben, ist ungewiß. Die gefürchtete Enzephalitis nach Masern wird in der Impfwerbung ca. 10fach zu hoch angegeben, während ähnliche Komplikationen kaum erwähnt werden. Auch andere Begründungen für die Masern-Massen-Impfungen, wie z. B. EEG-Veränderungen, beruhen auf falschen Untersuchungen. Zur Verhütung der Röteln-Embryopathie wird ein grundsätzlich anderes Modell vorgeschlagen.

Es muß die Frage gestellt werden, ob sich die Entscheidung des einzelnen Arztes einer Impfideologie unterordnen muß.

Literatur

1) ALBONICO, H., P. KLEIN et al.: Die Impfkampagne gegen Masern, Mumps und Röteln. Ein Zwangsszenarium ins Ungewisse. P. Adr. Bernstr. 13, CH 3550 Langnau, Stand März (1990).
2) ALLERDIST, H.: Epidemische Probleme der Masern-Mumpsimpfung. Öffentl. Gesundh. Wesen 41, 51–56 (1979).
3) ALLERDIST, H.: Über zentralnervöse Komplikationen nach Masernschutzimpfung. Monatsschr. Kinderheilk. 127, 23–28 (1979).
4) BIGL, S., W. PÖHLE et al.: Studie zur Masernimmunität vor und nach Masernwiederholungsimpfung. Dt. Gesundh. Wesen 38, 1022–1024 (1983).
5) CDC – Centers for Disease Control, Atlanta GA 30333 pers. Mitt. 6. Febr. 1990.
6) DIETZ, K., D. SCHENZLE: Auswirkungen von Schutzimpfungen gegen Masern, Mumps und Röteln. Schutzimpfungen, Dtsch. Grünes Kreuz. Epidemiol. (1984).
7) DIETZSCH, H. J., W. KIEHL: Zentralnervöse Komplikationen nach Masern-Schutzimpfung. Dt. Gesundh. Wesen 31, 2489–2491 (1976).
8) GMYREK, D., G. ECKOLDT, K. MÜLLER: Elektroenzephalographische und Liquoruntersuchungen bei unkomplizierten Masern. Z. Kinderheilk. 93, 197–222 (1965).
9) GRITZ, K.: Impfmüde – wer eigentlich? Der Kinderarzt 22, 769–771 (1991).
10) KNOX, E. G.: Strategy for rubella vaccination. Int. J. Epidemiol. 9, 13–23 (1980).
11) LEVY, D. L.: The Future of Measles in highly immunized Populations. Amer. J. Epidemiol. 120, 39–48 (1984).
12) MATHIAS, R. G., W. G. MEEKISON et al.: The Role of Secondary Vaccine Failures in Measles Outbreaks. Amer. J. Publ. Health 79, 475–478 (1989).
13) Measles Prevention: Recommendations of the Immunization Practices Advisory Committee (ACIP), MMWR 38 Nr. S–9, 1–17. December 1989.
14) MÜLLER, K., G. ECKOLDT: Masernschutzimpfung und EEG. Z. Kinderheilk. 96, 172–180 (1966).
15) NKOWANE, B. M., S. W. BART et al.: Measles Outbreak in a Vaccinated School Population: Epidemiology, Chains of Transmission and the Role of Vaccine Failures. Amer. J. Publ. Health 77, 434–438 (1987).
16) SABIN, A. B.: Probleme der Masernimpfung. Sozialpädiatrie 3, 57–59 (1981).
17) WALLGREN, A.: The Future of Measles Vaccination. Acta paediatr. 53, 591–597 (1964).

Weiter benutzte Literatur u. a.

DITTMANN, S.: Atypische Verläufe nach Schutzimpfungen. Beitr. Hyg. und Epidemiol. Bd. 25 (1981).

TSCHUMPER-WÜRSTEN, A., T. ABELIN: Die Impfstrategien gegen Masern, Mumps und Röteln (MMR) im Lichte der epidemiologischen Literatur. Inst. Sozial u. Präventivmedizin, Bern (1988).

ZIMMERMANN, H. V.: Masernschutzimpfung einschränken! Paediat. praxis 34, 587–593 (1986) und 36, 546–547 (1987) und Schlußwort

STICKL. H. A., W. EHRENGUT et al.: Stellungnahmen zum Thema: Masernschutzimpfung einschränken! Paediat. praxis 34, 595–611 (1986).